アストラテックインプラントのすべて

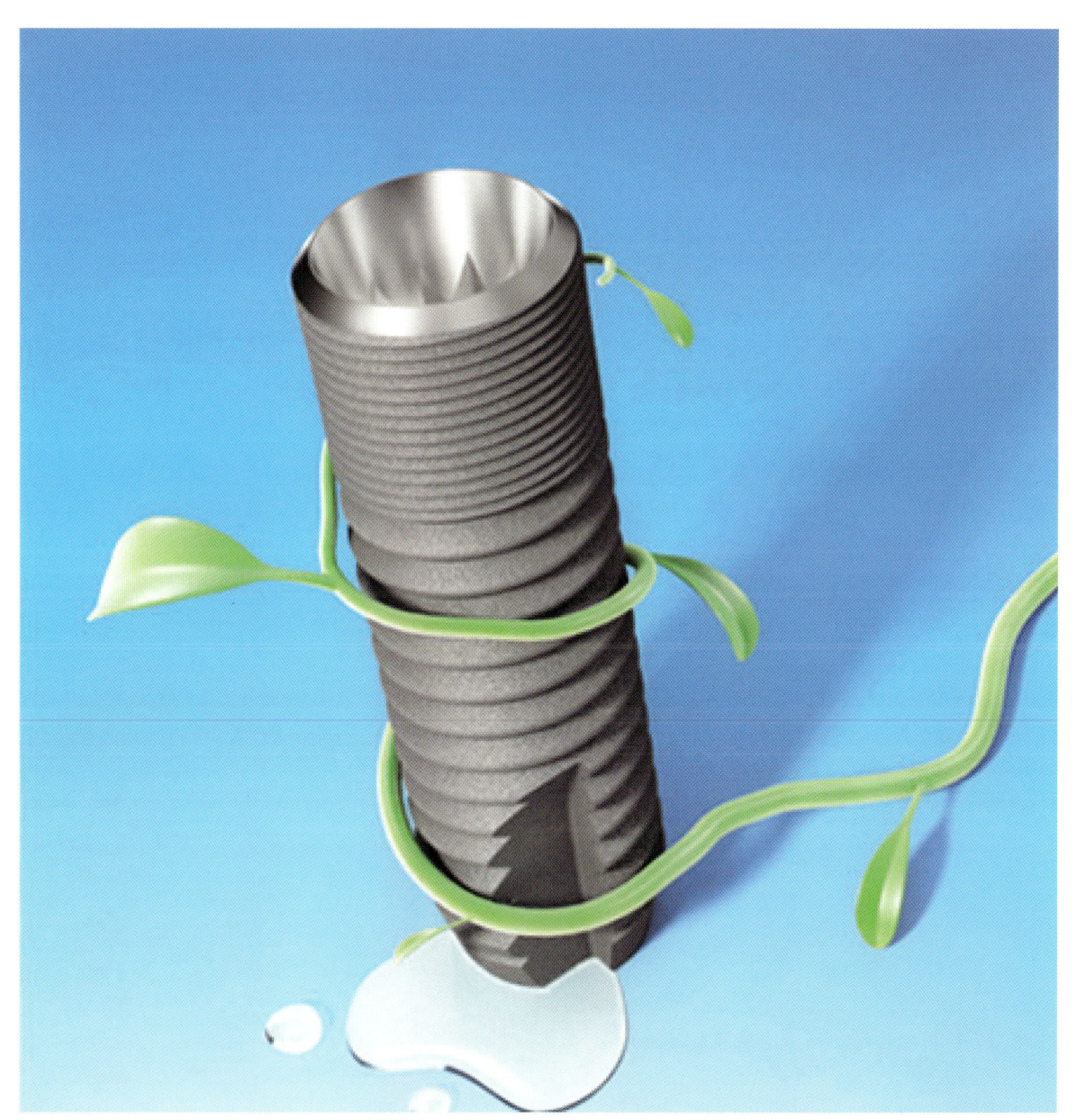

　インプラントは，病理学的には生体にとって異物である．たとえると，大きなチタン製の棘が歯肉と骨に刺さっている状態である，といっても過言ではないようである．そしてそれを，生体内に安定して存在するように先人たちの研究とわれわれ臨床家の卓越した技術により生体に対して異物として認識させないように努力がされてきたわけである．本書は，数あるインプラントシステムのなかでも，その長期にわたる基礎研究と臨床研究を積み重ねてきたアストラテックインプラントのすべてを解説するものである．そして，この書がアストラテックインプラントをこれからはじめようとするドクターおよびアストラテックインプラントをすでに使用しているドクターすべての教科書的書物になりえれば幸いである．

伊藤雄策

Long-term marginal bone maintenance –1

Clinical and radiographic outcomes of implants immediately placed in fresh extraction sockets

患者：24歳（初診時）
主訴：下顎右側第一小臼歯歯根破折
抜歯即時埋入
4.5ST 15mm

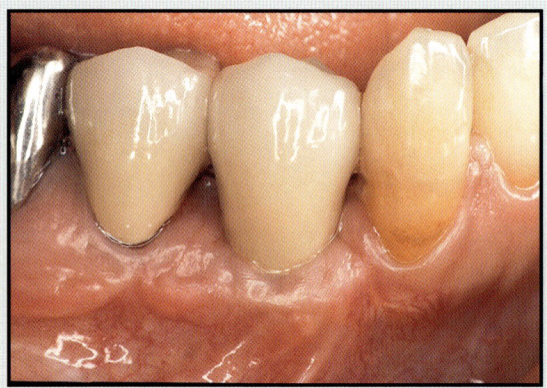
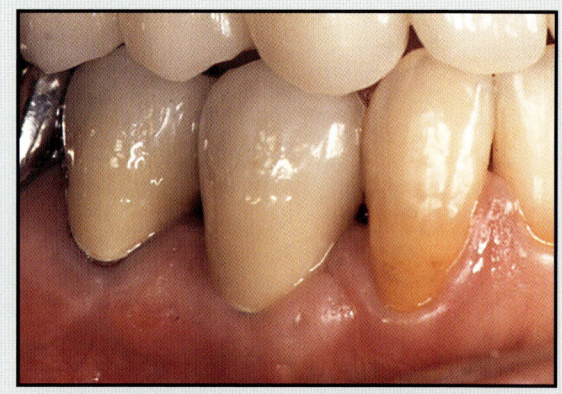
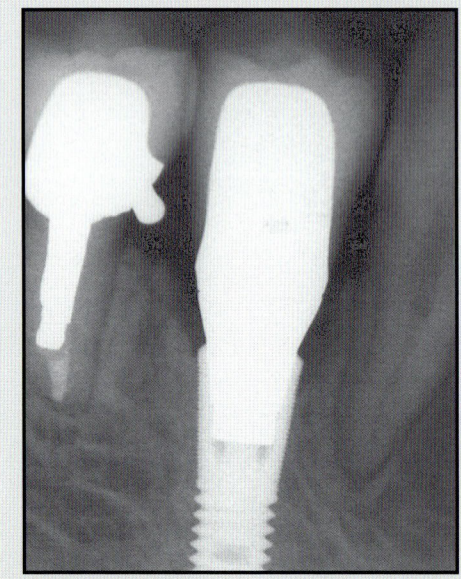
1998/ 5 /18（補綴物装着時）

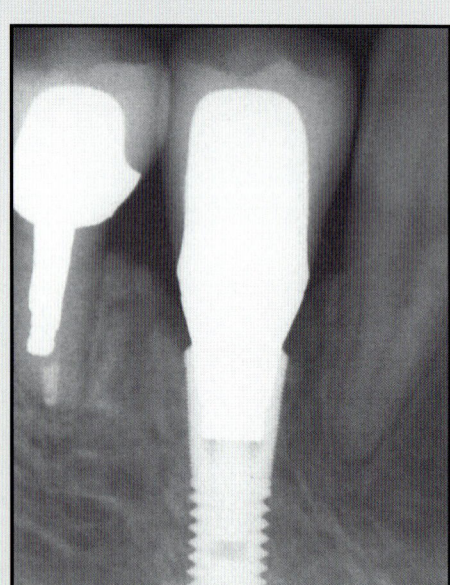
2005/ 6 /25（術後 7 年）

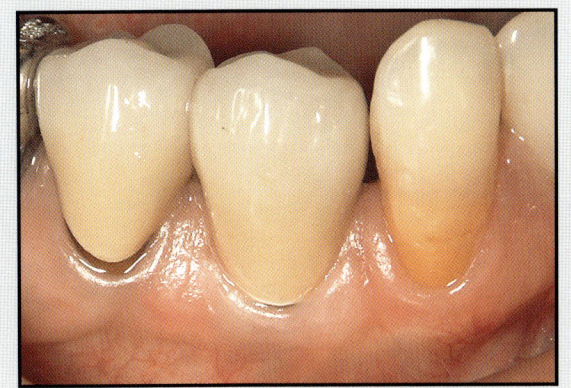
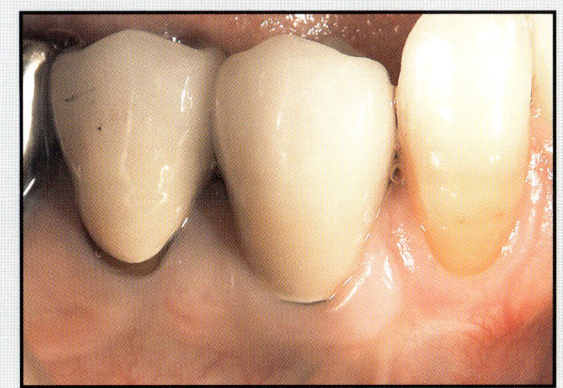
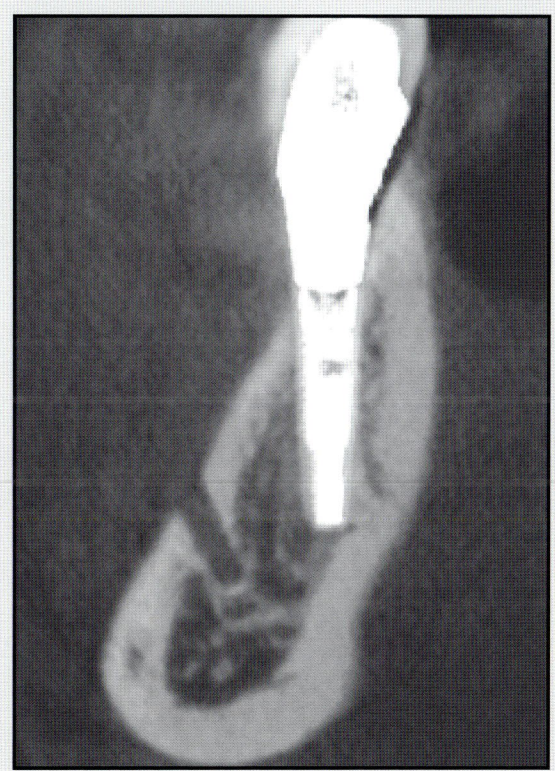

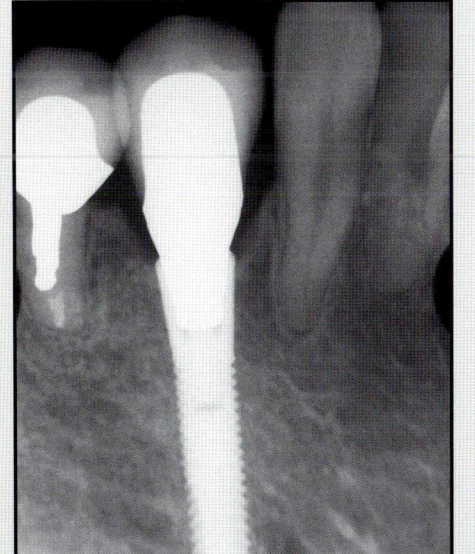
2007/ 9 /19（術後 9 年）

2011/ 9 /12（術後13年）

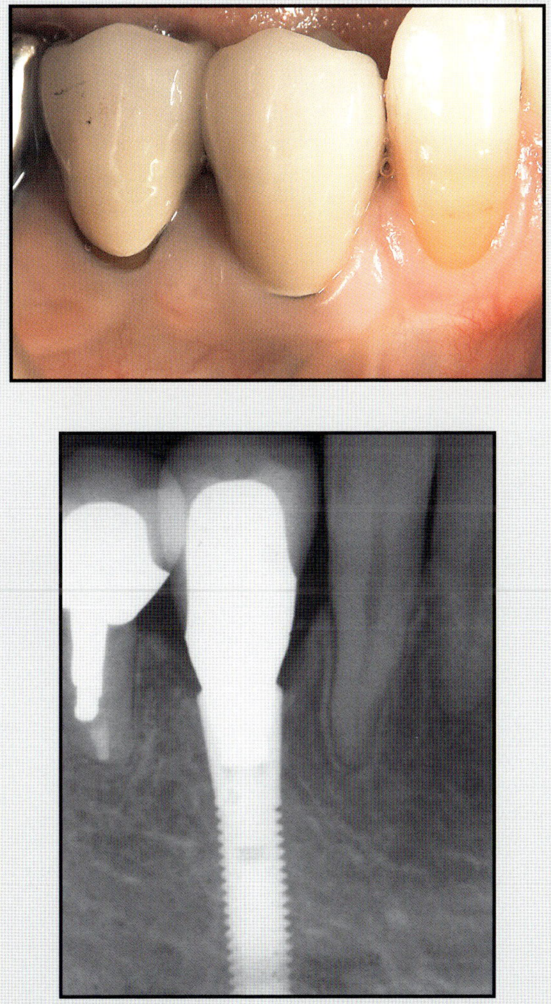

2011/ 9 /12（術後13年）CT 画像

Long-term marginal bone maintenance –2

Clinical and radiographic outcomes of implants immediately placed in fresh extraction sockets at after 1year marginal bone remodeling and long-term maintenance

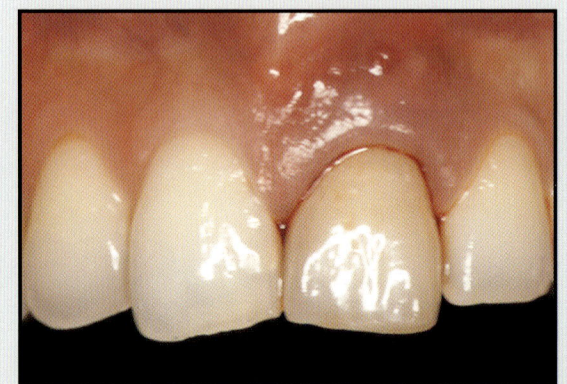
2004/ 2 / 4（初診時）

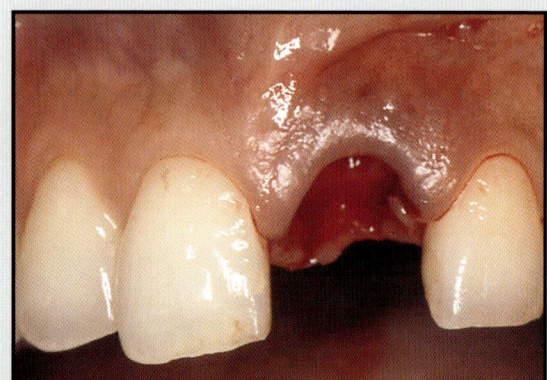
2004/ 3 / 6（抜歯）

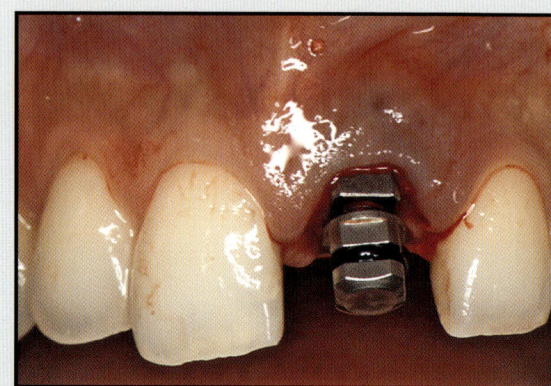
2004/ 3 / 6（即時埋入）

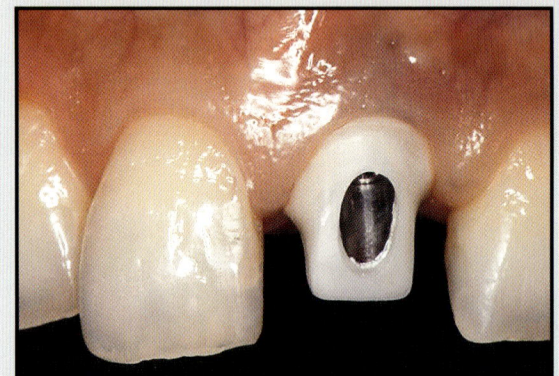
2004/ 3 /16（アバットメント装着）

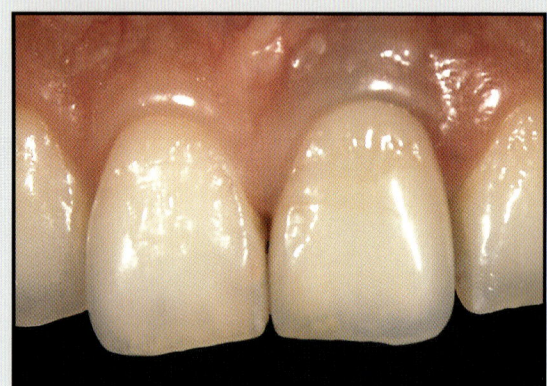
2005/ 2 / 5（術後 1 年）

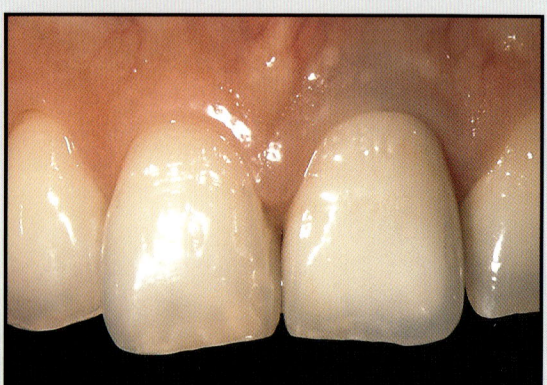
2006（術後 2 年半）

患者：33歳（初診時）
主訴：歯根破折
抜歯即時埋入
5.0ST 15mm

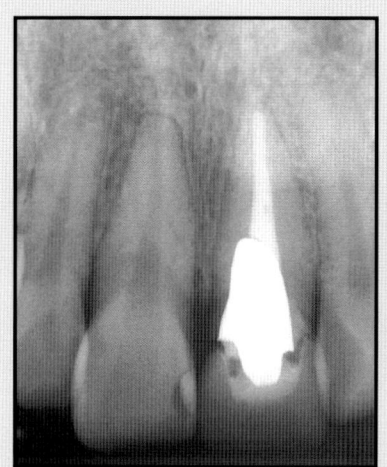
2004/ 2 / 4（初診時）

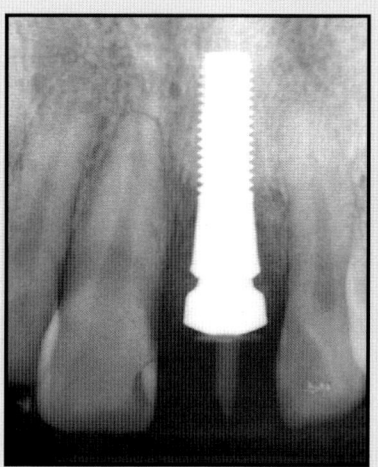
2004/ 3 / 6（即時埋入）

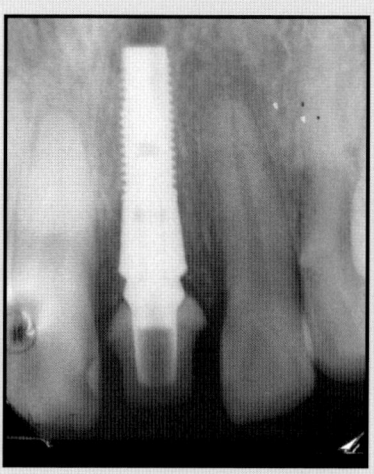
2004/ 3 /16（アバットメント装着）

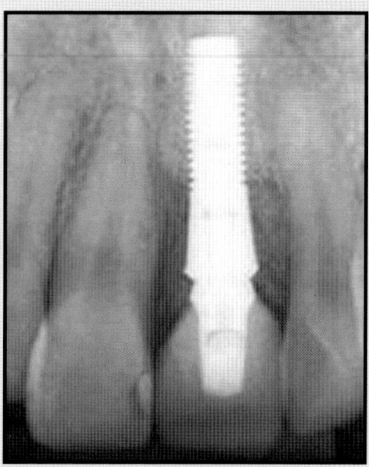
2004/ 4 /18（補綴物装着時）

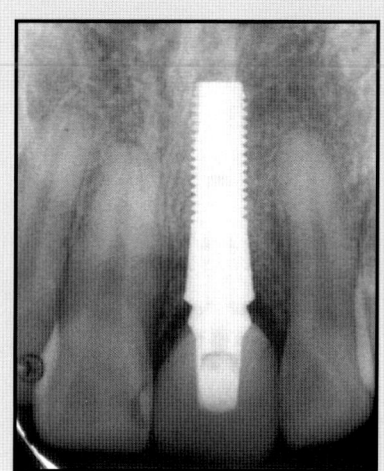
2005/ 2 / 5（術後1年）

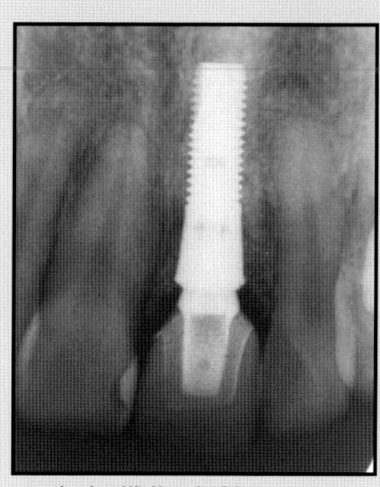
2006/ 8 /25（術後2年半）

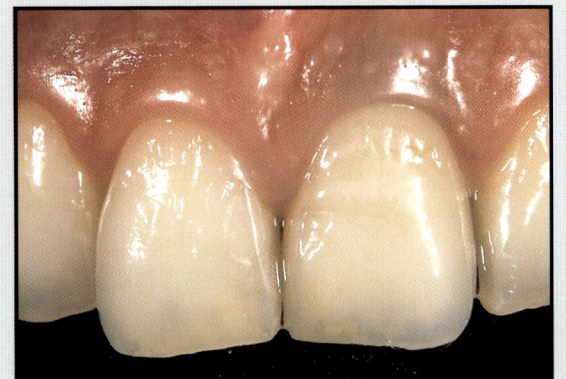
2009/3/18（術後5年）

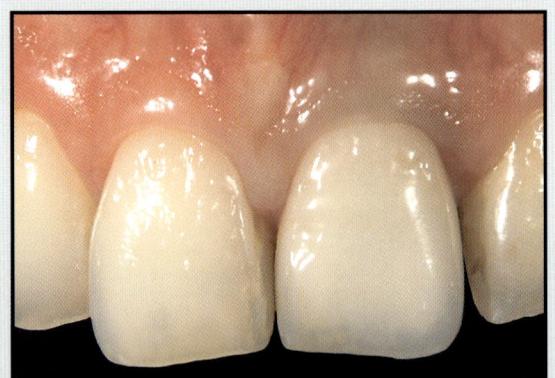
2011/3/11（術後7年）

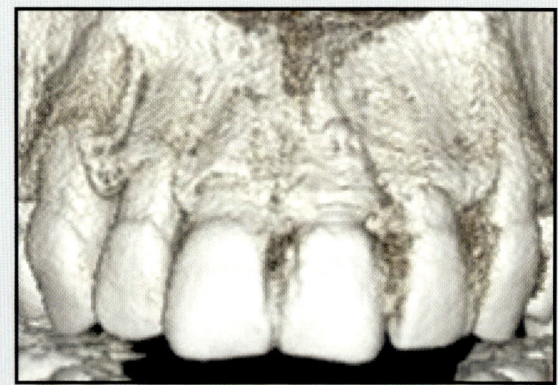
術後7年 CT

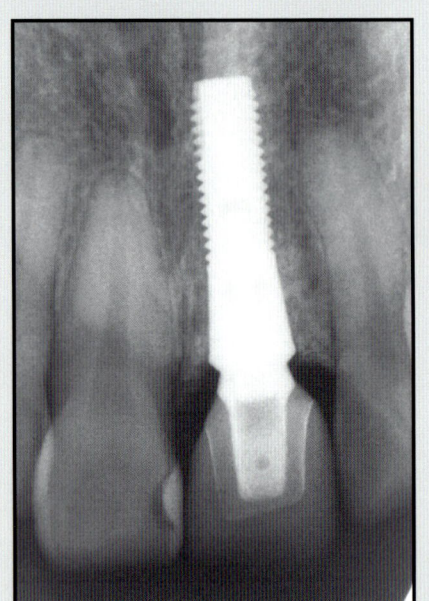
2009/3/18（術後5年）

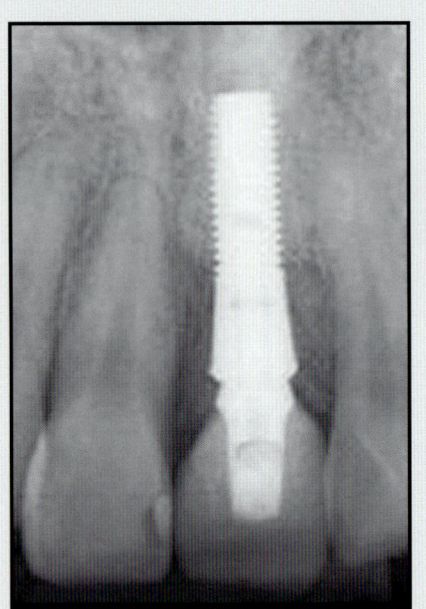
2011/3/11（術後7年）

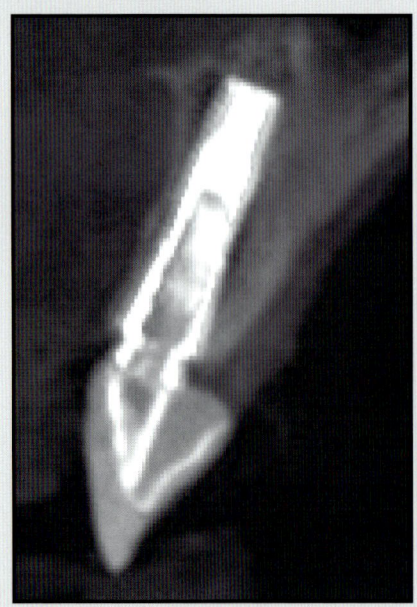
術後7年 CT

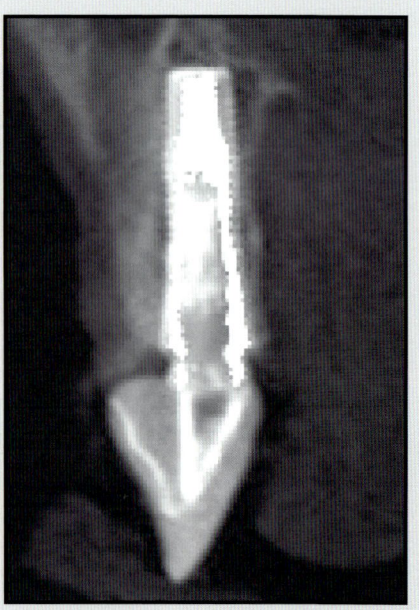

Sequential extraction in multiple implants placement for anterior esthetics

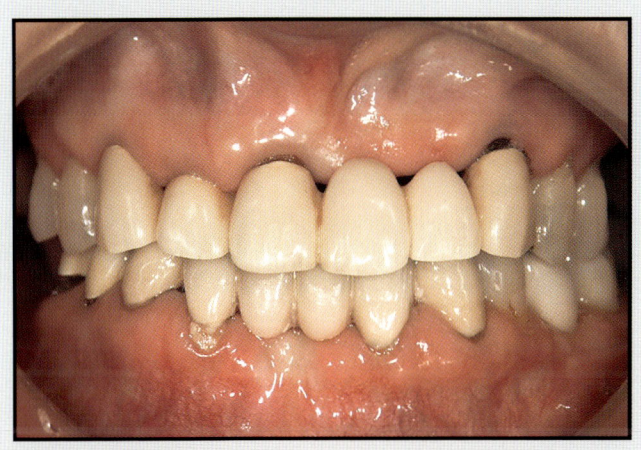
2007/ 6 /21（初診時）

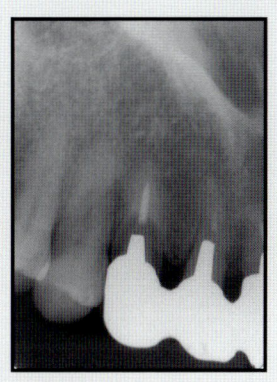 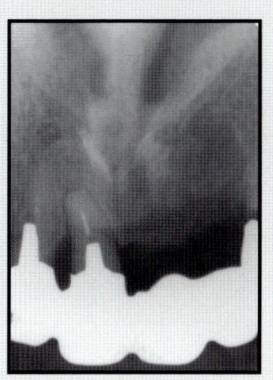 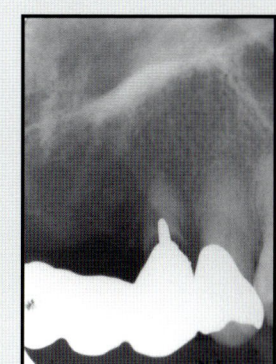

患者：55歳，女性
　　　（初診時）
主訴：審美障害

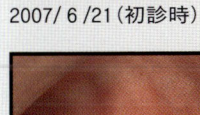
2007/ 8 / 3（初期治療終了時）

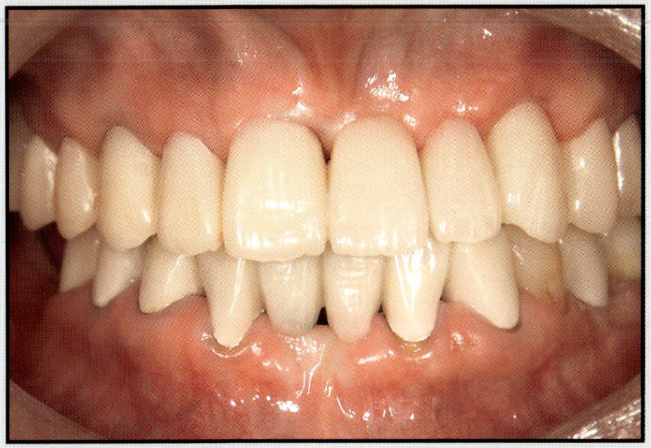

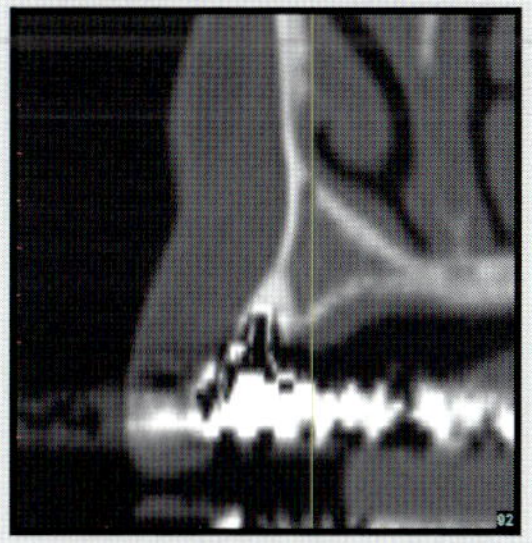

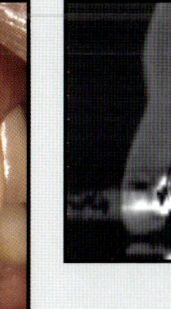 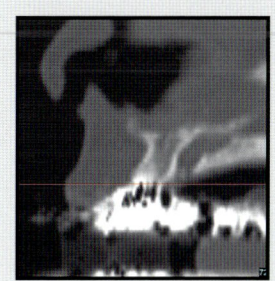 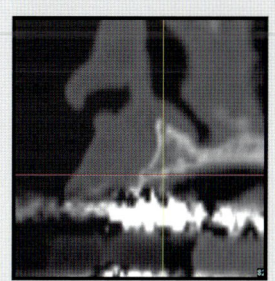 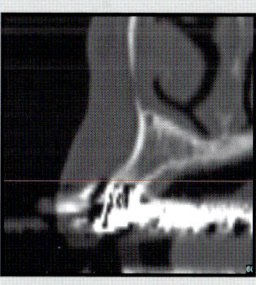

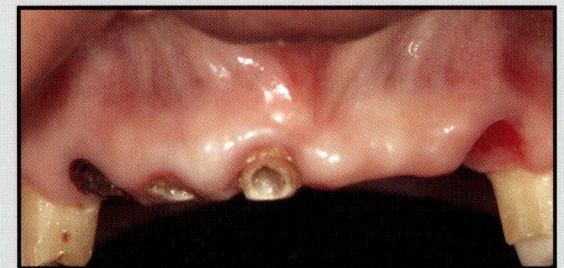
外科術前

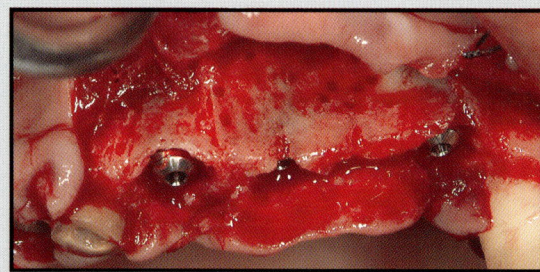
一次外科インプラント埋入時

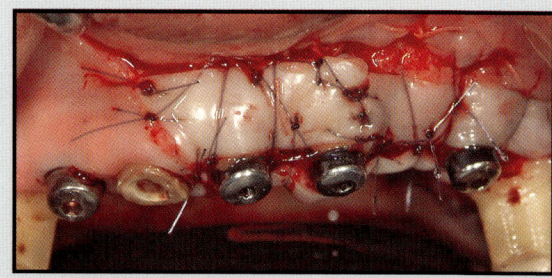
一次外科時

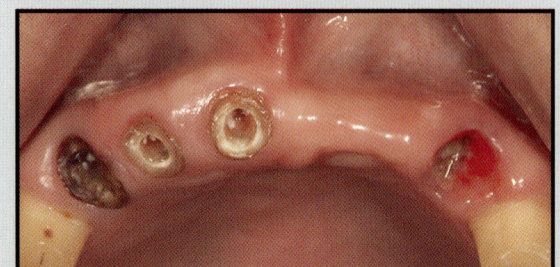

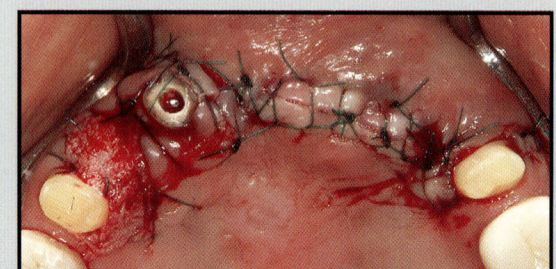

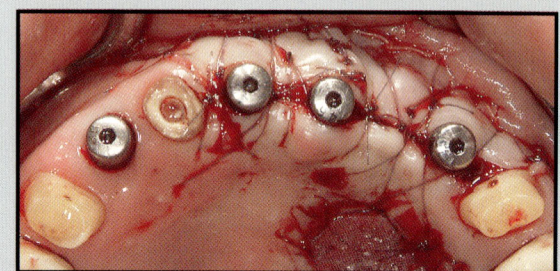

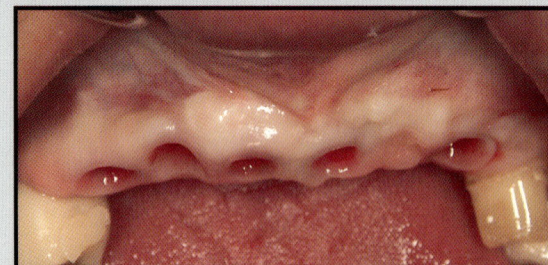
二次外科後1か月

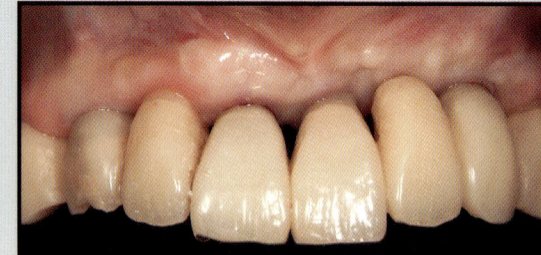
ジルコニアアバットメント装着時

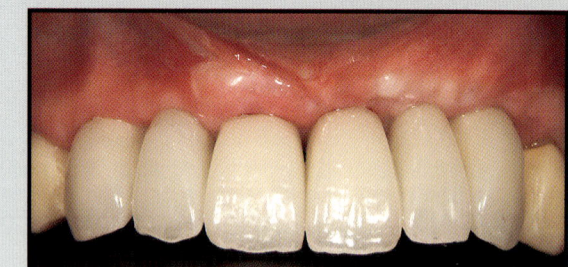
プロビジョナルレストレーション装着時

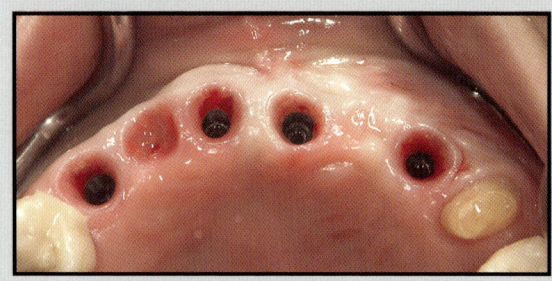

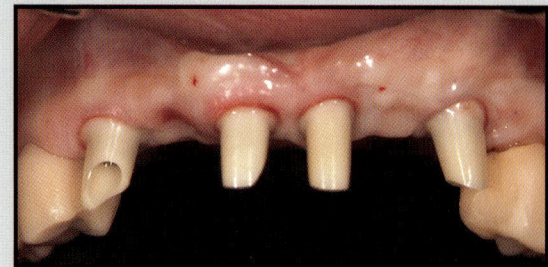

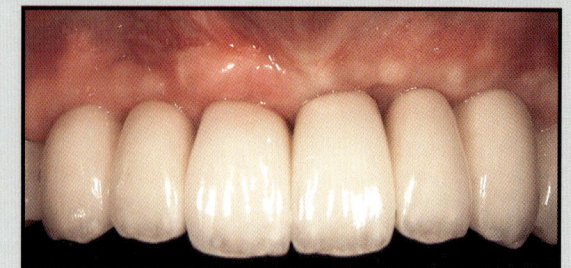
2009/8/27（ファイナルレストレーション装着時）

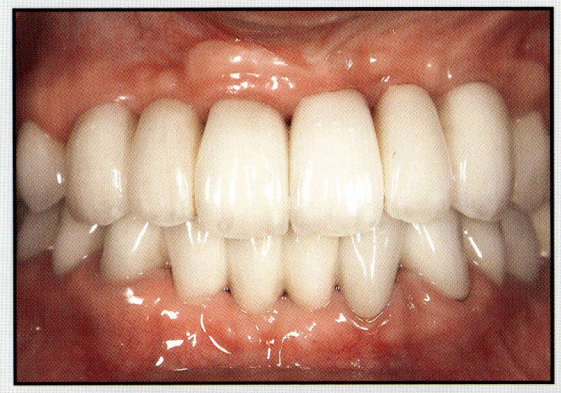
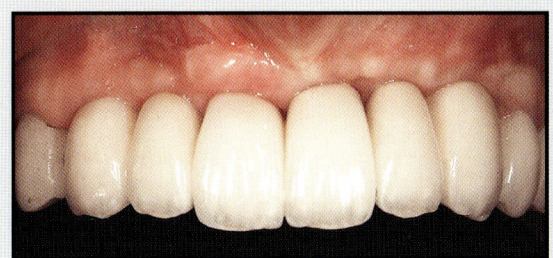

術後

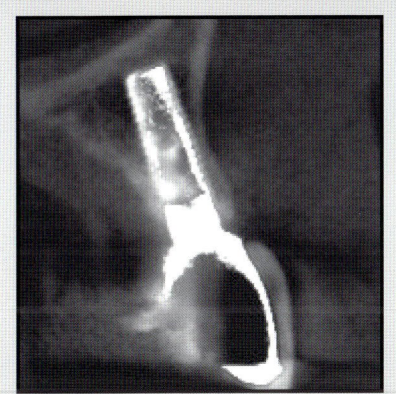
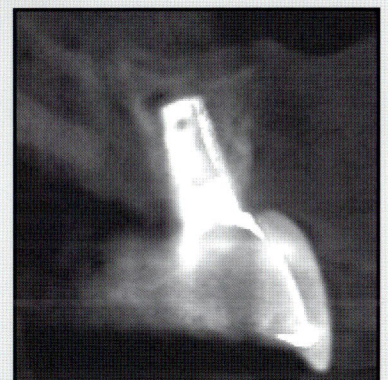
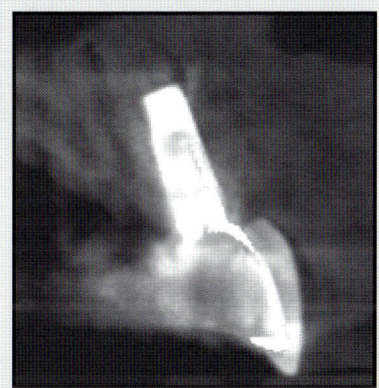
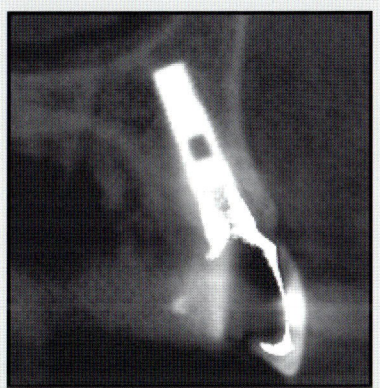

術後CT

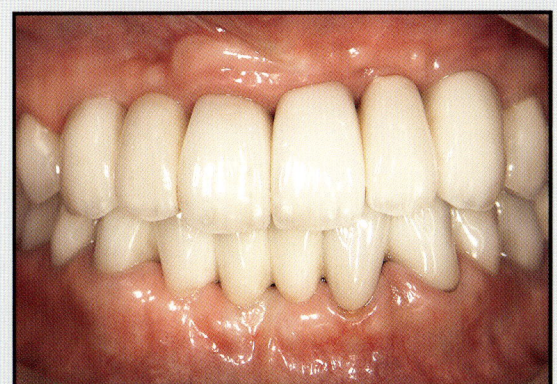
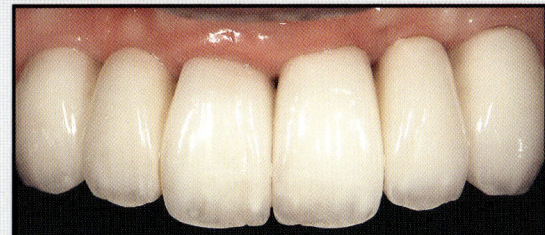

術後2年

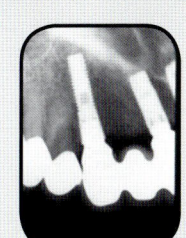
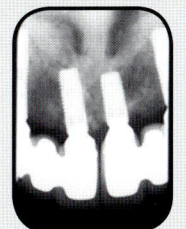
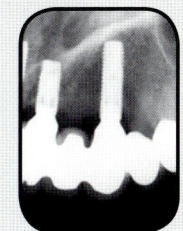

術後2年デンタルエックス線写真

●執筆者一覧

O.S.I.(OSSEO SKARP INSTITUTE)編

監著：伊藤雄策（大阪府開業・伊藤歯科医院・O.S.I. 大阪主幹）

　　連絡先：〒532-0003 大阪府大阪市淀川区宮原3-5-36 新大阪トラストタワー2F

著：寺西邦彦（東京都開業・寺西歯科医院・O.S.I. 東京主幹）

　　連絡先：〒107-0052 東京都港区赤坂2-17-22 赤坂ツインタワービル1F

伊東　哲（静岡県開業・伊東歯科医院・O.S.I. 常任講師）

　　連絡先：〒425-0071 静岡県焼津市三ヶ名1249-1

金城清一郎（沖縄県開業・泊ヒルズ歯科・O.S.I. 沖縄主幹）

　　連絡先：〒900-0006 沖縄県那覇市おもろまち2-14-23-3F

原　正幸（愛知県開業・原歯科・O.S.I. 名古屋主幹）

　　連絡先：〒480-1131 愛知県愛知郡長久手町長湫よし池18

イラストレーター：佐々木　純(Applause)

アストラテックインプラントのすべて

CONTENTS

2	巻頭アトラス	10	執筆者一覧
12	Message from Dr. Lars Kristerson
171	Scientific Review
178	コンポーネンツ索引

- 13 　CHAPTER 1　アストラテックインプラントを知る
- 31 　CHAPTER 2　診断とサージカルテンプレート
- 51 　CHAPTER 3　アストラテックインプラントの基本：一次外科術式
- 73 　CHAPTER 4　インプラント手術の周術期管理
- 89 　CHAPTER 5　基本二次外科術式
- 109　CHAPTER 6　アストラテックインプラントの基本補綴術式
- 141　CHAPTER 7　アストラテックインプラントの抜歯即時埋入
- 157　CHAPTER 8　アストラテックインプラントにおけるメインテナンスとリカバリー

Message from Dr. Lars Kristerson

The Astra Tech Implant System was introduced on the market in the late 80ies, and the first article presenting clinical data was published in a peer-reviewed scientific journal in 1990. This implant system is now probably the most well-documented implant system in the world with more than 600 papers published in international scientific journals. Asra Tech Implant System has also, in several studies, documented a unique minimal marginal bone loss around the implants during long follow-up times. This is of course very important for the longevity of implant treatment results.

O.S.I.-members started using the Astra Tech implant system in 1997. From this very beginning, I have had the honour and pleasure of following their efforts in getting educated and skilled in using the implant system.

After achieving experience and skill, O.S.I. members have continued to share their knowledge with Japanese dentists through a huge number of lectures but also through many basic and advanced courses, all for the benefit of the patient. The next step has been to summarize the knowledge in a textbook to further facilitate and increase the level of education. It is therefore with great expectations and interest I now look forward to the publishing of O.S.I.:s educational book containing the basic information, practical use and collected experience about Astra Tech Implant System.

Höllviken 12 01 09

Lars Kristerson
DDS, Odont dr
Specialist in Oral and Maxillofacial Surgery

CHAPTER 1
アストラテック
インプラントを
知る

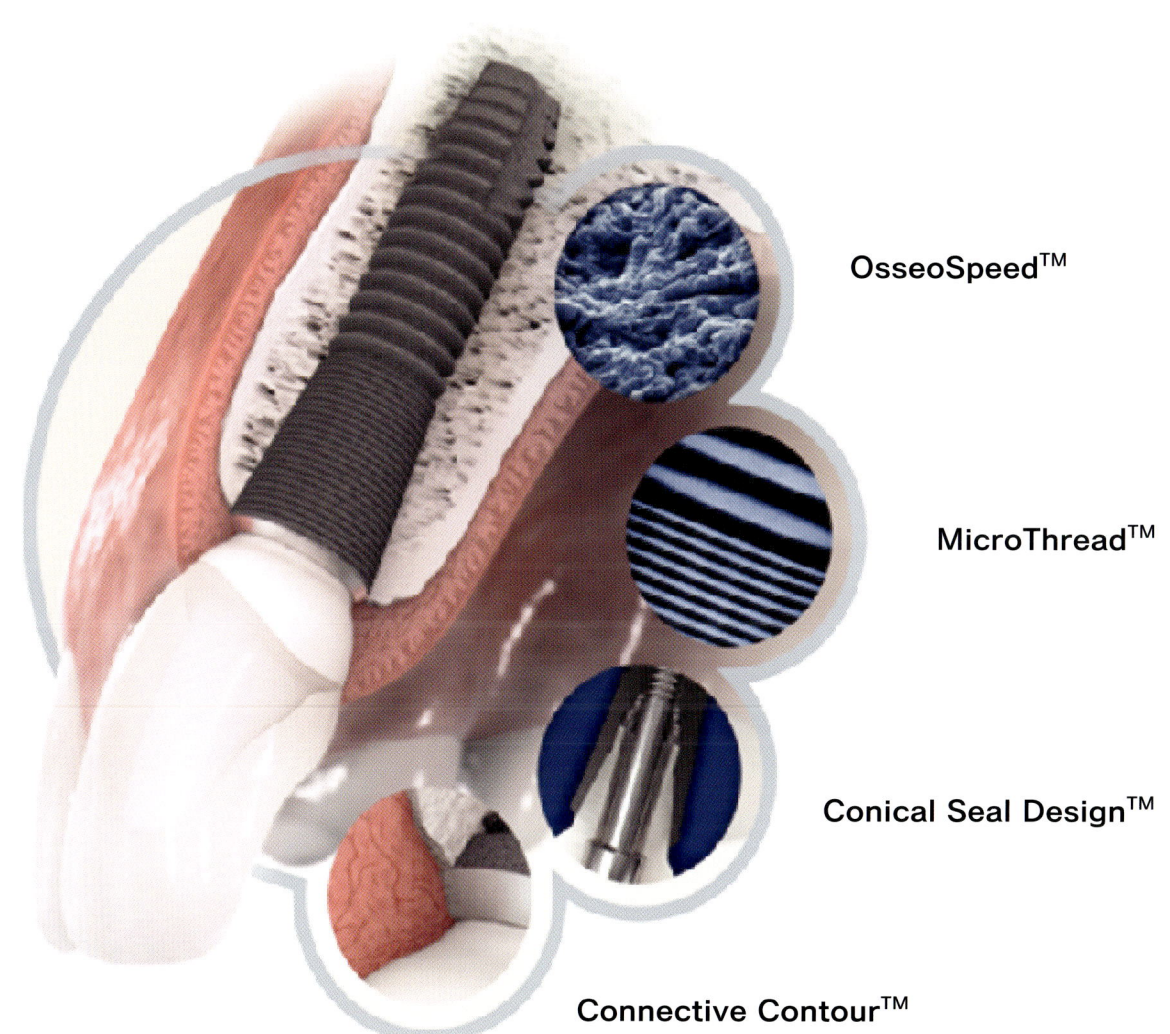

OsseoSpeed™

MicroThread™

Conical Seal Design™

Connective Contour™

解説：伊藤雄策　●大阪府開業・伊藤歯科医院
● O.S.I. 大阪主幹

1. アストラテックインプラントの概要

アストラテックインプラントは，アストラテック社とDr. スティッグ・ハンソン（元Brånemark Systemの研究者）により，Brånemark Systemに比べてより改善されたシステムを目的に開発されたインプラントシステムである．

このシステムは，長期にわたる基礎研究と臨床研究により1985年から臨床応用され，当初の第一世代のアストラテックインプラントは，Brånemark Systemと同様のマシーンサーフェイスでパラレルネックをもつストレートタイプと，マイクロスレッドをもつテーパードタイプの2種類の形状をもつインターナルジョイントシステムインプラントであったが，1989年にTiOblast™（後述）処理がなされ，さらにすべての形状に対してマイクロスレッドを1992年に付与し，第二世代に移行している．このアストラテックインプラントは，辺縁骨の吸収を起こさないインプラントとして広く世界に認められ，世界第1位に迫るほどのシェアを得ている．

現在，その基本構造・システムは変わらないものの，OsseoSpeed™（後述）と呼ばれるフッ化処理がなされた表面性状をもつ第三世代のインプラントシステムに2005年より移行している．

アストラテックインプラントの進化

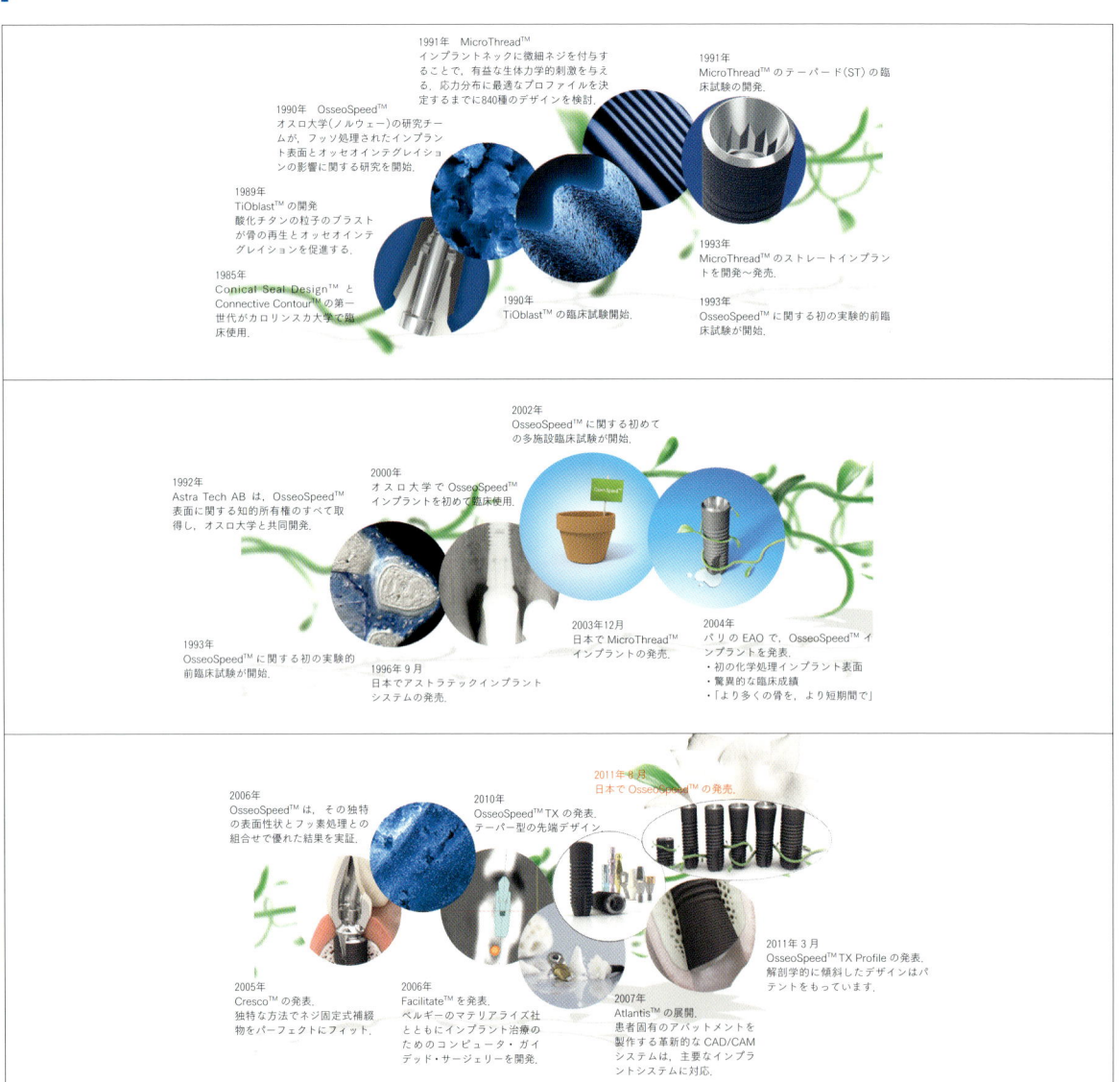

2. アストラテックインプラントの特徴

アストラテックインプラントには，本章扉ページのシェーマに示すとおり，〔Astra Tech Bio-Management Complex™〕と称する4つの大きな特徴があり，それぞれの機能が単独および複合的に辺縁骨の吸収を防ぐことに大きく寄与している．このインプラントは，他社のインプラントの手本となり，類似する機能を付与したインプラントシステムも出現しているが，いまだその追随を許してはいない．

2.1. TiOblast™ 処理

二酸化チタンによるブラスティングにてインプラントの表面を5〜20μmのピットサイズの均一な粗造面にすることにより(図1)，大きな荷重を受けることのできる有効な骨接触面積をマシーンサーフェイスに比較して3倍もの面積を得ることで，強固なオッセオインテグレイションの獲得に成功している．また，酸エッチング処理のような超微細な粗造面では，そこに嵌合した骨は微細骨折を起こすため，かかる大きな荷重を受けることができないことから，TiOblast™処理は酸エッチング処理よりも優位であるとされている(図2，3)．

さらに，二酸化チタンのブラスト処理を用いることにより，仮にブラスト粒子が残存したとしても，インプラントのオッセオインテグレイションを阻害することはない．また，TPS(チタンプラズマコーディング)のように，インプラントの径を増加させないために，埋入窩の骨に対してコンプレッションを与えることなくインプラントを埋入することが可能となる．

そして，最大の特徴は，インプラントのネック部までこのラフサーフェイス処理が行われている点である．ネック部にまでラフサーフェイス処理を行い骨へ微細な刺激を与えることにより，また後述する MicroThread™ との相乗効果により，Wolff の法則に基づき辺縁骨の吸収を防ぐことに大きく寄与している．

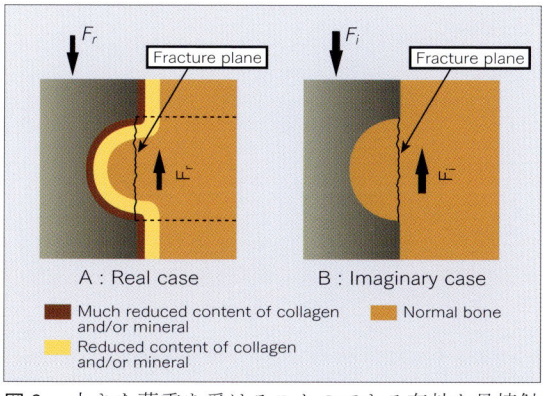

図2 大きな荷重を受けることのできる有効な骨接触面積をマシーンサーフェイスに比較して3倍もの面積を得ている．

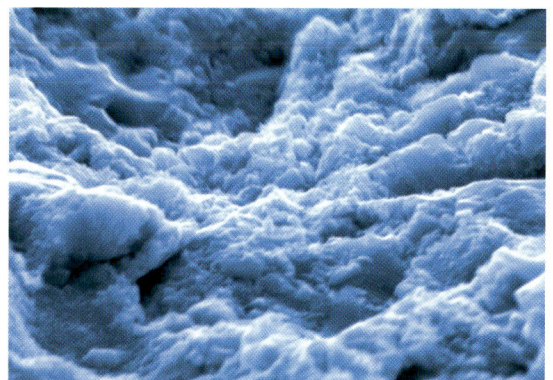

図1 二酸化チタンによるブラスティングにてインプラントの表面が5〜20μmのピットサイズの均一な粗造面になっている．

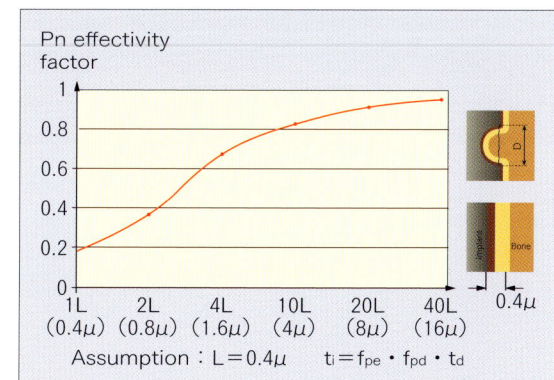

図3 酸エッチング処理のような超微細な粗造面では，そこに嵌合した骨は微細骨折を起こすため，かかる大きな荷重を受けることができない．

check 1

オッセオインテグレイション

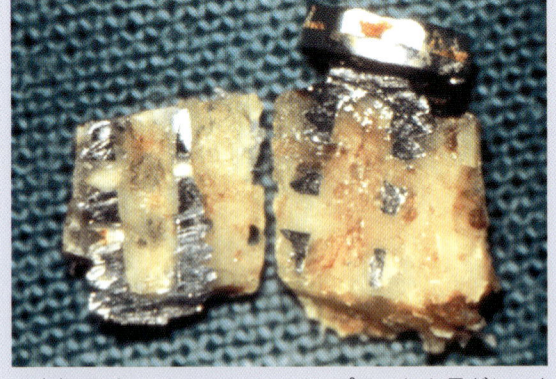
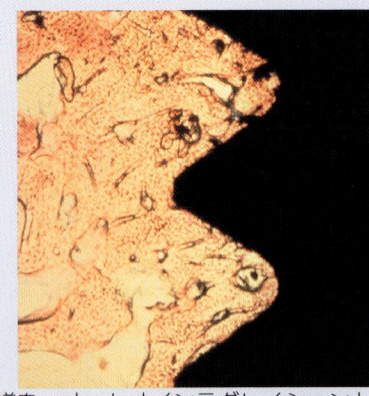

　当初Brånemarkらは，インプラントと骨がしっかり結合する様を，オッセオインテグレイションと呼んでいたが，1994年Albrektssonらの研究により，「インプラントと骨の境界面では，無構造層（骨由来の何らかの成分）が接し，類骨を作るような骨芽細胞は認められない．つまり，インプラントと骨の結合は科学的な結合ではなく，機械的な嵌合である」と定義を訂正した（参考文献10より引用）．

Wolffの法則

生理的限界以上の応力	→	骨吸収
生理学的範囲内で通常のより高いストレス	→	骨形成
通常の応力	→	骨量維持・無変化
応力が加わらない	→	骨吸収・廃用性委縮

　骨組織は，刺激が乏しいなかでは萎縮を起こし，通常刺激では骨は維持される程度である．しかし，少し強い刺激を与えることにより，細胞は生理学的に活性化して増殖が行われる．また，さらに刺激が強すぎると細胞は破壊され，吸収を生じる．これをWolffの法則と呼ぶ．

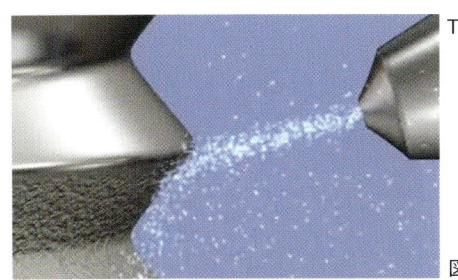

TiOblast™

図4

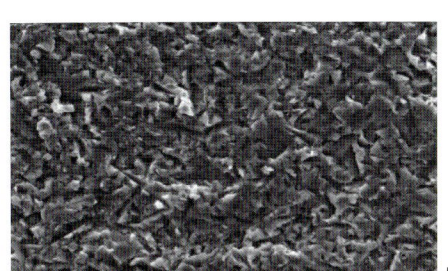

図5

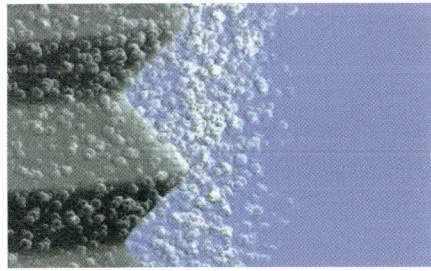

OsseoSpeed™

図6

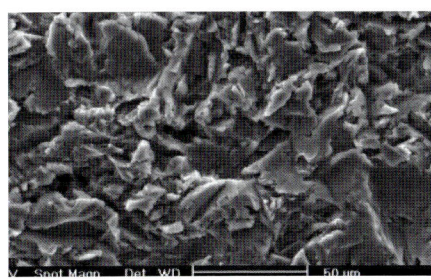

図7

2.2. OsseoSpeed™

① OsseoSpeed™ の開発研究

第三世代の OsseoSpeed™ では，この TiOblast™ 処理（図4，5，8）をさらにフッ酸処理をすることにより，TiOblast™ のグリッド上にさらに小さなグリッドを形成し，ナノサーフェイスにすることにより組織との濡れを飛躍的に高めることに成功している（図6，7，9）．

この表面性状は，1990年よりフッ化処理表面の研究を進めていた Ellingsen 教授のアイデアに基づき，1992年にアストラテックにおいてオスロ大学と共同開発を行ってきたものである[1]．この研究は，放射線同位体のリン酸を含むリン酸溶液を作製し，フッ化処理インプラントと未処理インプラントを24時間浸し，その表面の放射線量を調べた研究である．フッ化処理インプラントは未処理インプラントに比べてリン酸の吸着レベルが平均で4倍であった．このことは，フッ化処理表面がリン酸にとって魅力的であることを示している（図10）．

カルシウムとリン酸の飽和状態の溶液にフッ化処理インプラントと未処理インプラントを浸して行った核形成試験での溶液のカルシウム濃度変化では，フッ化処理インプラントにおいて溶液のカルシウム濃度が著しく低下している．これは，フッ化処理表面にカルシウムが沈着したことを示している（図15）．

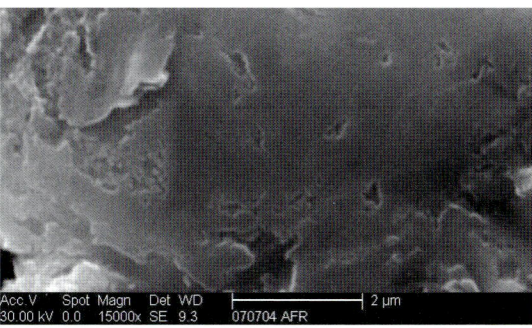

図8　TiOblast™ ×15,000.

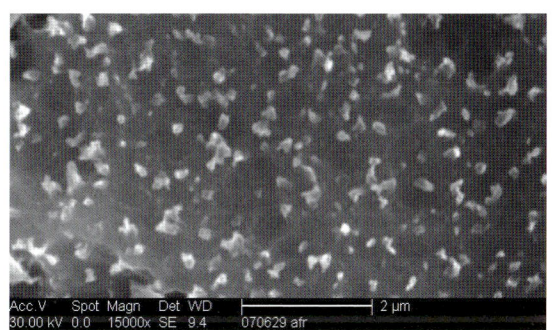

図9　OsseoSpeed™ ×15,000.

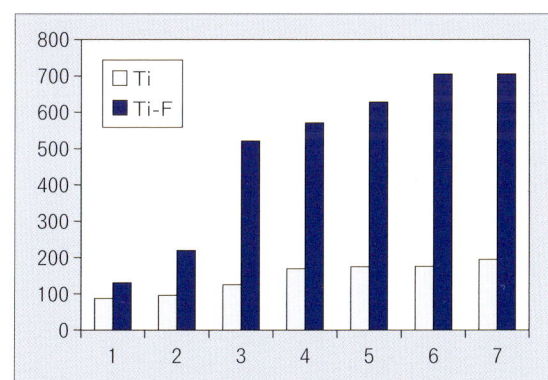

図10　放射性同位体 ^{32}P を含むリン酸溶液に浸した後のチタンインプラント表面からの放射能．

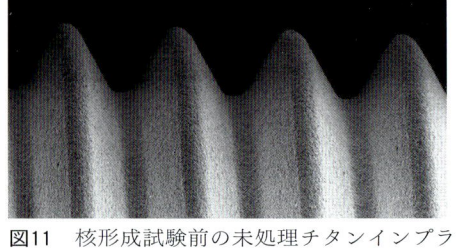

図11　核形成試験前の未処理チタンインプラント表面（参考文献1より引用）．

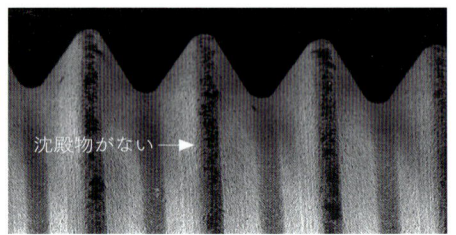

図12　核形成試験後のチタンインプラント表面（参考文献1より引用）．

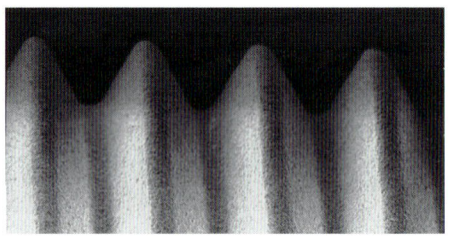

図13　核形成試験前のフッ化処理チタンインプラント表面（参考文献1より引用）．

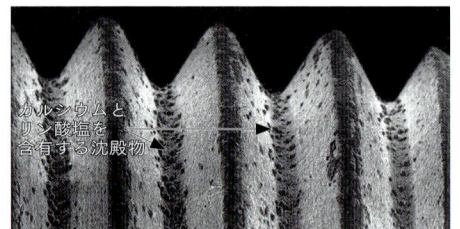

図14　核形成試験後のフッ化処理チタンインプラント表面（参考文献1より引用）．

　図11,12では，核形成試験後のチタンインプラント表面には，沈殿物はみられないが，フッ化処理チタンインプラント表面ではリン酸カルシウムの沈殿物が多数みられる．このことは，フッ化処理表面がリン酸カルシウムを引きつける能力があることを証明している（図13,14）．

　また，North Carolina大学のLyndon F Cooperによる「最新のインプラント表面での骨形成の分子評価」の研究（図16）[2]では，OsseoSpeed™表面での骨シアロタンパク（BSP）の発現が多いことを示している．この骨シアロタンパク（BSP）は，石灰化組織と類骨マトリックスの範囲内で局所化された骨細胞の細胞外基質への付着とHAの核形成に貢献すると考えられる．

　さらに，Göteborg大学のAnders Thorによる「血液・PRP・PPPの役割とインプラント表面特性の研究」（図17）[3]によると，血液中の血小板の減少については，TiOblast™とOsseoSpeed™で有意差はなかったが，HAや機械加工表面と比較するとその減少量は顕著に多く，血液凝固の度合いを示すTAT（トロンビン・アンチトロンビンⅢ複合体）の増加倍率では，OsseoSpeed™が圧倒していた．これはOsseoSpeed™表面で高い血液凝固反応と血小板の集合が生じることを示している．

　これらのOsseoSpeed™の in vitro 研究は，TiOblast™を対照に行われ，その結果は，TiO-

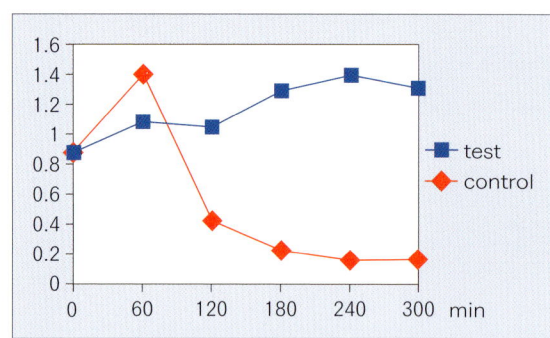

図15　フッ化処理チタンによるCa-PO4核形成の誘導に対する影響（Ca^{2+}イオン溶液）．

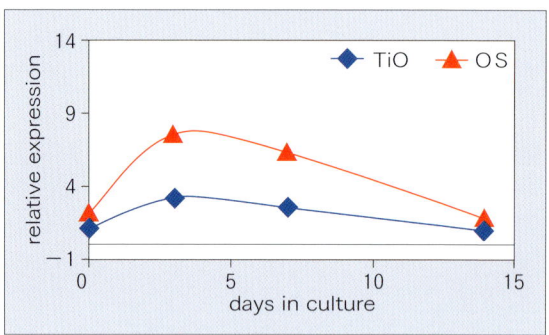

図16　OsseoSpeed™ vs TiOblast™表面に関する骨シアロタンパク（BSP）発現．

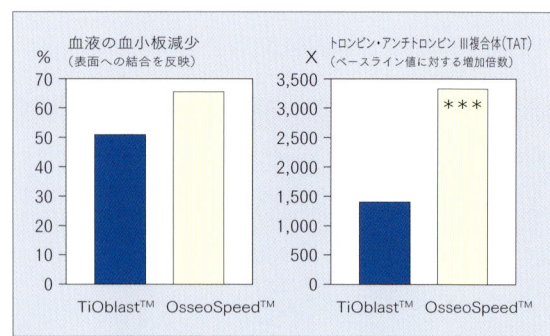

図17　血栓形成量．

CHAPTER 1　アストラテックインプラントを知る

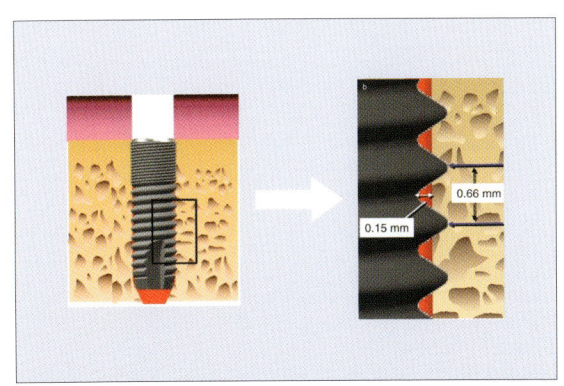

図18　インプラント埋入への組織反応.

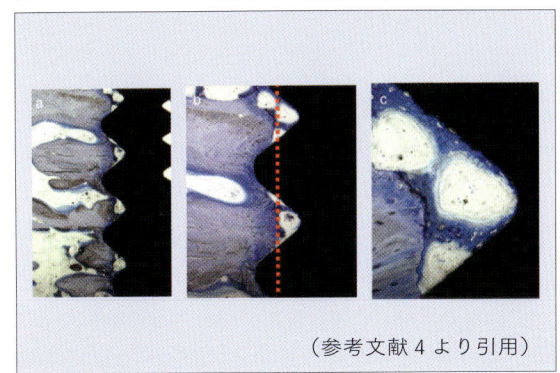

（参考文献4より引用）

図19　OsseoSpeed™ — 2週.

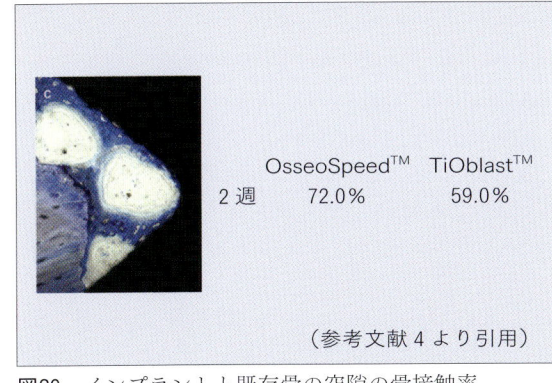

（参考文献4より引用）

図20　インプラントと既存骨の空隙の骨接触率.

blast™に比べて細胞分化と増殖を強化し，骨形成を増加させる，というものである．すなわち，OsseoSpeed™が骨形成と骨治癒の加速化を促進することを示している．つまり，OsseoSpeed™サーフェイスは，血液との濡れがよく，いち早くインプラント表面に血栓形成をもたらし，そのなかのさまざまな骨シアロタンパクをはじめとする骨形成タンパクや遺伝子ホルモンのすばやい発現をもたらすことにより，間葉系幹細胞の分化，骨芽細胞への分化増殖を速め，これに加えて，フッ素が血液中のリン酸カルシウムと反応し，カルシウムを取り込むことにより，さらに骨形成を強固に促進する結果となっている．このため，インプラント表面からも骨再生が生じ，オッセオインテグレイションの獲得期間が従来のTiOblast™に比較して半分の期間で済むと考えられている．

これらの基礎研究に加え，*in vivo*の臨床系研究も数多く行われ，Tord Berglundhらは，OsseoSpeed™インプラントとTiOblast™インプラントをイヌに埋入し，その組織反応の比較研究を行っている（図18〜23）[4]．この研究の結果，OsseoSpeed™では2週間でインプラント表面に骨が形成され（図19），埋入2週後の平均骨接触率は，OsseoSpeed™が72.0%で，TiOblast™が59.0%であったのに比べて有意に高いことが示されている（図20）．

19

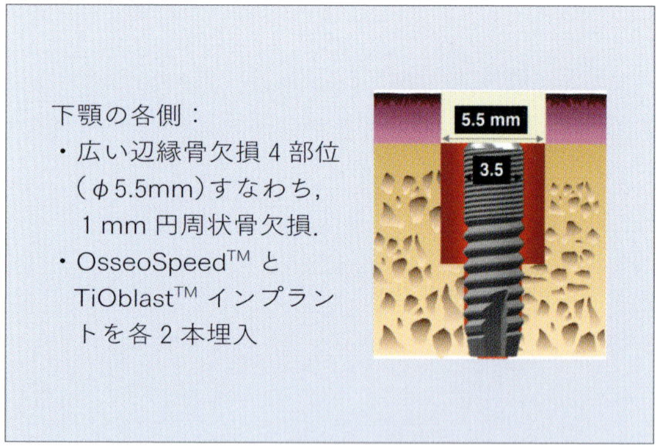

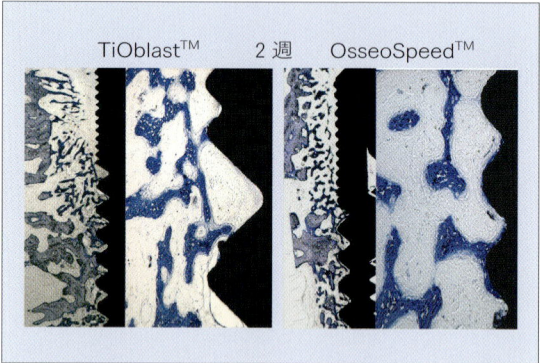

図21　フッ化処理インプラント表面での骨の治癒.

図22　２週(参考文献11より引用).

新しい骨接触の高さ(mm)：A/F-B

	OsseoSpeed™	TiOblast™
2 週	3.39	3.47
6 週	2.37	2.84

骨接触の割合(BIC%)：B-BD

	OsseoSpeed™	TiOblast™
2 週	55.7	33.7
6 週	63.7	45.2

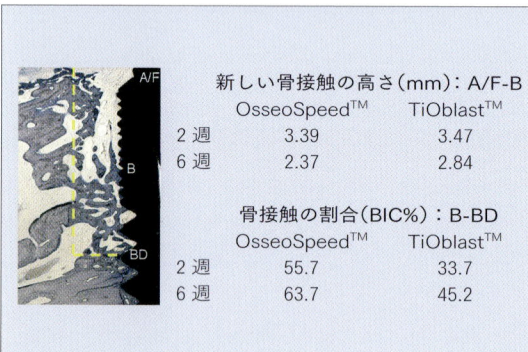

図23　研究結果(参考文献11より引用).

また，抜歯窩への埋入を想定し，インプラント辺縁部に１mm 幅の円周状の骨欠損を設け，Osseospeed™ インプラントと TiOblast™ インプラントの骨の治癒を比較研究(**図21**)した結果，２週後の OsseoSpeed™ インプラントの組織像では，新生骨の形成が欠損部の骨壁から始まっているのがみられ，インプラント表面においても薄い層の連続した新生骨の形成が観察されている(**図22**).

図23は，研究結果を示しており，治癒６週で顕著に広い範囲のオッセオインテグレイションが OsseoSpeed™ インプラントの欠損部で確立されている．そして，欠損部内の骨接触率は，治癒２週で OsseoSpeed™ が有意に高いことが示されている.

また，Ellingsen 教授は，「フッ化処理インプラントによる骨接着力と骨接触率の改善」の動物実験を行っている[1]．この実験は，表面性状の異なる（電解研磨，ミクロサイズの TiO_2 ブラスト，ナノサイズの TiO_2 ブラスト）３種類のコイン状のインプラントを準備し，それぞれフッ化処理をしたものと，していないものの，合計６種類の異なる表面の引き抜き試験を比較している．この実験では，コインの表面と骨との接着力(維持力)を純粋に比較するために，機械的要素(スレッドによる嵌合)を排除した実験としている.

実験は，ウサギの脛骨を露出し，インプラントを設置できるように皮質骨を形成し，テフロンキャップをインプラントに被せてプレートで固定し，フラップを戻して治癒を待ち2か月後，フラップを形成してプレートとテフロンキャップを外し，規格化された引き抜き試験を行った．その結果，研磨表面を除き，フッ化処理表面での引き抜き強度が有意に高く，もっとも粗い表面においてもフッ化処理により引き抜き強度が80％も増加していることが示された（図24）．

これらの *in vivo, in vitro* の研究を通して，原子レベル，分子レベル，細胞レベル，組織レベルでの OsseoSpeed™ 表面による骨形成の強化が示され，そしてさらに，OsseoSpeed™ 表面が，骨治癒のトリガーとして働き，より多くの骨をより早く形成し，界面強度も強化されることを証明している．また，OsseoSpeed™ 表面性状を研究した多くの前臨床文献と臨床文献の研究結果をまとめると，初期の治癒段階で骨接触率が30〜60％増加し，維持力（引き抜き，押し出し，除去トルク，剪断強度）が30〜50％増加することが記録されている（図25）．

OsseoSpeed™ は，初期の治癒段階で骨支持をより高いレベルに増加するうえで，大きな役割を演じていると結論づけられ，十二分に信頼にたるインプラントシステムであることが示唆される．

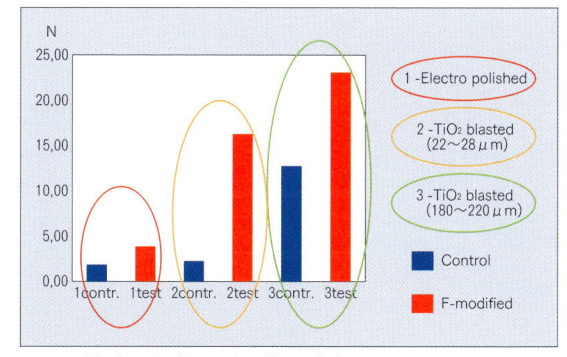

図24　治癒6週後の引き抜き強度．

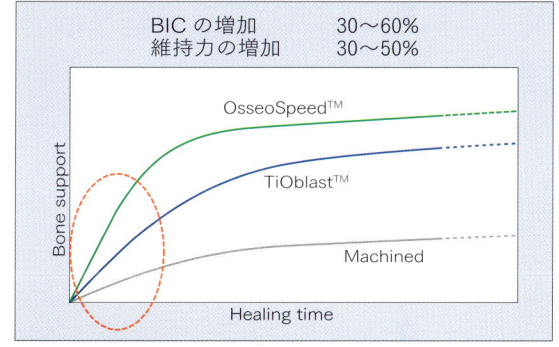

図25　治癒期間と二次固定．

インプラントの表面構造

チタンプラズマコーティング：インプラントの表面にチタンの粒子を吹きつけて溶着したものである．骨接触面積の増大に成功し，1990年代より広く用いられてきたが，インプラントの元の径よりコーティングされた分，径が増大するため，インプラント埋入時に骨に対してコンプレッションや骨梁の微細骨折を招く欠点があった．

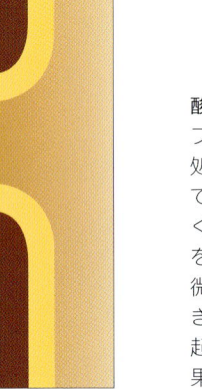

酸エッチング処理：マシーンサーフェイスインプラントを酸溶液にて処理をし，微細構造を得る表面構造である．インプラント径の増大を防ぐラフサーフェイス処理として注目を浴びたが，これによって得られた微細粗造面に進入した骨組織は，大きな荷重を受けきれずに微細骨折を起こすため，これのみでは有効な効果は得られない．

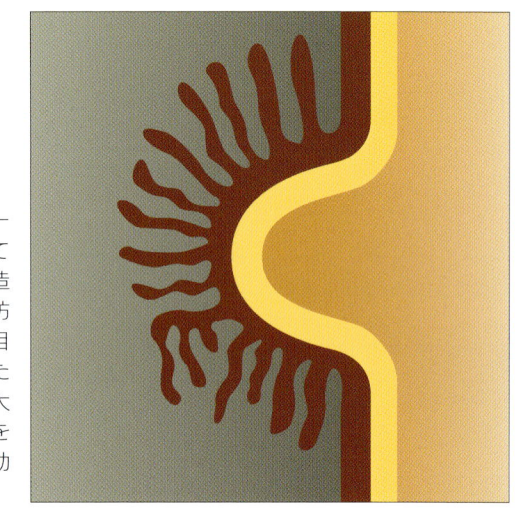

ブラスト処理：インプラントの表面に何らかの微粒子を吹きつけることにより，その表面に陥凹を生じさせ，インプラントの径を増大させることなく骨接触面積の増大をはかっている．しかし，アルミナのように，用いられるブラスト材によっては，インプラント表面にブラスト材が残留し，オッセオインテグレイションを阻害する危険がある．インプラントと同じ素材である酸化チタンを用いてこの危険性を排除したものが，TiOblast™処理である．

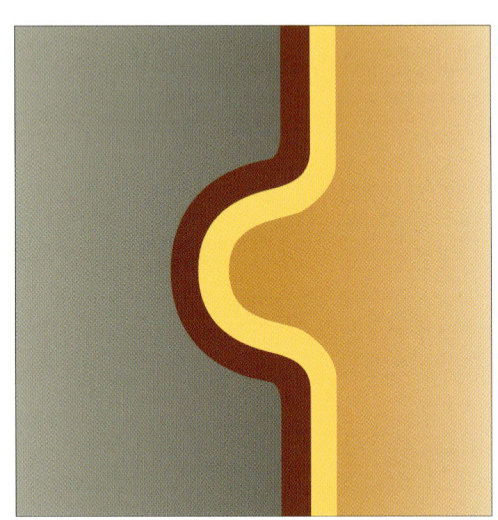

HAコーティング処理：インプラントの表面にハイドロキシアパタイト（HA）を溶着させることにより，骨との強固なインテグレイションを得ている．このインテグレイションをバイオインテグレイションと呼び，インプラントと骨組織が直接接触するオッセオインテグレイションとは一線を画している．コーティングされたHAは，早期に骨とのインテグレイションを得るため，Type IVのような柔らかい骨に対してその有用性が認められる．しかし，経年的にそのインテグレイションは高まっていくため，インプラント体からHAが剥離する欠点が報告され，現在では一部のインプラントシステムのみに採用されているにすぎない．

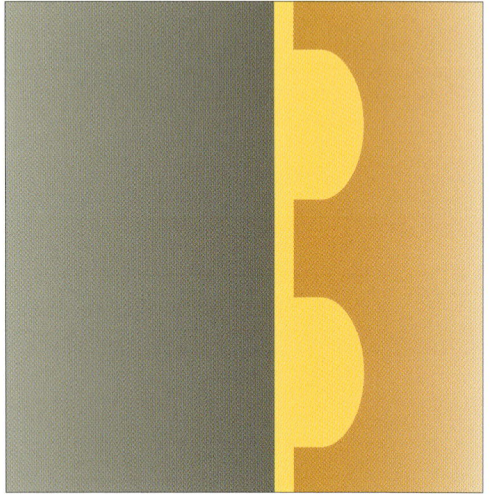

CHAPTER 1 アストラテックインプラントを知る

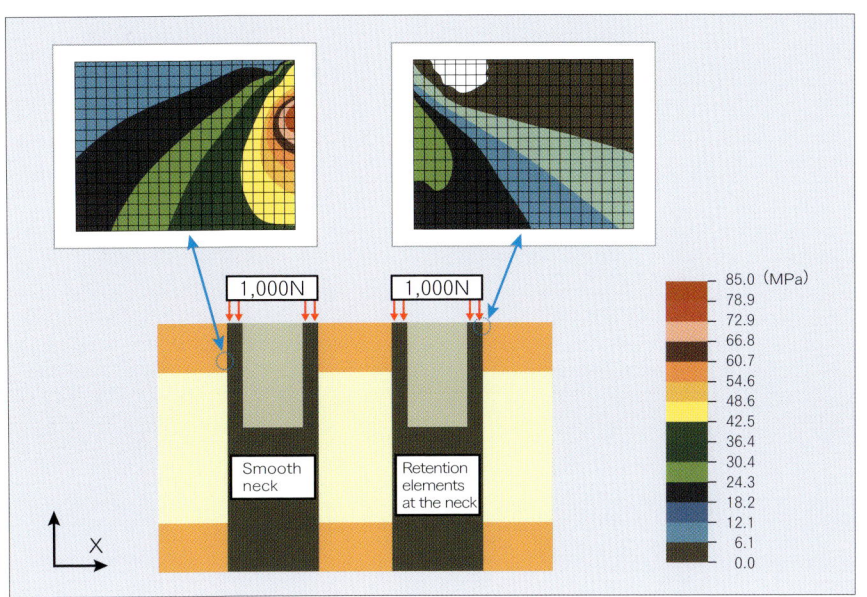
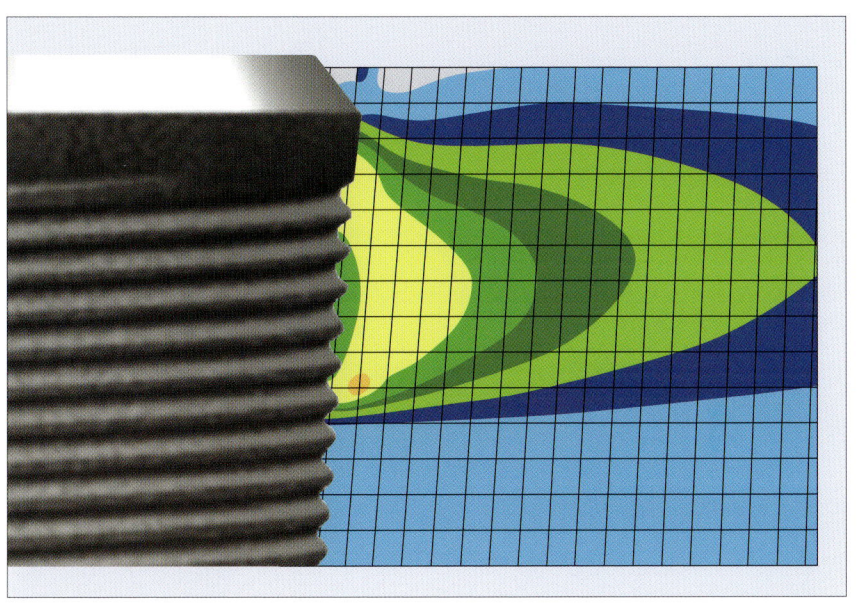

図26, 27　MicroThread™ によって，かかる咬合圧の分散・高い負荷の集中の排除を可能としている．とくにインプラント辺縁骨に負荷が集中しないため，辺縁骨が吸収せずに辺縁骨の保存に大きく寄与している．

2．3．MicroThread™

インプラントネック部3.5〜5.5mm の幅に設けられたピッチの小さなスレッドを Micro-Thread™ と称し，今日では他社の模倣を許してはいるが，アストラテックのオリジナルなインプラント構造である．この MicroThread™ によって，かかる咬合圧の分散・高い負荷の集中の排除を可能としている．とくにインプラント辺縁骨に負荷が集中しないため，オーバーロードによるインプラント辺縁骨の吸収が生じず，その維持保存に大きく寄与している（図26, 27）．

また，平滑な頸部では骨に荷重（刺激）が伝わらないため，第一マイクロスレッドまで骨吸収を生じてしまうことがわかっている．これをマイクロスレッドにより適度な刺激を与え，先に述べた Wolff の法則に従い辺縁骨吸収のリスクを回避している．症例によっては，増加改善が行われるという研究報告も示されている（図28）[5]．

これは，Hansson の研究に示されるように，マイクロスレッドを付与したネックをもつフィクスチャーは，スムーズネックや従来型の

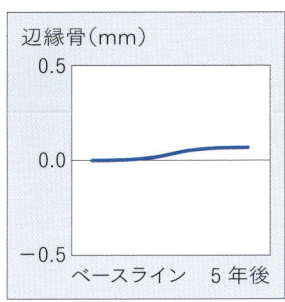

図28　長期データにより骨の安定が確認されており，それにより軟組織が安定維持される（参考文献 5 より改変引用）．

スレッドのインプラントに比べて，フィクスチャーネック部における負荷のピークを抑え，骨吸収を防ぐことが証明されている（表 1 ）[5〜8]．

23

表1 インプラントにおける長期間の機能荷重に対する骨の反応をエックス線写真の計測により比較した（参考文献6より改変引用）．骨喪失はアストラテックインプラントに比べてBrånemarkインプラントにおいて顕著であった．

	Astra		Brånemark	
Phase 1	−0.12(0.19)	*	−0.53(0.18)	
Phase 2	+0.05(0.13)	*	−0.27(0.18)	
	Control	Functional Load	Control	Functional Load
Phase 3	−0.06(0.36)	−0.02(0.20)	+0.07(0.35)	+0.03(0.32)
Total	−0.13(0.43)	−0.09(0.16)	−0.74(0.32)	−0.77(0.42)

Bone level alterations (in millimetres) during three phases. Phase 1 (3 months): fixture installation-abutment connection, Phase 2 (3 months): abutment connection-bridge connection, Phase 3 (10 months): bridge connection-biopsy. Mean values and standard deviation (SD).
* $p<0.05$.

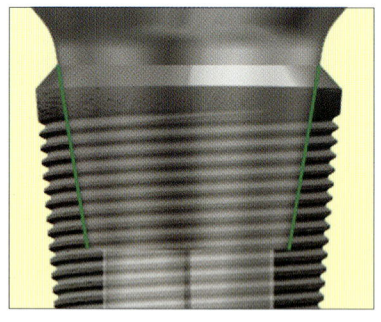

図29 インターナル・スリップジョイント．

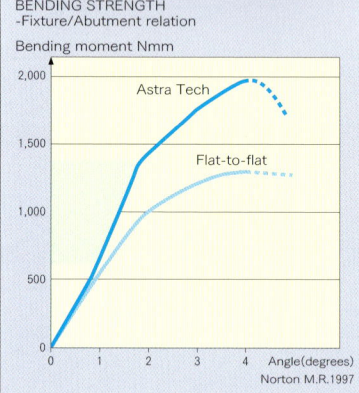

図30 MicroThread™ と相乗的にインプラント辺縁骨の吸収を防ぐことに大きく寄与している．

2．4．Conical Seal Design™

アストラテックインプラントにおけるフィクスチャーとアバットメントの嵌合は，インターナル・スリップジョイントである（図29）．これは，先端の細いアバットメントをテーパー状のアバットメントホールにジョイントするため，目をつぶっていてもセルフガイディングにて連結が可能となり，簡単な連結操作でアバットメントとフィクスチャーの連結が行われる．この連結は，スリップジョイントであるため，締めれば締めるほどにしっかりと嵌合し，フィクスチャーと一体の構造物になる．このため，
①アバットメントによる微細動揺が生じない
②微小漏洩の防止
③インプラント強度の構築
④コーヌステーパーによる荷重の均等分配
等のアドバンテージをもち，これが前述のMicroThread™ と相乗的にインプラント辺縁骨の吸収を防ぐことに大きく寄与している（図30，表2）．このため，アストラテックインプラントでは1回法，2回法のどちらの術式も選択することが可能となる．

表2 ほとんどの臨床研究において，辺縁骨の吸収は0.5mm以内におさまっている

Karlsson U et al	Int J Prosthodont 1997；10：318-324	2-year follow-up	−0.31mm
Kemppainen P et al	J Prosthodont 1997；77：382-387	1-year	−0.13mm
Norton M	Clin Oral Impl Res 1998；9：91-99	2-year	−0.54mm − 0.43mm
Palmer R et al	Clin Oral Impl Res 2000；11：179-182	5-year	+0.14mm −0.10mm
Puchades-Roman et al	Clin Impl Dent Rel Res 2000；2：78-84	2-year	−0.60mm mes −0.30mm dist
Norton M	Clin Impl Dent Rel Res 2001；3：4：214-220	4-7 year	−0.49mm mes −0.76mm dist
Cooper L et al	Int J Oral Maxillofac Implants 2001；16：182-192	1-year	−0.40mm
Norton M	Int J Oral Maxillofac Implants 2002；17：249-257	2-3 year	−0.5mm mes −0.4mm dist
Norton M	Int J Oral Maxillofac Implants 2004；19：274-281	1-year	−0.40mm
Gotfredsen K et al	Clin Impl Dent Rel Res 2004；6：1．1-9	5-year	−0.34mm
Palmer R et al	Clin Oral Impl Res 2005；16：302-307	3-year	−0.13mm
Wennström J et al	J Clin Periodontology 2005；32：567-574	5-year	−0.11mm
De Kok I et al	Int J Oral Maxillofac Implants 2006；21：405-412	1-2 1/2 year	−0.33mm mes −0.28mm dist
Stanford C et al	Applied Osseointegration Res 5；2006：50-55	1-year	−0.23mm

インプラントにおける生物学的付着と Connective Contour™

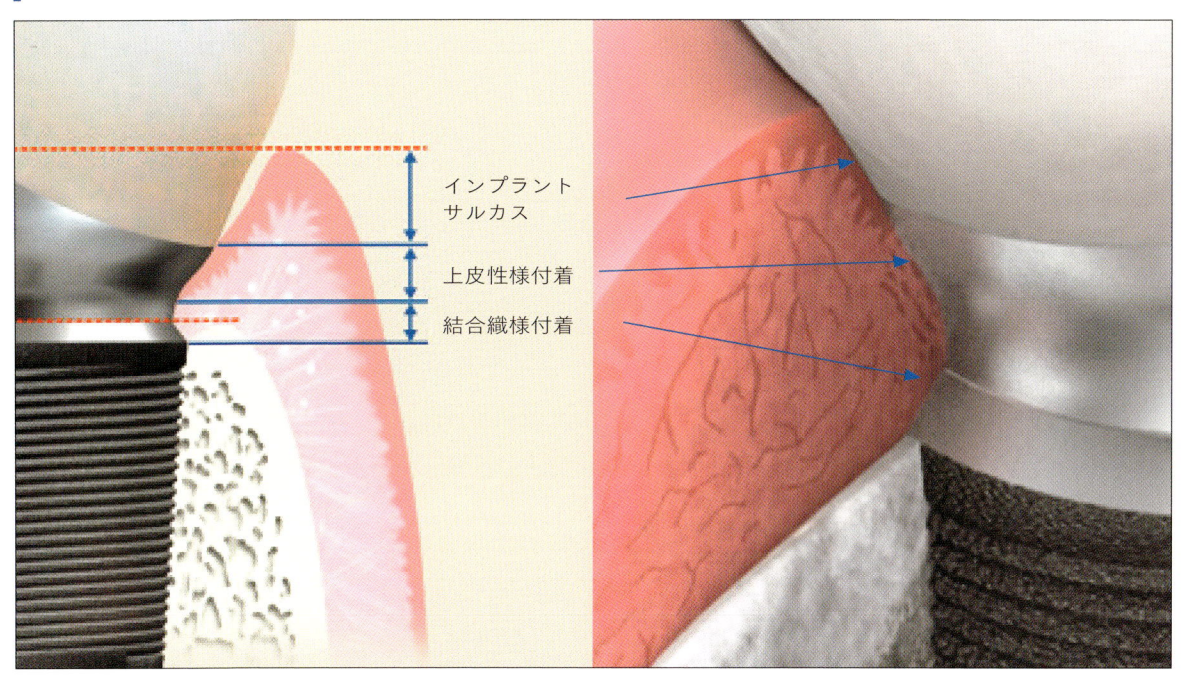

- バリア接合上皮の形成
- 結合組織の付着
- 軟組織の厚み
- 安定したインプラント周囲環境
- 辺縁骨の維持と保護
- 最適な生物学的幅径

2．5．Connective Contour™

アストテックインプラントのフレンジトップ部分には，結合織様付着を得るためのラフサーフェイス処理がされていないカラーをもっている．これは，インターナル・スリップジョイントゆえ，アバットメントの接合部分はインプラントの外径より約0.6mm水平的に内側に位置することになる．そこからテーパー状のアバットメントが立ち上がるため，そこに結合織のボリュームを増すスペースを作りだしている．また，骨縁からは垂直的に約0.35mm離れることとなる(4.5の場合)．これが，結合組織接合部分における軟組織の高さとボリュームを増加させ，インプラント周囲を封鎖・保護し，インプラントとの接合上皮とともにインプラント周囲組織の理想的な生物学的環境を構築している．

このインプラント周囲軟組織の安定は，前述したMicroThread™，Conical Seal Design™とともに辺縁骨レベルの維持と審美的な成功へ大きく寄与している．

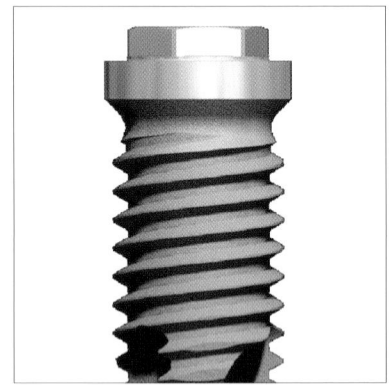

図31　エキスターナルコネクション．

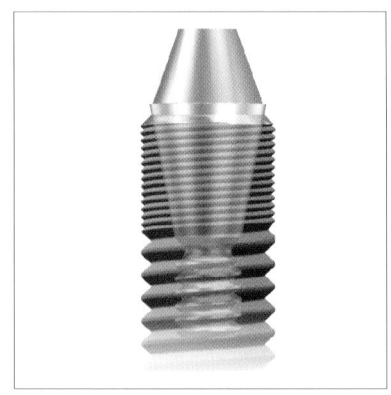

図32　インターナルコネクション．

3．エキスターナルコネクションとインターナルコネクションの長所・欠点

3．1．アバットメントとフィクスチャーの接合方式による分類

①エキスターナルコネクション

　Brånemark System に代表され，フィクスチャーとアバットメントがフィクスチャーの外側でジョイントするタイプをエキスターナルコネクションという（図31）．

　このタイプのインプラントは，フィクスチャーのフレンジトップが骨縁上に明瞭にでていないとアバットメントの接続が不正確になるため，二次外科時にはボーンミルを使用して骨形成を行わなければならない欠点がある．これも，辺縁骨の吸収を起こす一因となっている（図39）．また，かかる咬合圧をフレンジトップの平面で受ける（バットジョイント）ため，咬合圧による応力のほとんどはフィクスチャーフレンジトップ辺縁にかかり，辺縁骨の吸収を起こす一因となっている（図33）．

②インターナルコネクション

　アストラテックインプラントや ITI インプラントに代表され，フィクスチャーとアバットメントがフィクスチャーの内側でジョイントするタイプをインターナルコネクションという（図32）．インターナルコネクションには，インターナル・バットジョイントコネクション（図35），インターナル・スリップジョイントコネクション（図36）の2種類があり，リプレイスインプラント，カムログインプラントなどは，インターナル・バットジョイントコネクションに分類され，アストラテックインプラントや ITI インプラントはインターナル・スリップジョイントコネクションに分類される．

　インターナル・バットジョイントコネクションは，エキスターナルのヘックス機構を凸から凹に変更しただけにとどまり，バットジョイントゆえ，エキスターナルコネクションに勝る大きな優位点を見出すことはできず，インプラント径によってはその強度が減少する欠点を生じている．

　インターナル・スリップジョイントコネクションにおいては，スリップジョイントによりフィクスチャーとアバットメントが強固に連結一体化され，先に述べた応力の分散とともに，アバットメントとフィクスチャー間にはマイクロギャップを生じないため，微小漏洩がなく辺縁骨の吸収を防ぐことに大きく寄与している（図34, 37）．

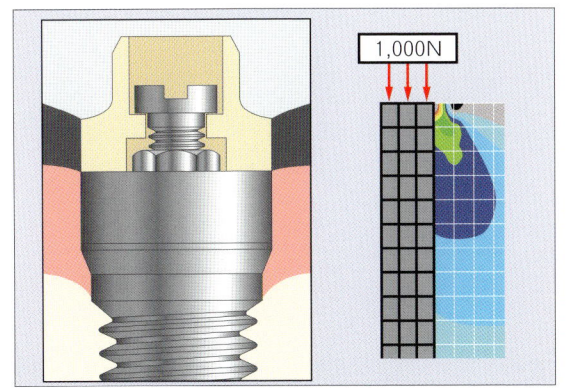
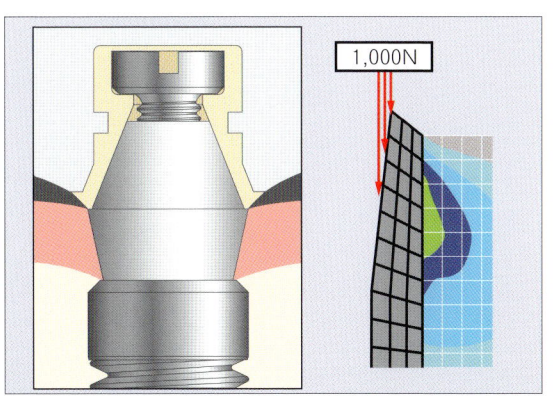
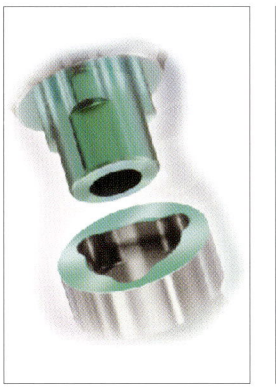
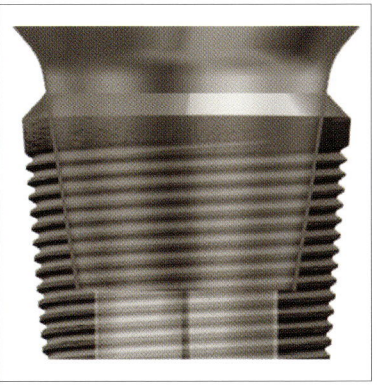

図33　エキスターナルコネクションの適度の応力ピーク．応力ピークがフレンジトップ周囲に生じる．高い応力ピーク：100.4MPa．

図34　インターナルコネクションの適度の応力ピーク．応力は分散され，ピークが生じない．分散された応力：31.6MPa．

図35　リプレイスインプラントのインターナル・バットジョイントコネクション．

図36　アストラテックインプラントのインターナル・スリップジョイントコネクション．

Quirynen M, et al. Clin Oral Impl Res 1994；5：239 - 244[9]より改変引用

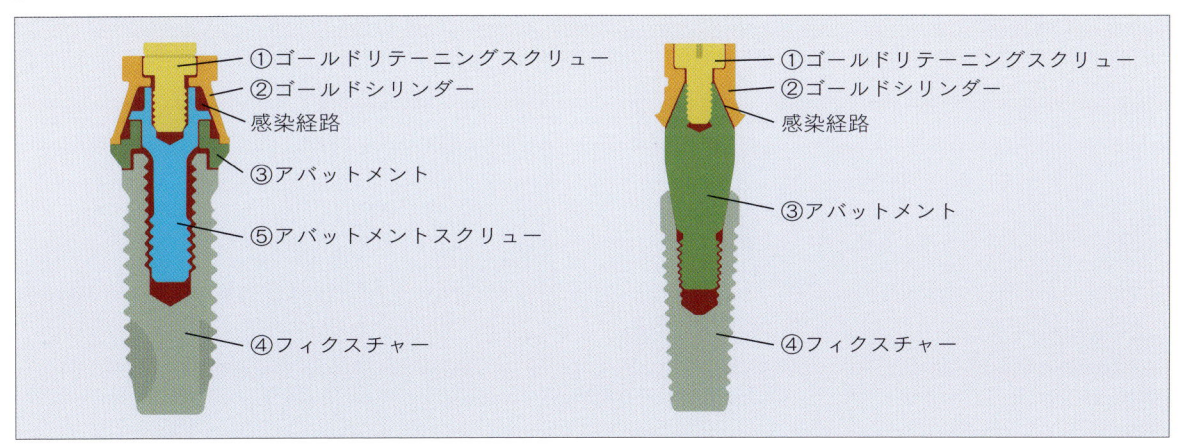

図37　Brånemark Systemタイプに代表されるバットジョイントタイプのインプラントは，リテーニングスクリューからアバットメントスクリューまでのすべてのジョイントに遊びのスペース（赤）があるため，フィクスチャーフレンジトップ部に微小漏洩を生じる危険性が高い．アストラテックインプラントに代表されるインターナル・スリップジョイントタイプのインプラントは，アバットメントがモノ構造であるとともに，アバットメントとフィクスチャーのシーリングが密なため，微小漏洩を生ずる危険性はない．

Flap top frustration

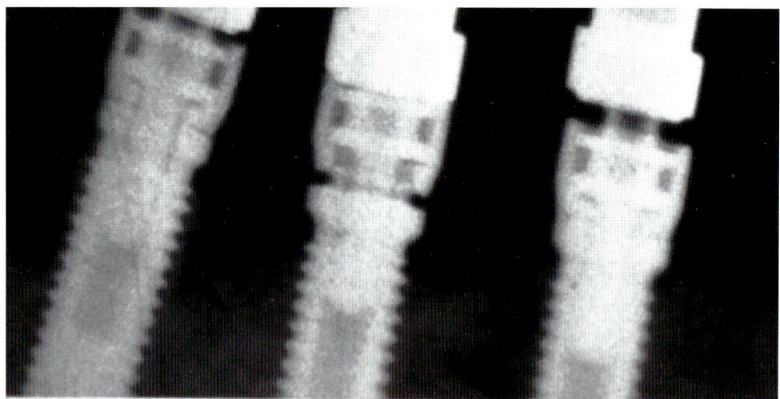
図38

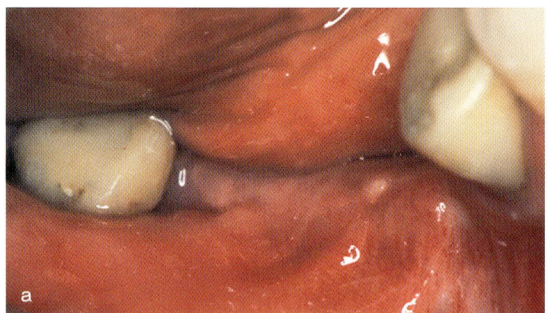
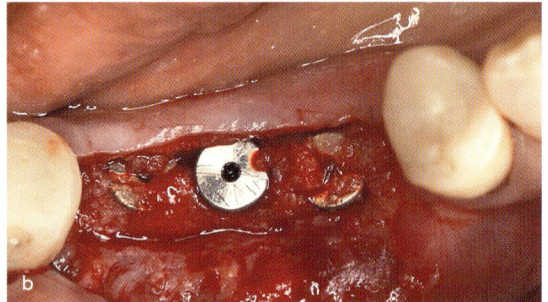
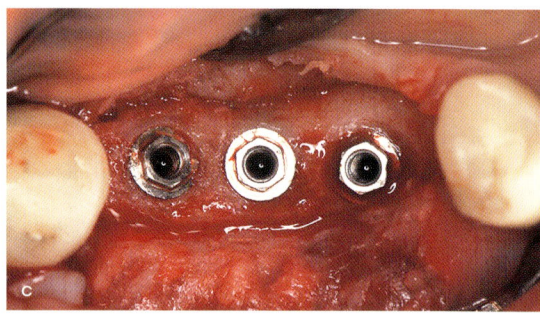

図39a～c エキスターナルコネクションでは，アバットメントの正確な接続のため，インプラントフレンジトップ周囲の骨形成が必要となる．

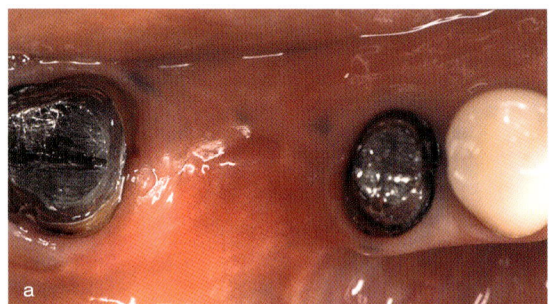
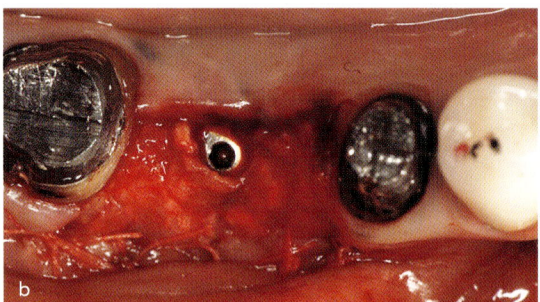
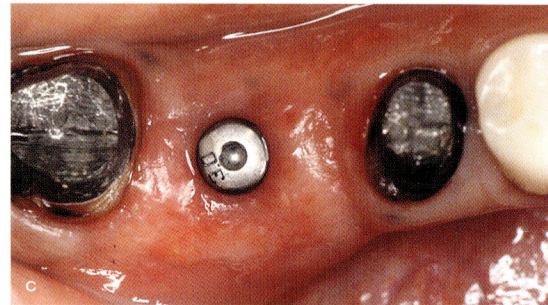

図40a～c インターナルコネクションでは，骨形成の必要性がないため，カバースクリューを除去できるだけの小さな切開を歯肉または骨膜に設ければよい．

3．2．二次外科手術の優位さ

　このアストラテックインプラントのもっとも臨床的な特徴は，アバットメントの接続の容易さにある．先端の小さなスクリューを大きな径のフィクスチャーの内部に接合していくためにセルフガイドとなり，極端にいえば，目をつぶっていてもアバットメント（ヒーリングアバットメント）の接続が可能となる．また，アウターヘックスバットジョイントのアバットメントにおいては，前述したように骨や軟組織がアバットメントとフィクスチャー間に噛み，これを除去しなければ接続が不正確になる恐れがあるが（これらのことを「Flap top frustration」と呼ぶ：図38），アストラテックインプラントにおいては，カバースクリューが除去できれば，このようなことは一切生じることはなく接続が可能となる（Stress free：図40）．

参考文献

1. Ellingsen JE. On the properties of surface-modified titanium. In: Davies JE, edt. Bone engineering. Toronto: Em Squared inc, 2000, p183‐189.
2. Cooper LF, Masuda T, Whitson W, Yliheikkil? P, Felton DA. Formation of mineralizing osteoblast cultures on machined, titanium oxide grit-blasted, and plasma-sprayed titanium surfaces. Int J Oral Maxillofac Implants 1999；14：37-47.
3. Thor A, Wannfors K, Sennerby L, Rasmusson L. Reconstruction of the severely resorbed maxilla with autogenous bone, platelet-rich plasma, and Implants：1-year result of a controlled prospective 5-year study. Clin Impl Dent Rel Res 2005；7（4）：209-220.
4. Berglundh T, et al. Bone healing at implants with a fluoride-modified surface: an experimental study in dogs. Clin Oral Impl Res 2007；18：147‐152.
5. Palmer RM, Palmer PJ, Smith BJ. A 5-year prospective study of Astra single tooth implants. Clin Oral Implants Res 2000；11（2）：179-182.
6. Berglundh T, Abrahamsson I, Lindhe J. Bone reactions to longstanding functional loads at implants. J Clin Periodontol 2005；32：925‐932.
7. Berglundh T, Abrahamsson I. Tissue characteristics at microthreaded implants. Clin Impl Dent Rel Res 2006；8（3）：107‐113.
8. Berglundh T, Abrahamsson I. Bone-to-implant contactBIC ％ in area with MicroThread tissue characteristics at Microthreaded implants. Clin Impl Dent Rel Res 2006；8：207.
9. Quirynen M, Vervliet E, Teerlinck J, Darius P, van Steenberghe D. Medium- and long-term effectiveness of a counterrotational electric toothbrush on plaque removal, gingival bleeding, and probing pocket depth. Int J Periodont Rest Dent 1994；14（4）：364-377.
10. Albrektsson T, Zarb GA. Current interpretations of the osseointegrated response：Clinical significance. Int J Prosthodont 1993；6（2）：95‐105.
11. Abrahamson I, Albouy J-P, Berglundh T. Healing at fluoride-modified implants placed in wide marginal defect: an experimental study in dog. Clin Oral Impl Res 2008；19：153‐159.

Low invasive 2nd surgery: with punching method

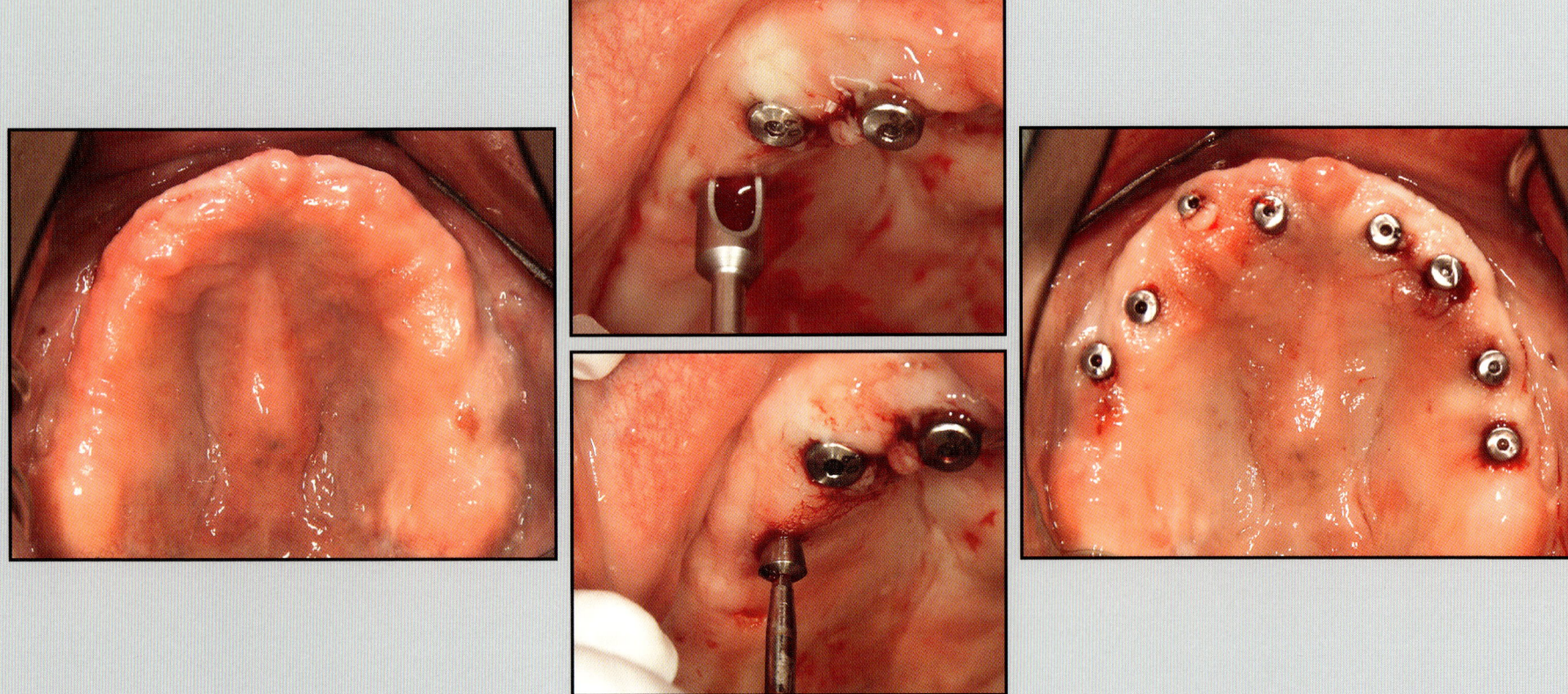

CHAPTER 2
診断とサージカル テンプレート

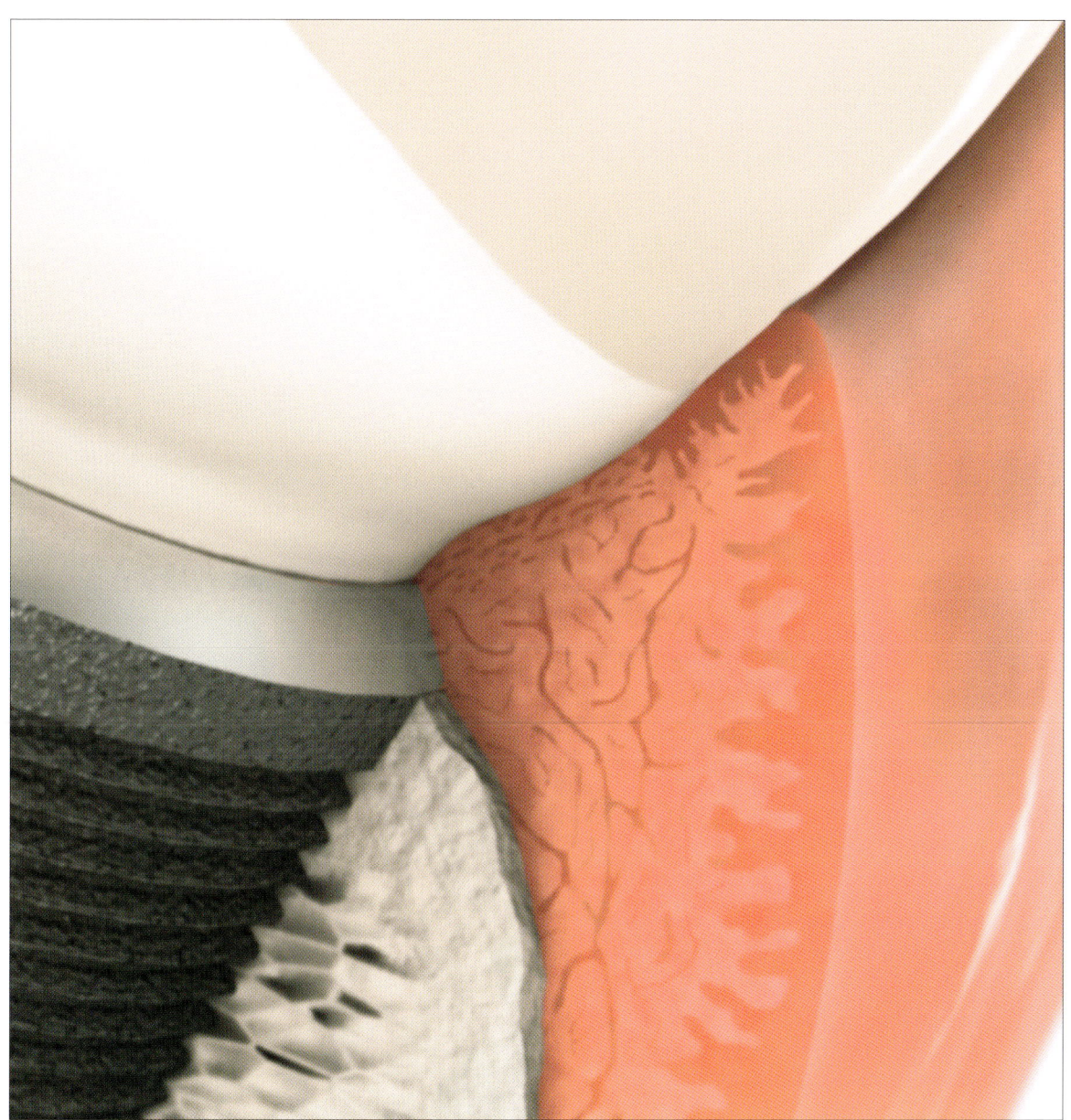

解説：
寺西邦彦　●東京都開業・寺西歯科医院
● O.S.I. 東京主幹
伊藤雄策　●大阪府開業・伊藤歯科医院
● O.S.I. 大阪主幹

1. 天然歯とインプラントにおける生物学的付着

インプラントの周囲組織は，基本的に接合上皮・結合組織・骨からなり，天然歯とは類似しているが，組織学的には差異が認められる．天然歯における周囲結合組織線維の走行は，歯根表面に対してほぼ垂直に走行している．一方，インプラントにおける周囲結合組織線維の走行は，インプラント表面と平行に走行している．たとえるならば，あたかもインプラントネック部に輪ゴムをかけたようである．

また，血液供給の面においても両者には差異が存在する．天然歯周囲歯肉の血液供給は，歯肉・骨膜・歯根膜線維の血管叢より供給されているが，インプラント周囲歯肉の血液供給は，歯肉・骨膜上血管より供給されているにすぎない[2]．さらに，これらは外科的処置をともなうため，瘢痕治癒像をなして血管再生に乏しい環境である．

以上より，インプラント周囲組織は天然歯周囲組織よりも防御機構および修復機構において不利な条件であるとされている（図1～3）．

2. インプラントの埋入ポジション（基本的事項）

インプラント埋入ポジションは，
①生物・解剖学
②咬合・機能
③メインテナンス
④審美性
等のそれぞれの観点より総合的に考えていく必要がある．

2.1. 生物・解剖学的観点からの埋入ポジション
①初期固定と二次固定

十分なオッセオインテグレイションの確立のためには，インプラント埋入手術時における良好な初期固定の確立が重要となる．インプラントが微細動揺を起こさずに安定した環境が与えられれば，骨芽細胞の進出が生じ，二次固定すなわちオッセオインテグレイションを得ることとなる．オッセオインテグレイションの獲得がインプラント体の表面からも生じるOsseoSpeed™の場合，この二次固定の立ち上がりが早いため，早期の二次外科手術が可能となる（図4）[1]．また長期においては，前述したように天然歯周囲組織における血液供給よりもインプラント周囲組織のそれは不利であるため，生活力のある十分な周辺骨（少なくともインプラント周囲に1.5mm以上）が必要となってくる．これらを考慮すると，インプラント植立部位における「骨量」と「骨質」の診査・診断が重要となる．今日においては，骨量・骨質を診査・診断するには，断層撮影やCTが不可欠である（図5）．

生物学的幅径（Biologic width）

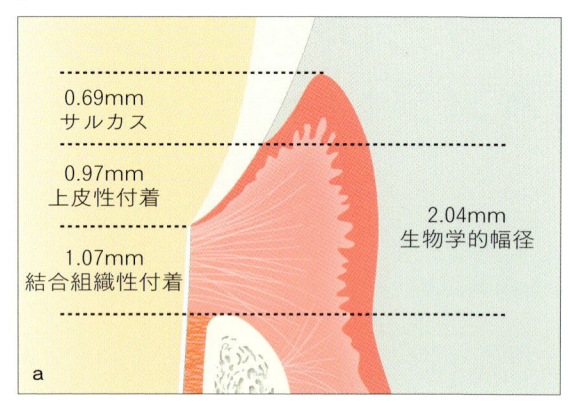

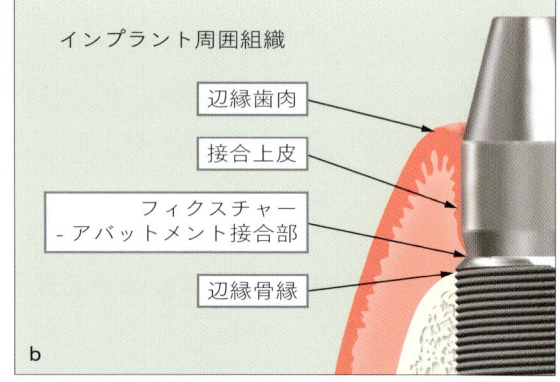

図1 a, b　正常な歯周組織ならば，天然歯においては，結合織性の付着が約1 mm，上皮性の付着が約1 mm，サルカスが約1 mmの計3 mmの生物学的幅径が存在するとされている．インプラントにおいては，天然歯と類似した生物学的幅径が構築されるが，天然歯のそれとは付着の様子が異なってくる．

天然歯周囲組織の環境

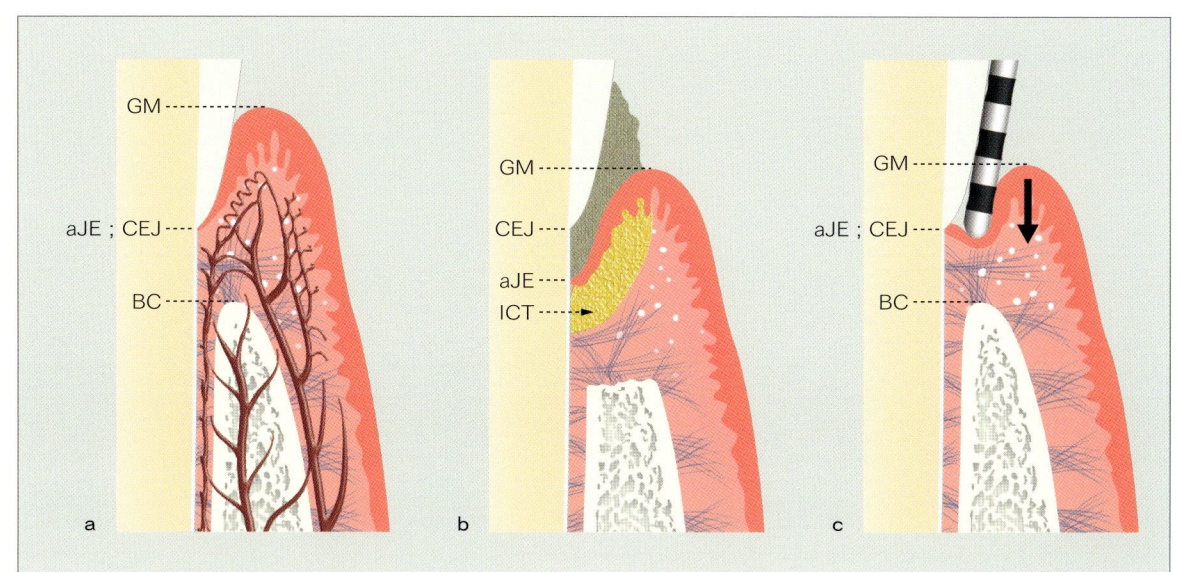

図2a〜c　天然歯の周囲組織は，歯根膜からの血液供給と，骨膜および歯肉からの計3方向よりの血液供給が得られ，免疫学的に生体の恒常性を維持しやすい環境にある．この結合織性の付着は，天然歯においてはセメント質に対して直角に走行し，その線維1本1本がバリアーとなるため，プラークの沈着による細菌の毒素による侵襲からも，また機械的な侵襲からも，抵抗力の強い環境にある．

インプラント周囲組織の環境

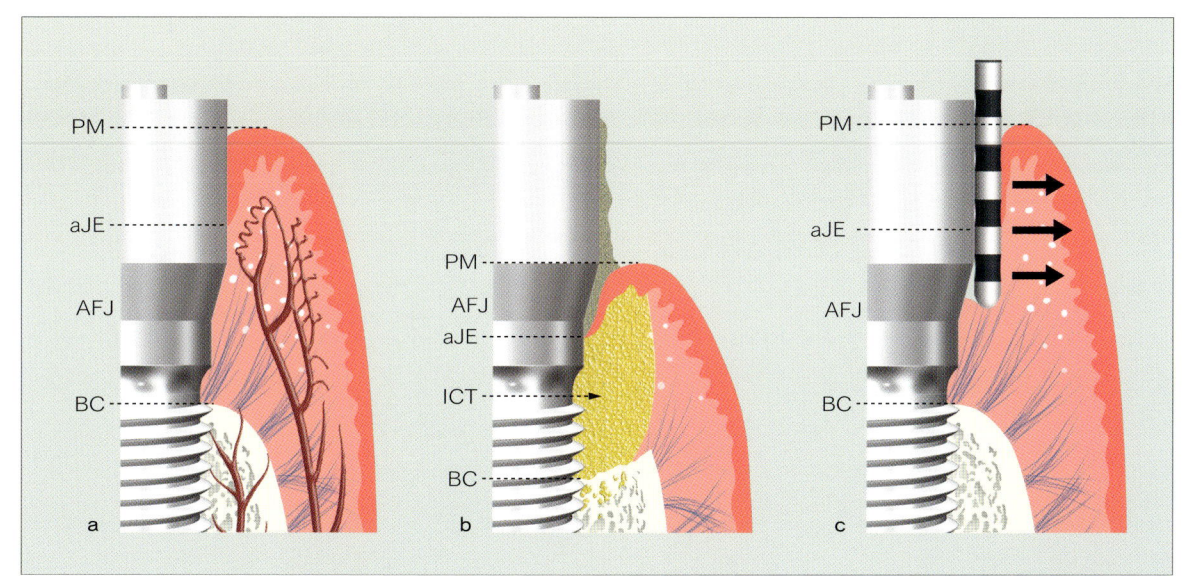

図3a〜c　インプラントの周囲組織においては，歯根膜がなくなるため，血液供給は骨膜および歯肉からの2方向の血液供給しかなく，その周囲組織を恒常的に維持するには乏しい環境にある．また，インプラントにおいては，結合織性付着のコラーゲン線維はインプラントと平行に走行し，インプラント周囲の骨膜に付着する．したがって，あたかもインプラントに輪ゴムを何重にも掛けたような環境であり，そのコラーゲン線維が侵されると，細菌毒素の侵襲も，機械的な侵襲も，一気に支持骨にまで及ぶことになる．

一次固定と二次固定

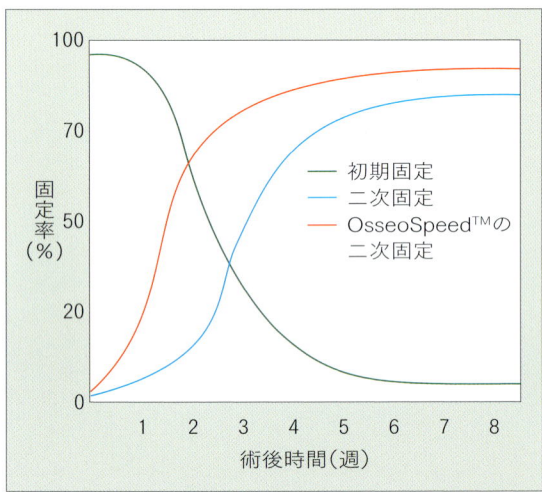

図4a　Primary stability（初期固定）は，外科的侵襲によるインプラント周囲骨細胞のネクローシスにより，術後時間とともに落ちてくる．しかし，同時に骨牙細胞の進出によりリモデリングが行われ，Secondary stability（二次固定）が上ってくる．OsseoSpeed™の場合，インプラント表面からも骨再生が行われるため，二次固定の立ち上がりは早くなる．

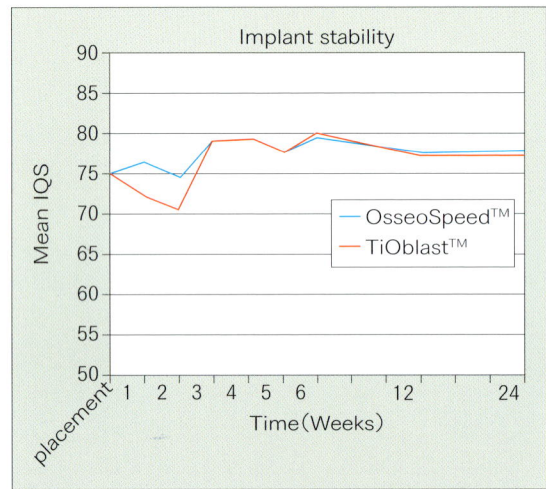

図4b　TiOblast™とOsseoSpeed™を同時に埋入し，24週にわたりその固定安定性の推移を調べた研究において，インプラントの埋入時のTiOblast™とOsseoSpeed™インプラント間の安定性に有意差（ISQ）はなかった．TiOblast™のインプラントは最初の2週間はISQ値が下がるが，OsseoSpeed™においてはISQ値はほとんど下がることなく，研究期間全体において安定した数値を示した（参考文献1より改変引用）．

骨質の診断

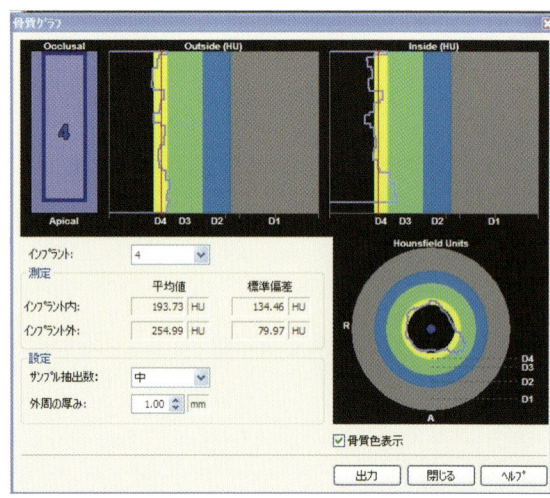

図5　CT診断によるCT値：インプラント埋入手術時の良好な初期固定の確立に骨質は重要な要素である．CT値により埋入部位の骨質をあらかじめ知ることが可能となる．

②骨質・骨形態（図6，7）

　とくに「骨質」は，インプラント埋入手術時における良好な初期固定の確立のために重要な要素である．タイプ4のような骨質の悪い症例では，インプラント埋入術式にアドバンスなテクニックが必要となってくる場合が多い．CT診断において，埋入予定部位のCT値を知ることにより，インプラントの初期固定が良好に行えるかどうかをあらかじめ予測することが可能となる．また，ドリリング時の骨の硬さを予測することができるため，ドリルの回転数のコントロール，ドリルによる発熱のコントロール，ボーン・コンデンシングが必要か否かなどの診断が行えることとなる．

骨質の診断

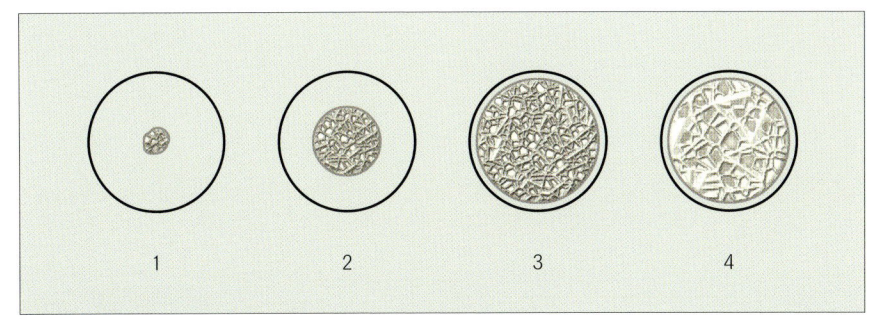

図6　骨質は，タイプ1からタイプ4に分類される．

タイプ1は，皮質骨が多く海綿骨が少ない非常に硬い骨質を示す．これは，ドリリング時にオーバーヒートを起こしやすく，血管の分布も少ないことから，オッセオインテグレイションを獲得しにくい．下顎前歯部に多くみられ，このままではインプラント埋入に適さない．

タイプ2は，皮質骨の量が適度に厚く海綿骨も緻密であることから，初期固定が得やすく，血管の分布も十分であるため，オッセオインテグレイションを獲得しやすい．下顎臼歯部に多くみられ，1回法に適している．

タイプ3は，皮質骨の量こそ少ないが緻密な海綿骨が豊富であるため，オッセオインテグレイションを獲得しやすい．上顎に多くみられ，2回法が適する．

タイプ4は，皮質骨の量も少ないが，海綿骨も非常にすう粗であるため，初期固定が得にくく，オッセオインテグレイションの獲得に時間を要する．上顎臼歯部に多くみられ，このままではインプラントの埋入に適さない．

骨形態の診断

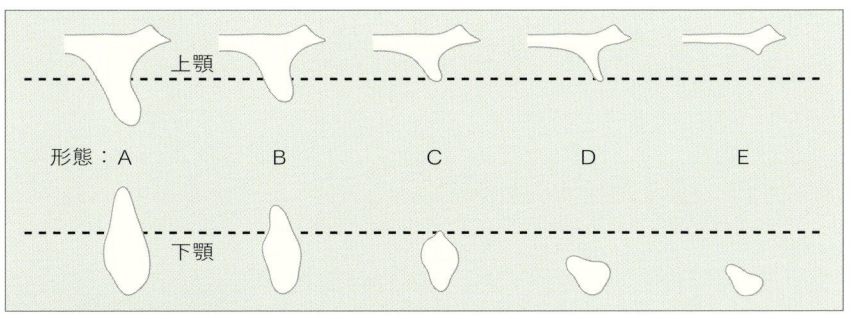

図7　骨形態は，シェイプAからEに分類される．

シェイプAは，歯槽骨が十分に残存し，骨幅・骨の高さともにインプラントを埋入するには十分で適している．

シェイプBは，歯槽骨は残存しているが，骨の高さが不十分なため，長いインプラントの埋入は困難である．長いインプラントを埋入するには，GBR等の骨造成が必要となる場合がある．

シェイプCは，歯槽骨はほとんど吸収し，顎骨のみになってしまっている．このままではインプラントの埋入は困難であるため，骨移植等の骨造成が必要となる．

シェイプDは，顎骨の吸収も著しく，やはりこのままではインプラントの埋入は困難である．下歯槽神経は骨縁上に露出している場合が多い．

シェイプEは，ベースボーンのみしか残存せず，インプラントの埋入はまったく不可能である．

③解剖学的制約(解剖学的危険部位)の回避

インプラント植立部位周囲の解剖学的制約の代表的なものは，隣在歯歯根，上顎洞，鼻腔，下顎管，オトガイ孔，下顎舌側口腔底部，などがあげられる．いずれもアドバンスなインプラント外科手術以外では干渉すべきでない．とくに，下顎管やオトガイ孔など，下歯槽神経系からは最低3mmのセーフティマージンをとることが望ましい．これらの診査・診断にあたっては，今日では二次元的に診断するのではなく，CT撮影を行い，三次元的にとらえて診査・診断を行う必要がある(図8〜17)．

パノラマエックス線写真では十分な骨量(骨の高さ)があるようにみえても，CT像では十分な骨幅がないため，このままではインプラントを埋入できないことが多々ある．

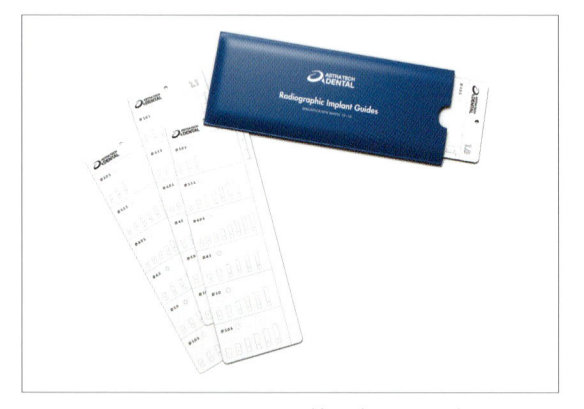

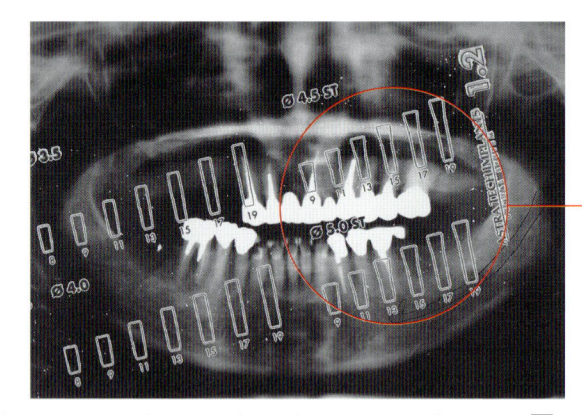

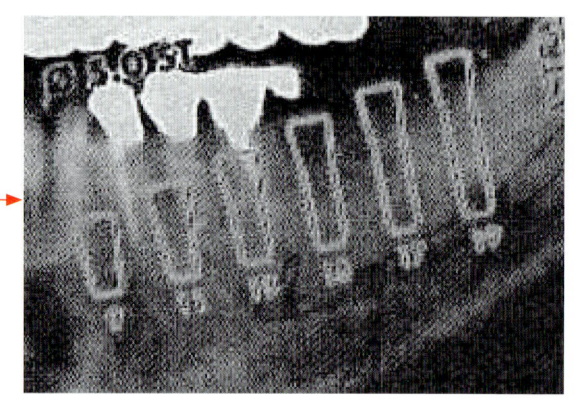

図8a〜c　パノラマエックス線写真にインプラントのテンプレートを重ね合わせて診断を行う二次元的診断では，6に15mmのフィクスチャーが埋入可能のようにみえる．

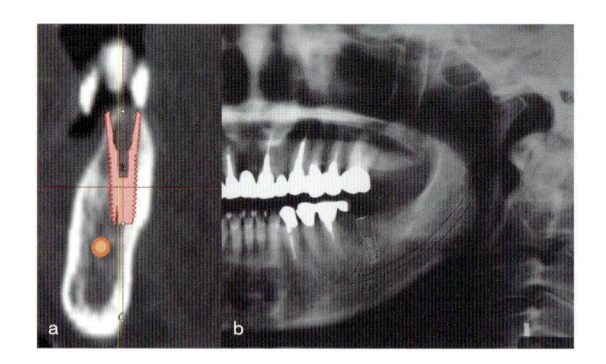

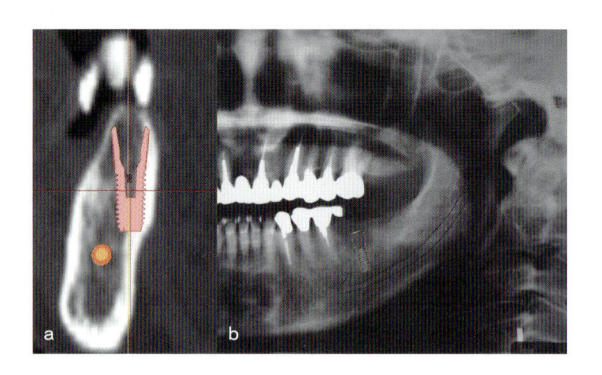

図9 ｜ 図10

図9a, b　15mmのフィクスチャーを埋入しようとする場合，同部のCTクロスセクショナル像では，インプラント頭部に十分な骨幅はなく，インプラントネック部が露出する．露出しないように埋入しようとすると，下歯槽管を損傷する危険性が高まる．

図10a, b　したがって，本症例ではフィクスチャーの長さを13mmに変更し，解剖学的危険を冒すことなく，インプラントネック周囲部に十分な骨量を得るように埋入計画を立てる必要がある．

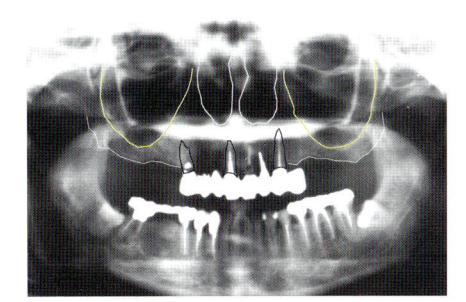

CHAPTER 2　診断とサージカルテンプレート

図11　上顎においては，上顎洞，鼻腔，隣在残存歯歯根などが解剖学的制約となる．

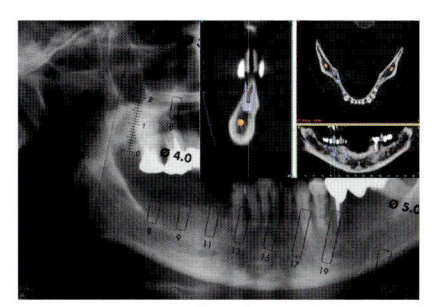

図12　パノラマエックス線写真では十分な骨量（骨の高さ）があるようにみえても，CT像では十分な骨幅がないため，このままではインプラントを埋入できないことがある．

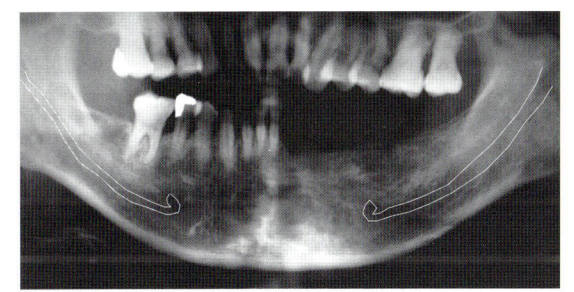

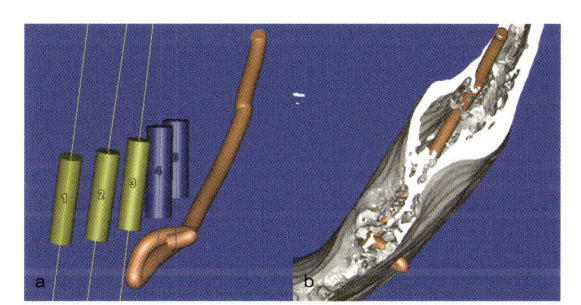

図13, 14a, b　下顎においては，下顎管，オトガイ孔などが解剖学的制約となる．パノラマエックス線写真上では計画されたインプラントがオトガイ孔と接近しているような場合でも，三次元的に精査すると安全に埋入できる場合もある．

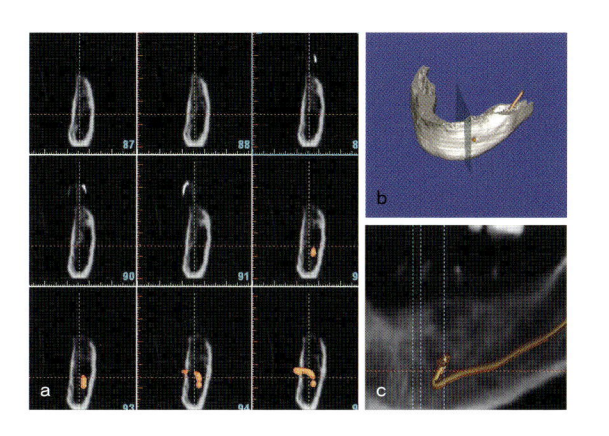

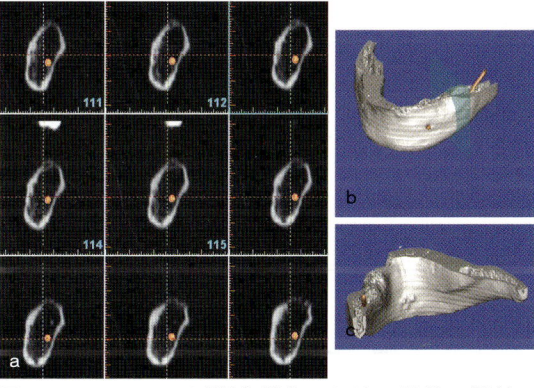

図15a〜c, 16a〜c　下顎各部位における骨体の傾斜．小臼歯部ではほぼ咬合平面に対して骨体は垂直であるが，大臼歯部では舌側に傾斜している．これらを考慮せずに無造作にドリリングを行えば，顎舌骨筋線下部で舌側にパーフォレーションを生ずる危険性がある．

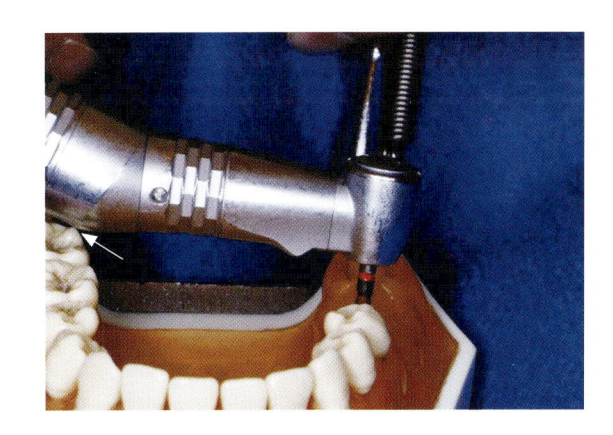

図17　12：00のポジションで右手でコントラアングルを把持し，下顎左側大臼歯欠損部にドリリングしようとすると，右側大臼歯が障害となり，ドリルが頬側より舌側に傾斜するようにドリリングを行うこととなる．この結果，舌側にパーフォレーションを起こす危険性が高まる．舌側にパーフォレーションを起こした場合，口腔底組織を損傷し，場合によっては後出血を生じて重大な医療事故のおそれも高まる．

37

2.2. 機能的・審美的観点からみた埋入ポジション(chart 1)

①生体力学的安定性

インプラント治療の長期的な成功を考慮した場合，生体力学的安定性は不可欠なものといえよう．そのためには咬合力がインプラント長軸方向に正しく導かれるポジションにインプラントを植立すること，つまりは後述する補綴主導型インプラント治療(Topdown treatment)が肝要である．

機械削り出し表面の第一世代インプラントでは，構造力学的には基本的に1歯1本のインプラントが望ましいとされてきたが，TiOblast™に代表されるマイクロサーフェイスにおいては，骨接触率が飛躍的に高まるため，この理論は当てはまらなくなってきた．さらに，第三世代のOsseoSpeed™のナノサーフェイスにおいては，100％に近い骨接触率となるため，さらにこの理論は必要としなくなり，OsseoSpeed™ 4.0S 6mmのショートインプラントの出現をも可能としている．

②メインテナンスからみた埋入ポジション(図18)

前述したように，インプラント周囲組織は，天然歯のそれよりも防御機構に乏しい．そのため，インプラント治療においても術後のメインテナンスはきわめて重要となる．

患者サイドおよび術者サイドによるメインテナンス双方において，インプラント埋入ポジションと上部構造の関係は，メインテナンスの難易度を決定する重要な要素である．とくにインプラント埋入ポジションが頬舌的に偏位した場合には，そこにトラップスペースを形成し，プラークリテンションとなるため，インプラント周囲炎を生ずる要因となる．このため，インプラント上部構造およびアバットメントには可及的にトラップスペースのない自浄作用およびメンテナビリティの高いインプラントポジションが要求される．これを，メインテナンス主導型インプラント治療ともいえよう．

---

chart 1

メインテナンス主導型インプラント治療

インプラント埋入ポジションが適正でなかった場合，植立位置・方向が上部構造に及ぼす影響
Mechanical problem：生体力学的な問題点
Esthetic problem：審美的な問題点
Hygienic problem：メインテナンスにおける問題点
→生物学的・機能的・審美的・メインテナンスの観点より総合的に考えて埋入が行われれば，長期的な成功につながる．

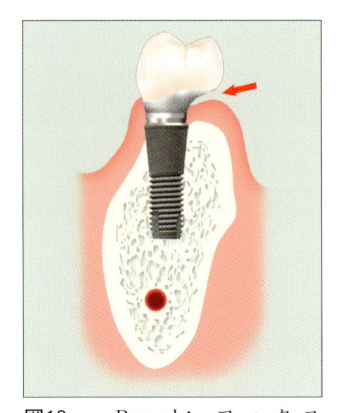

図18a　Buccal：フィクスチャーの埋入位置が頬側寄りになると，当然アバットメントの立ち上がりも頬側寄りとなり，上部構造舌側部にトラップスペースを生じてメインテナンスが困難になる．

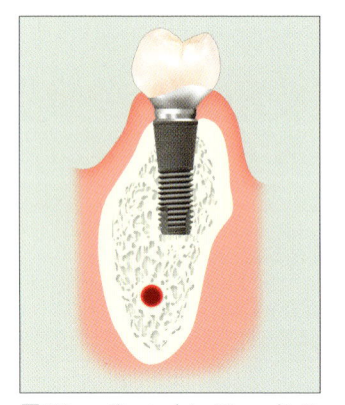

図18b　Central：フィクスチャー埋入部が上部構造中央にくる理想的なポジションの場合は，トラップスペースの形成は最小限となり，メインテナンスは容易となる．

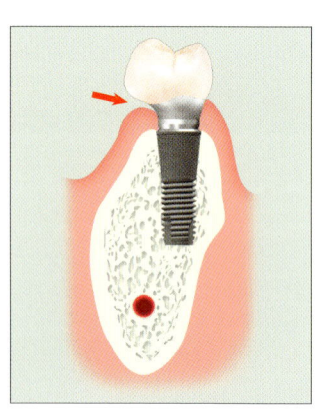

図18c　Lingual：フィクスチャーの埋入位置が舌側寄りになると，上部構造頬側部にトラップスペースを生ずることになり，臼歯部にいくほどメインテナンスが困難になる．

③審美性の確立

　審美性が要求される部位におけるインプラント治療においては，審美性の確立といってもただ単に歯冠形態にとどまることなく，周囲軟組織の形態，隣在歯周囲軟組織との連続性なども考慮に入れなければならない．また，埋入ポジションに関しては，隣在歯との距離や唇舌的（頰舌的）位置などの水平的位置関係，埋入深度などを考慮しなければならない．

・水平的埋入ポジション：ソーサリゼーションとの関係

　アバットメントの接合様式がバットジョイントでネック部に機械削り出し面をもつインプラントの場合，先に述べた微小漏洩により炎症性細胞の浸潤が生じるため，第一スクリューまで辺縁骨が水平・垂直的に約1.5mmのカップ状に吸収することが知られている．

　Grunderらは，このソーサリゼーションから歯間乳頭下の骨頂の吸収を防ぐため，隣在歯が天然歯の場合は1.5mm以上，隣接するインプラント間は3.0mm以上の水平的距離を置かなければならないとしている（図19）[4,5]．

　また，この炎症性細胞浸潤を防ぐため，各社インプラントにおいてはさまざまな工夫がなされている（図20, 21）．

　アストラテックインプラントの場合，フィクスチャーネック部にまでラフサーフェイス処理

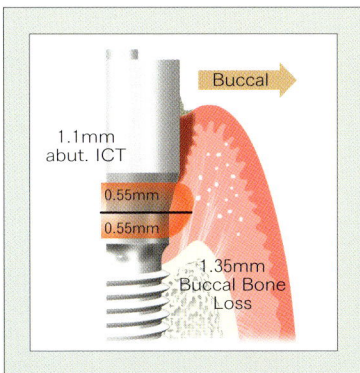

インプラント‐アバットメント接合部（IAJ）における炎症細胞浸潤

　インプラント‐アバットメント接合部の上方と下方に0.55mmの炎症性細胞浸潤が垂直的に拡散する．この炎症性細胞浸潤をともなう結合織は水平的よりも垂直方向に伸展していく．炎症性細胞浸潤を生じた結合織と歯槽骨の間には0.8mmの健全な結合組織を形成する．

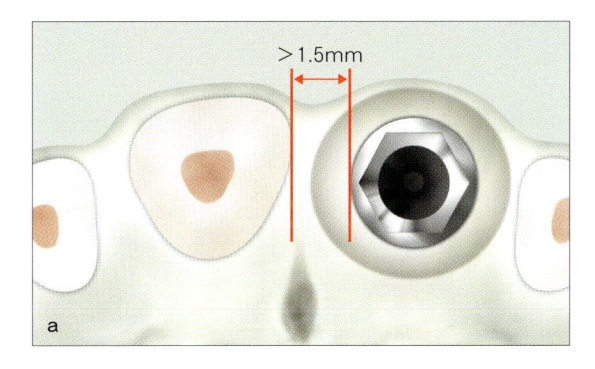

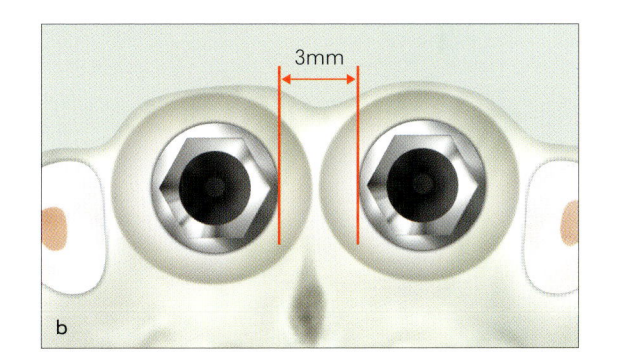

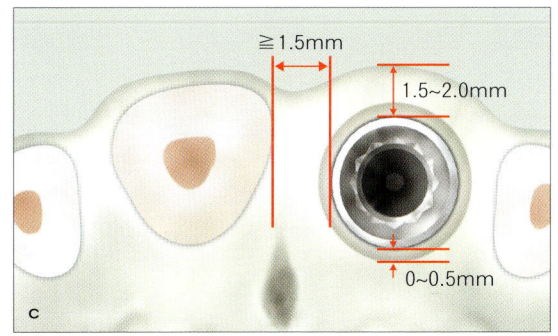

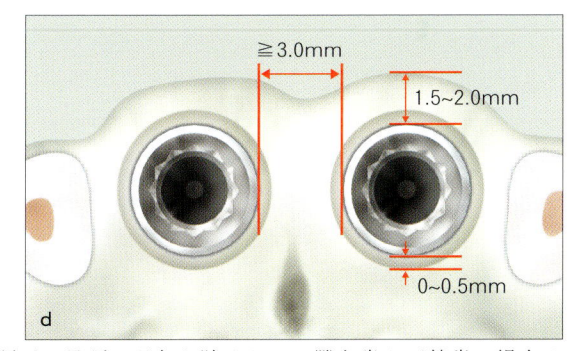

図19a〜d　Grunderらは，ソーサリゼーションから歯間乳頭下の骨頂の吸収を防ぐため，隣在歯が天然歯の場合は1.5mm以上，隣接するインプラント間は3.0mm以上の水平的距離を置かなければならないとしている（参考文献4より改変引用）．ソーサリゼーションのないアストラテックインプラントの場合，これらの数値より少し小さくなっても骨頂の吸収は生じない．

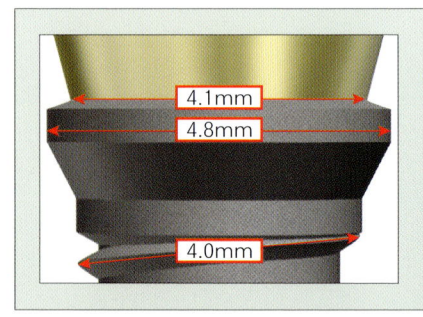

Platform switch changing concept

Lazzaraら[6]によるワイドプラットホームのフィクスチャーに対して小口径のアバットメントを接続するPlatform switch changingは、炎症性細胞の浸潤を辺縁骨から離すことに成功するとともに、インプラント-アバットメント接合部分に軟組織のボリュームを増加させ、その結果、インプラント辺縁骨の吸収を防ぐことに成功している（参考文献6より改変引用）。

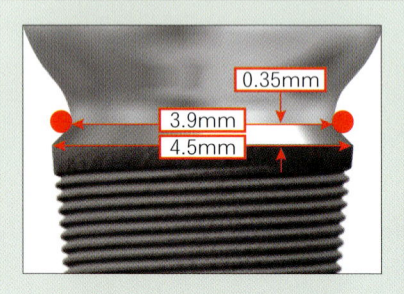

Horizontal・vertical set-off

アストラテックインプラントの場合、アバットメントの接合部分はインプラントの外径より0.6mm（フィクスチャー4.5の場合）水平的に内側に位置し、骨縁からは垂直的に0.35mm離れるため、炎症性細胞は辺縁骨に及ばずにインプラントとの接合上皮とともにインプラント周囲組織の理想的な生物環境の構築に寄与している。結果、インプラント辺縁骨の吸収を防ぐことに成功している。

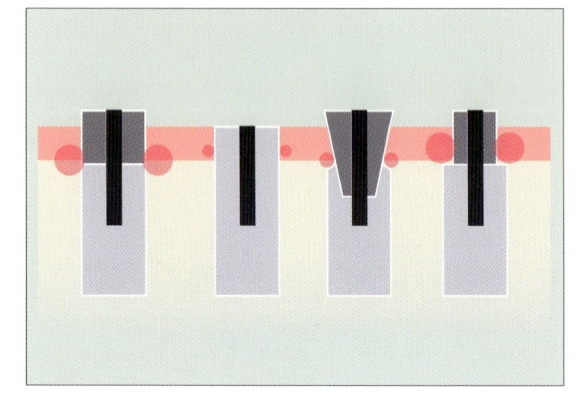

図20 フィクスチャーとアバットメントの接合様式・機構の違いで、炎症性細胞の浸潤の大きさは異なる。これは、主に微小漏洩が生じるか否かによって左右され、その炎症をどこに誘導するかによって、辺縁骨の骨吸収に影響することになる。

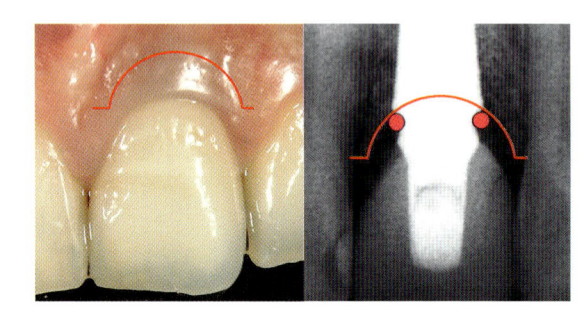

図21a, b アストラテックインプラントにおいては、微小漏洩の生じない構造であるため、炎症性細胞の浸潤はほとんど認められない。このため、辺縁骨の吸収はほとんど起きないことが知られている。

がなされ、ネック部に応力分散機構であるマイクロスレッドをもち、さらに強固なコニカルシールにより微細動揺・微小漏洩がないため、またインターナルジョイントにより必然的にアバットメントセットオフがなされるため、炎症性細胞の浸潤を防ぎ、仮に炎症性細胞の浸潤が生じたとしてもそのソーサリゼーションは0.3mm程度ときわめて小さく辺縁骨の吸収がほとんど生じないことが知られている。これらが、インプラント周囲軟組織の安定とともに辺縁骨のレベルの維持と審美性の成功に大きく寄与している。このため、アストラテックインプラントの場合、天然歯とインプラント間の間隔が、仮に1.5mmより小さくなったとしても、歯間乳頭を形成する歯槽骨に影響はもたらさない。また、インプラント間の間隙においても、3mmより小さくなったとしても、歯間乳頭を形成する歯槽骨に影響は生じない。しかし、補綴時のインスツルメンテーションや正常な歯冠形態を考えると、1.5mmと3mmという数値を順守することが望ましい。

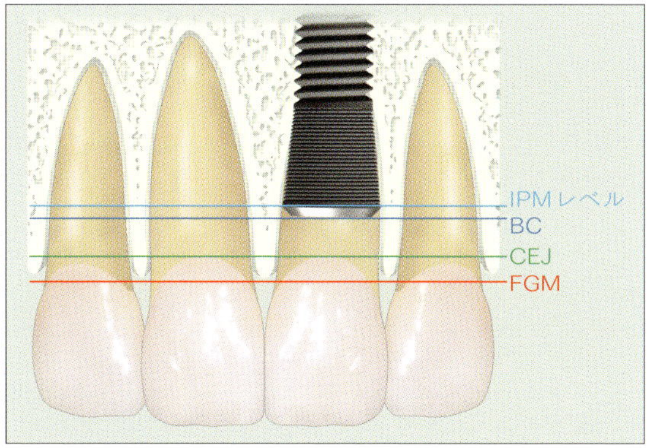

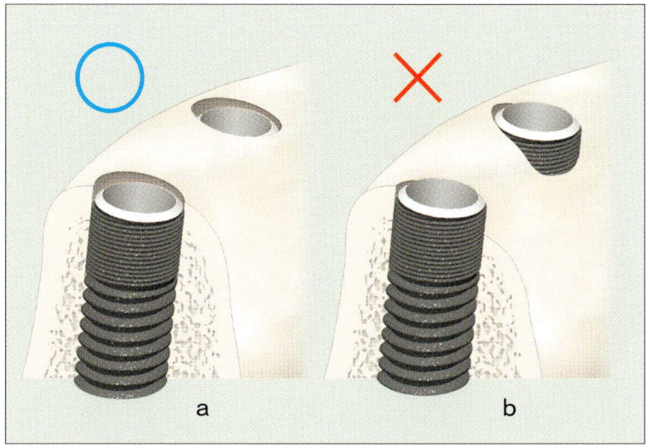

図22 | 図23

図22　天然歯の生物学的幅径に準じ，インプラントの垂直的埋入ポジションは辺縁歯肉から3〜4mmの位置にインプラントヘッドを置くべきである．

図23a, b　aのように，フィクスチャーのラフサーフェイスが完全に骨内に入るように埋入し，bのような場合には，さらに深く埋入するか，露出したフィクスチャー部分に骨移植をする必要がある．また，インプラント唇側の骨量は，理想的には下顎で1.5mm，上顎で2.0mmの骨幅を要する．

chart 2

Implant site の状態の診査・診断
① Bone quantity（骨量，欠損の状態）骨の厚み，高さ，欠損部位・範囲
② Bone quality（骨質）
③ 解剖学的制約
④ 隣在歯の状態
⑤ 周囲軟組織の状態（量・性状）

check 1

インプラント埋入部位の状態をどのように判断するか？
　機能的・審美的観点から埋入ポジションを判断する場合，最終修復処置（最終上部構造）をイメージしての診断と治療計画の立案が行われなければ意味がない．

・垂直的埋入ポジション

　Kois は，天然歯の生物学的幅径に準じ，インプラントの垂直的埋入ポジションは辺縁歯肉から3〜4mmの位置にインプラントヘッドを置くべきであるとしている[7]．

　インターナル・スリップジョイントの唯一の欠点として，アバットメントプロファイルがオーバーカントゥアとなりやすいため，審美性を要求される前歯部においては，Kois のいう「辺縁歯肉から3〜4mmの垂直的ポジション」の深めの4mmに設定したほうが自然なカントゥアを付与でき，補綴的には優位になる（図22）．

・アストラテックインプラントの埋入ポジション

　また，アストラテックインプラントにおけるインプラントの垂直的埋入ポジションは，基本的にラフサーフェイスが骨内に完全に隠れるように埋入されなければならない（図23）．

3．インプラントの埋入ポジションの診断と治療計画

　インプラントの埋入ポジションの診断と治療計画にあたり，埋入希望部位は，具体的には chart 2 の事項について診査・診断を行っていく．

3．1．Top down treatment（Restorative driven treatment）

　インプラント埋入希望部位に関して具体的な診査が行われたとしても，前述したように，咬合・機能・審美的観点からみた埋入ポジションを考慮するためには，最終修復処置（最終上部構造）をイメージして診断および治療計画を立案しなければ意味がない check 1 ．このことから，15年くらい前より「外科主導型のインプラント治療」から「Top down treatment」あるいは

「Restorative driven treatment」(補綴主導型治療)，すなわち修復物を考慮したインプラント治療が叫ばれるようになってきた．具体的には最終補綴をイメージした診断用テンプレートを用いて，診断・治療計画をたて，インプラント埋入手術を行っていくものである．

しかしながら，それは一見理にかなったシステムのようであるが，少なからずとも chart 3 のような問題点が存在する．

少数歯欠損症例であれば診断用ワックスアップを行い，上部構造のイメージ化を行えばよい．だが，無歯顎や無歯顎に準じる多数歯欠損症例の場合，咬合平面・咬合高径・人工歯の排列位置などの治療用義歯を製作し，患者との試行錯誤を繰り返して治療義歯が機能的にも審美的にも問題のないレベルに仕上げたうえで，それを用いてインプラントポジションを決定し，実際の手術に移行させていく必要がある(図24)．

> **chart 3**
>
> **Top-down treatment の問題点**
> ・上部構造のイメージ化をいかに行うか？
> ・上部構造のイメージをどのように診断に生かすか？
> ・インプラント植立部の顎骨の状態を三次元的にどのように把握するか？
> ・立案されたインプラント手術計画をどのように実際の手術に生かすか？

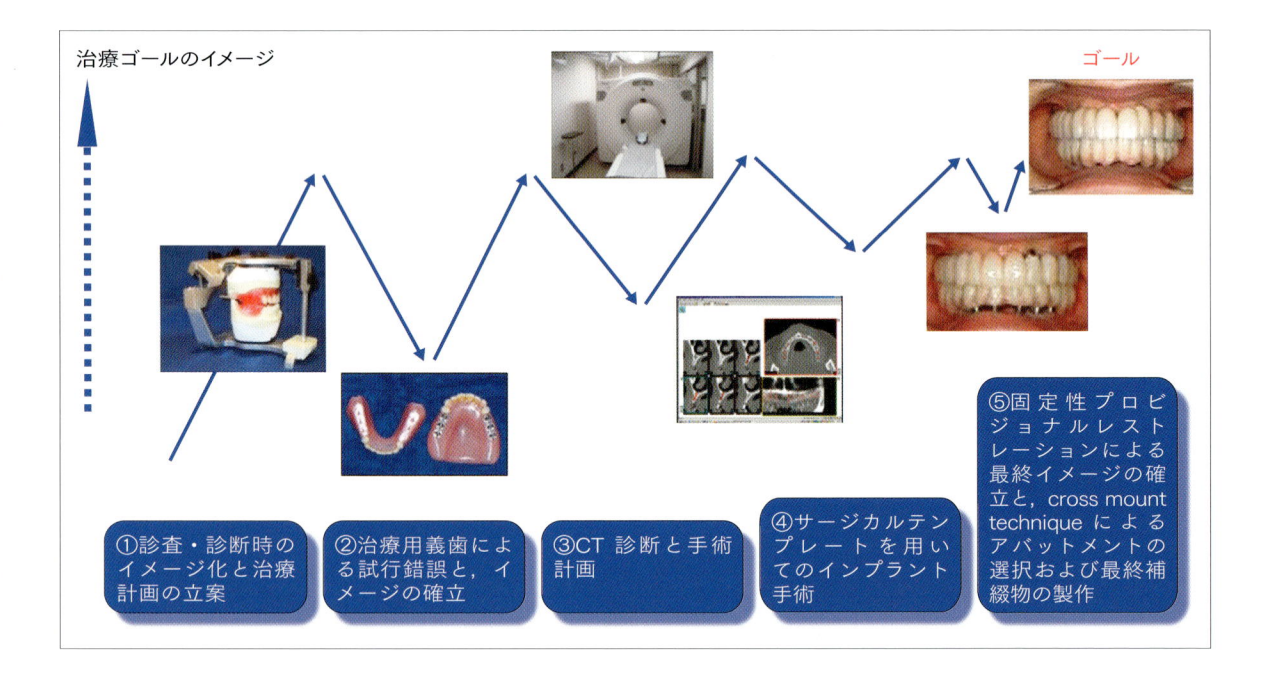

図24　無歯顎や無歯顎に準じる多数歯欠損症例における Top down treatment(Restorative driven treatment) のステップ．ステップごとに最終修復物の治療ゴールのイメージを高めていく．

①診査・診断時のイメージ化と治療計画の立案
②治療用義歯による試行錯誤と，イメージの確立
③CT 診断と手術計画
④サージカルテンプレートを用いてのインプラント手術
⑤固定性プロビジョナルレストレーションによる最終イメージの確立と，cross mount technique によるアバットメントの選択および最終補綴物の製作

CHAPTER 2 　診断とサージカルテンプレート

4．サージカルテンプレートを用いた診査・診断・治療計画

　診断用ワックスアップにより，欠損部の歯・歯列の回復を行い，バキュームフォーマーや即時重合レジンにてこれを置き換える（図26〜30，表1）．

　これをCT撮影用ステントとして使用し，CTの撮影を行い，インプラント埋入予定部位の骨質・骨量・解剖学的形態等の診断を行い，インプラント埋入のシミュレーションを行う．診断が確定したならば，このステントを改変し，確定した埋入部位と埋入方向をステントに穴をあけ，サージカルテンプレートに改変する．診断用ワックスアップの代わりに市販のバリュウム入りレジン歯を排列する方法もある（図25）．

　今日では，CT撮影後SimPlant™等のコンピュータシミュレーションソフトにて診断を行い，CT画像上に治療計画を立案シミュレーションしたものをサージカルガイド（SurgeGuide）として具現化することにより，安全に，そして正確に埋入手術を行うことを可能としている．これを「Guided surgery」と呼び，本書アドバンス編に詳細を述べるものとする．

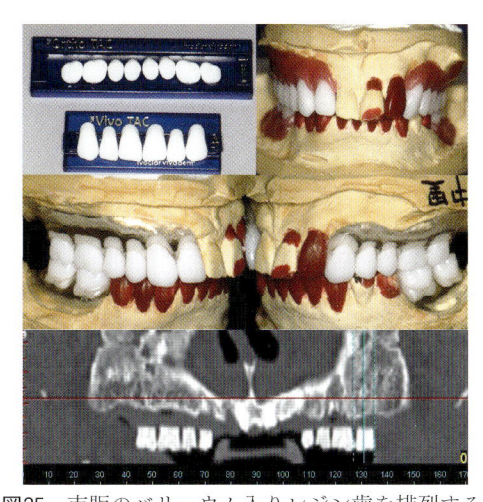

図25　市販のバリュウム入りレジン歯を排列する方法．

サージカルテンプレートを用いた診査・診断・治療計画①　｜　無歯顎や無歯顎に準じる多数歯欠損症例の場合は，治療用義歯を用いてサージカルテンプレートを製作する

図26a 図26b 図26c
図26d 図26e 図26f

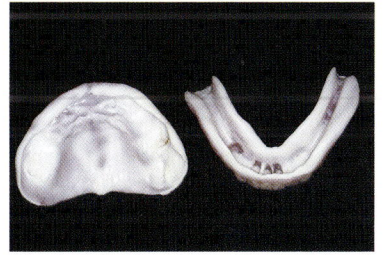

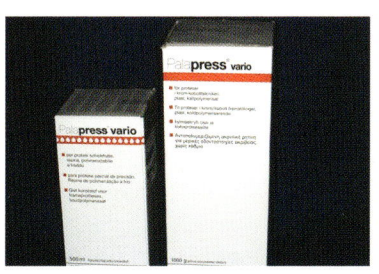

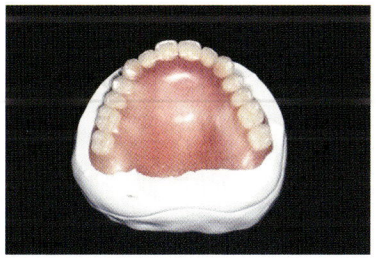

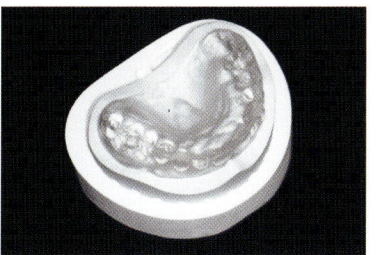

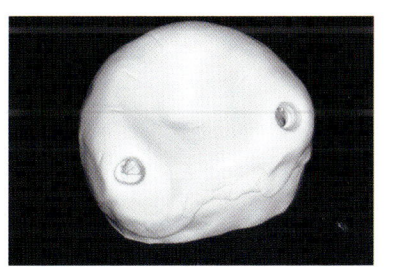

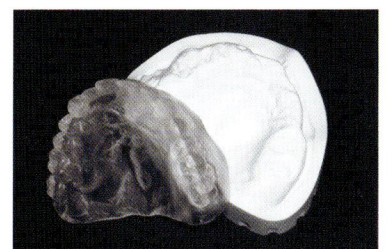

図26a〜d　治療用義歯を活用して製作する方法．試行錯誤を終えた治療義歯をヘビーボディシリコーンにて粘膜面側および咬合面側よりパッキングし，義歯を撤去したのち透明即時重合レジンを流し込む．
図26e, f　完成した無歯顎症例のための診断用サージカルテンプレートとシリコーン顎堤模型．

サージカルテンプレートを用いた診査・診断・治療計画②

少数歯欠損症例に関してはワックスアップを行ってサージカルテンプレートを製作する

①流し込みレジンを用いる方法

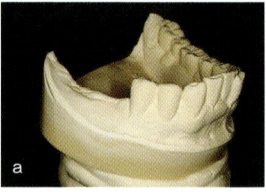

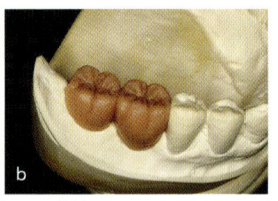

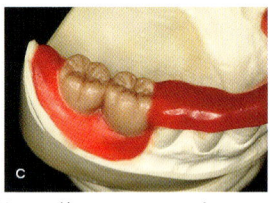

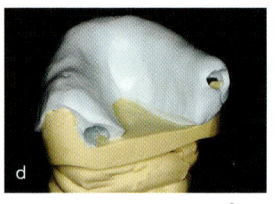

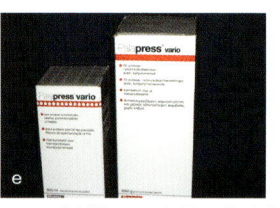

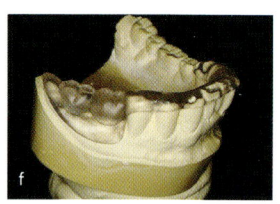

図27a〜f　流し込みレジンを用いる方法．ワックスアップを行った後，ヘビーボディシリコーンにてオーバーインプレッションを採得し，透明即時重合レジンを流し込み製作する．

②バキュームフォーマーを用いる方法

表1　バキュームフォーマーによるサージカルテンプレートの利点・欠点．現在筆者らは診断時・手術時での固定が良好という利点を重要視して，少数歯欠損症例ではこの製作法を多用している．

利点	・診断時および手術時における固定が良好． ・強度があり，術中の破損のリスクが少ない．
欠点	・作業模型が2つ必要となる． ・歯冠外形および大きさの再現が忠実でない． ・多数歯欠損の場合術中にたわむことがある．

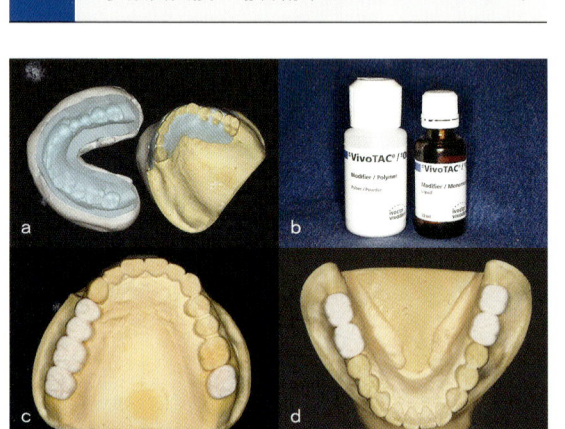

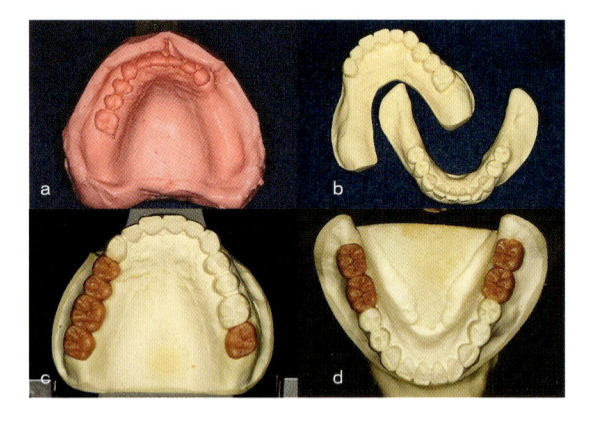

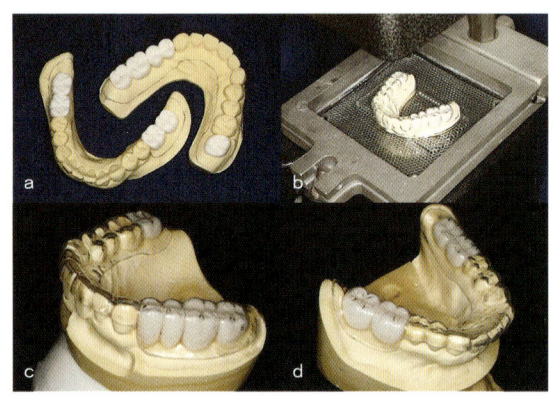

図28a〜d　バキュームフォーマーによるサージカルテンプレートの製作．バキュームフォーマー用に副模型を製作する．咬合器にマウントした模型上で適正な咬合関係や審美性などを考慮し，ワックスアップを行う．

図29 | 図30

図29a〜d　ワックスアップ後，ヘビーボディシリコーンにてオーバーインプレッションを採得し，エックス線不透過性即時重合レジン(VivoTAC)を流し込み，歯冠外形を回復する．

図30a〜d　エックス線不透過性即時重合レジン(VivoTAC)により回復された歯冠外形を副模型上に設置し，バキュームフォーマーにて診断用サージカルテンプレートを製作する．

5. インプラントの使い分けのディシジョンメイキング

アストラテックインプラントは，図31のようにストレートタイプのフィクスチャーとテーパードタイプのフィクスチャーに分かれる．これらを症例に応じ，下記の事項を考慮して使い分けていく必要がある．

5.1. 骨幅，欠損スペース

これらのフィクスチャーは，それぞれ先端部およびネック部の直径が異なっている．これらの太さの選択にあたっては，従来は力学的配慮やできるだけ高いBIC(骨・インプラント接触率)を得たいという願望により，可能ならば太いフィクスチャーを選択する傾向があった．しかしながら，アストラテックインプラントのOsseoSpeed™においては高いBICが得られるため，「より太く，そしてより長いものを第一優先」とした考えはもはやその必要はない．むしろ前述したように，「長期的な安定性を考えれば，生活力のある十分な周辺骨を考慮すべき」といった生物学的配慮から，欠損部の骨幅と欠損スペース(隣在歯との距離など)を考慮し，少なくとも生活力のある骨がインプラント周囲に1.5mm以上得られる直径のフィクスチャーを選択すべきである．つまりは，太い直径のフィクスチャーを選択した場合，フィクスチャー表面の大部分は血液供給の乏しい皮質骨のなかに埋入されることとなる．フィクスチャーの直径

OsseoSpeed™

図31 | 図32

図31 アストラテックインプラントは，ストレートタイプのフィクスチャーとテーパードタイプのフィクスチャーに分かれる．
図32 埋入部位の骨質は，十分な海綿骨に裏打ちされた皮質骨であることが重要である．

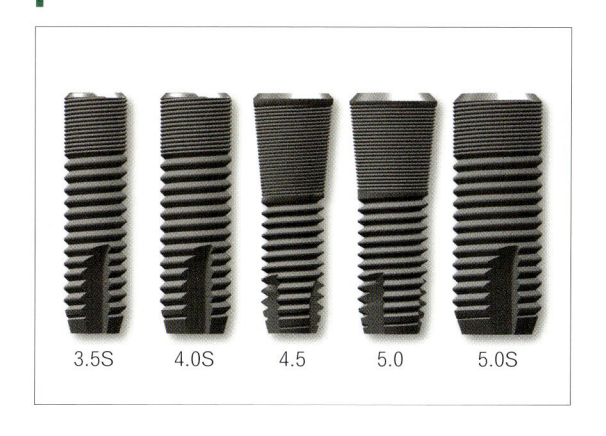

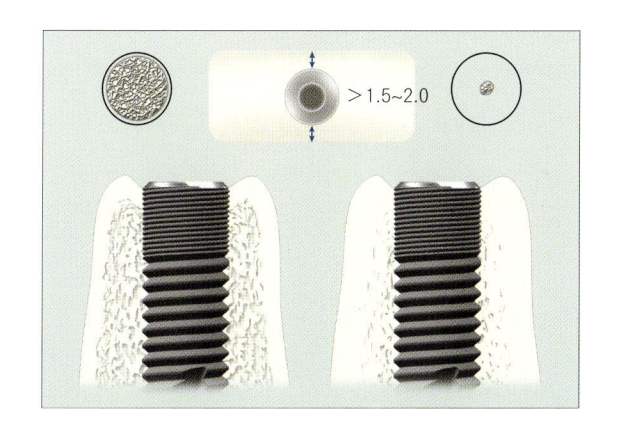

を小さくすることにより，血管分布の多い海綿骨中にフィクスチャーを埋入することができるため，その予知性も高まることとなる（図32）.

5.2. 骨量

垂直的骨量が十分にある場合には，第一世代・第二世代のインプラントにおいては，BIC（骨接触率）や初期固定を高めようという配慮をしたため，ときとして17mmや19mmという長いインプラントを選択したことがあった．しかし，OsseoSpeed™では早期に非常に高いBICを獲得するため，長いインプラントを選択する必要がなく，標準で上顎においては11～13mm，下顎においては9～11mmを選択すればよい．条件がよければOsseoSpeed™ 4.0S 6mmを選択することも可能となる．

5.3. 骨質

前述したように，インプラント埋入手術時のキーポイントの1つとして，良好な初期固定の確保が挙げられる．基本的に，骨質のよい場合にはストレートタイプ3.5S，4.0Sを使用するが，骨質が不良の場合に通常の埋入術式では良好な初期固定を獲得しづらい場合が多々ある．このような場合は，ネック部にコニカル形態をもつテーパードタイプ4.5や5.0を選択し，コニカルドリルを使用せずに，または控え目にし，ボーンコンデンシングしながら埋入していくと，良好な初期固定を得ることができる．また，2～3mm程度しか残存骨量のないサイナスリフト時に，このテーパータイプの4.5，5.0を用いることにより，サイナス内にフィクスチャーを落とし込むことなく良好な初期固定を得て同時埋入が可能になる．これこそ，アストラテックインプラントの得意技とするところである．

5.4. 上部構造の種類

上部構造を装着するためのアバットメントには，大別して既製アバットメントとカスタムアバットメントが存在する．もし，カスタムアバットメントを製作してセメント合着タイプの上部構造を計画する場合，「TiOblast™ MicroThread 3.5」には内部に回転防止のインターナルヘックス機構がないため，予後においてアバットメントが緩んだ場合，対処が困難になる場合があり，「TiOblast™ フィクスチャー」を選択する場合は4.0ST以上のフィクスチャーを選択する必要があった．しかし，「OsseoSpeed™3.5S」の場合は，内部に回転防止のインターナルヘックス機構が付与されているので，単独植立をはじめとするセメント合着タイプの上部構造を計画することが可能となる．

また，大臼歯，犬歯，中切歯のように歯の歯頸部口径の大きな部位においては，アバットメ

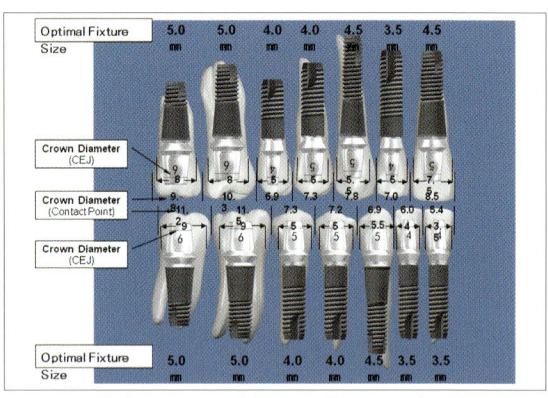

図33 天然歯における歯根表面積とその歯頸部口径から，各部位に推奨されるフィクスチャーサイズが紹介された．しかし，この考え方は，機械削り出し表面構造をもつインプラントの場合であり，アストラテックインプラントのOsseoSpeed™のようなナノサーフェイスインプラントでは必要としない．

ントの立ち上がり径が大きな4.5，5.0，5.0Sの選択も考慮しなければならない（図33）.

5.5. 抜歯後即時埋入および抜歯後早期埋入

抜歯後即時埋入および抜歯後早期埋入の場合，抜歯窩の骨欠損が十分に回復されておらず，埋入したフィクスチャーと既存骨壁との間のスペースをコントロールするためのフィクスチャーの選択が肝要となる．詳細は，第7章を参照されたい．

以上の項目を考慮し，フィクスチャーの選択を行う必要があるが，基本的にはフィクス

MicroThread™

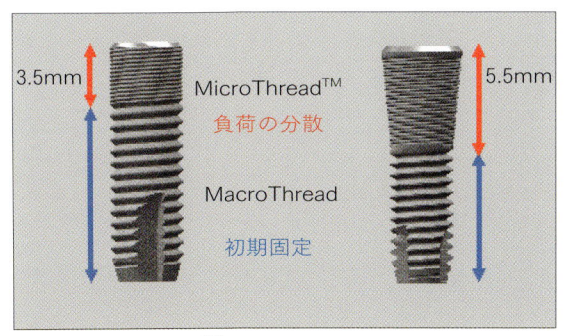

図34 MicroThread™.

チャー4.0Sを基準とする．ストレートタイプのフィクスチャーはマクロスレッド部が長く，初期固定に優れているため，タイプ3のような骨質が柔らかい場合を得意とする．テーパードタイプのフィクスチャーでは，初期固定の悪いタイプ4のような骨質の場合，テーパード部分で骨を緻密化して初期固定を高める手法（ボーンコンデンシング・オステオトミー）をとることにより，優れた初期固定を得ることが可能となる（図34）．

6．他社インプラントとの埋入ポジションの違い

インプラントの埋入ポジションに関しては多くの報告がなされている．とくに審美領域に関しては，ガムラインや歯間乳頭の保全といった観点より，さまざまな指標が論述されている（表2，3）．しかしながらこれらの報告の多くはアストラテックインプラント以外のインプラント（主にBrånemarkインプラント）によってなされ

他社インプラントとの埋入ポジションの違い

審美領域のガムライン・歯間乳頭の保全の観点から，さまざまな指標がある．これらの報告の多くはアストラテックインプラント以外（主にBrånemarkインプラント）でなされた研究で，上部構造装着後の，インプラントのスレッド1～2本分の辺縁骨の吸収を前提としている．

表2 ガムラインと歯間乳頭．

インプラント埋入の適切な位置	① Mesio-distal placement	インプラントと隣接歯間で2mm以上離す．インプラントとインプラント間で3mm以上離す．
	② Apico-coronal placement	インプラントのネックを最終補綴物の頬側歯肉マージンから3～4mm根尖側に．
	③ Facio-lingual placement	インプラント頭部の外側カラーを，隣接歯の歯頸線を結んだラインから2mm内側にする．
	④頬側骨壁の厚さ	少なくとも2mm確保して埋入．
角化粘膜	角化粘膜の幅	生物学的幅径の確保と維持のため，4mmの角化粘膜の幅を確保する．
	角化粘膜の厚さ	上顎頬側1～2mm，口蓋側3～4mm下顎頬舌側1mm．

表3 歯-インプラント間の距離の近接限界と隣接部垂直的軟組織の高さ．

Class	隣接する修復物	近接限界	垂直的軟組織の高さ
1	天然歯 - 天然歯	1 mm	4.5mm～5mm
2	天然歯 - Pontic	N/A	Av6.75（5～8mm）
3	Pontic - Pontic	N/A	Av6.5（5～9mm）
4	天然歯 - Implant	1.5mm	Av6.5（5～9mm）
5	Implant - Pontic	N/A	Av5.75（5～9mm）
6	Implant - Implant	3 mm	Av4.5（4～7mm）

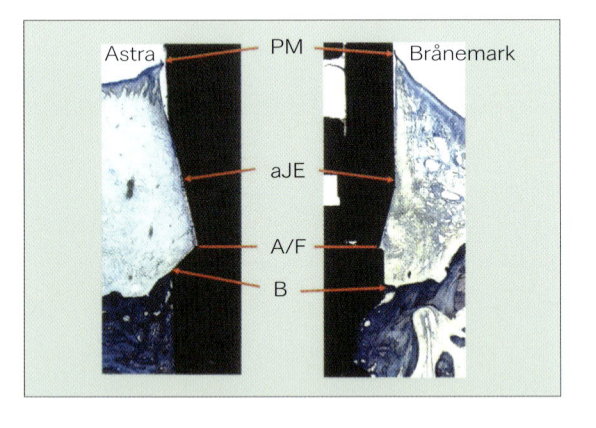

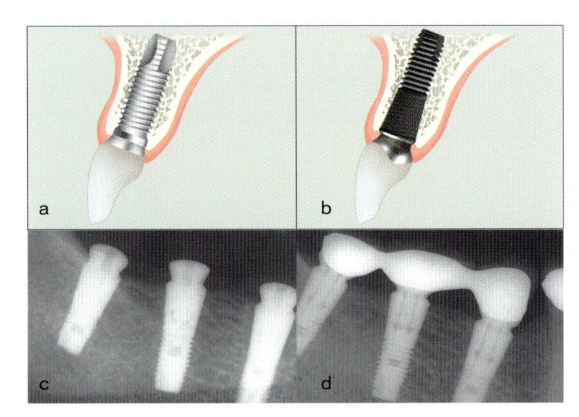

図35│図36

図35　アストラテックインプラントとBrånemarkインプラントの辺縁骨の吸収の違い．

図36a〜d　アストラテックインプラント埋入直後と補綴終了後5年．他のインプラントでは常識とされている辺縁骨の吸収は認められない．

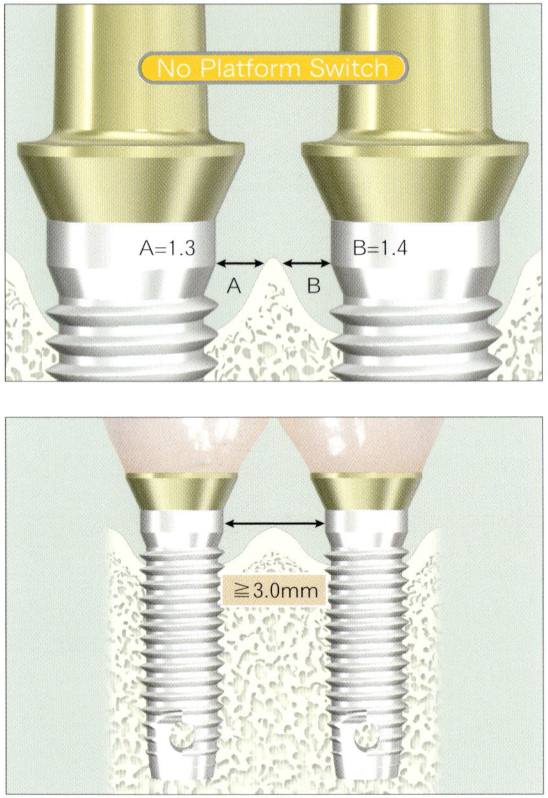

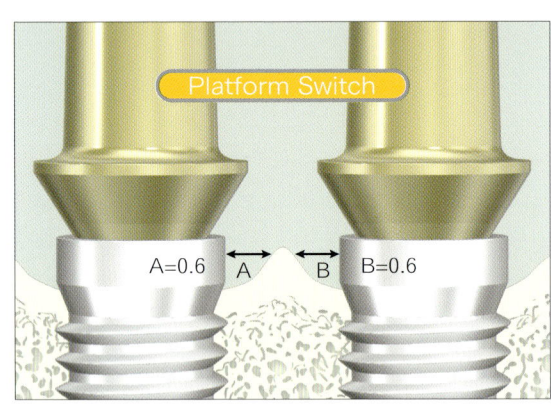

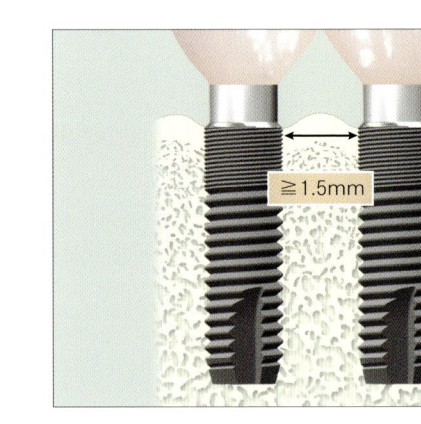

図37a│図37b

図37a　エキスターナルバッドジョイントタイプのインプラントにおいてプラットホームスイッチングを行わずにアバットメントを接続した場合，インプラント周囲に約1.5mmのカップ状の骨吸収を生じるため，インプラント間の距離を3mm開けなければならない．

図37b　プラットホームスイッチングを行ったインプラントシステムでは，カップ状の骨吸収は約0.6mmと小さくなり，理論上ではインプラント間の距離を1.5mm程度まで近づけることが可能となる．

> ### アストラテックインプラントにおけるキー数値
>
> 　1 mm：骨頂レベルよりの埋入深度
> 1.5mm：天然歯との距離
> 　2 mm：インプラント唇側（頬側）の骨幅
> 　3 mm：インプラント間の距離
> 　4 mm：辺縁歯肉からの埋入深度・診断時の標準インプラント径
> 　9 mm：下顎のフィクスチャー標準サイズ
> 13mm：上顎のフィクスチャー標準サイズ

た研究であり，上部構造装着後の，インプラントのスレッド1～2本分の辺縁骨の吸収を前提としたものである．そのため，上部構造装着後，辺縁骨の吸収が生じないアストラテックインプラントにこれらの指標が当てはまるとは一概にはいえないであろう（図35, 36）．

現在アストラテックインプラントにおける埋入ポジションの指標に関する長期データの報告はいまだなされておらず，断定的なコメントは差し控えたい．しかし，臨床的には，アストラテックインプラントでは先に述べた辺縁骨の吸収を生じないため，標準ではフィクスチャー間の距離3 mm，隣在歯との距離1.5mm であるが，

メインテナンスできるスペースを確保し，もう少し少ない距離で埋入されても問題を生じないようである．このことについては，Tarnow はプラットホームスイッチングされたインプラントシステムでは，インプラント間距離が3 mm 必要であったものが1.5mm 程度でも歯間乳頭を形成するインプラント間骨頂の吸収は生じない，と述べている（図37）．また，埋入深度に関しては，理論上は骨頂より深く埋入する必要はないが，上部構造の良好な立ち上がりを考慮した場合，歯肉縁より前歯部では約4 mm，臼歯部では約3 mm より少し深め（Little deep）に埋入したほうがよい結果を得ることになる．

7．CT の今後の動向

前述のように，インプラントにおける診断・治療計画にあたっては，つねに三次元的に判断していかなければならず，安全に，そして機能的・審美的な治療を行うにあたっては，CT 診断は不可欠なものといえる．

今回のサージカルテンプレートによる診断・治療計画は，つい最近まで医科用 CT によるデータをインプラントシミュレーションソフト「SimPlant™」用に変換して応用してきた．しかし，近年コーンビーム方式の歯科用 CT 装置

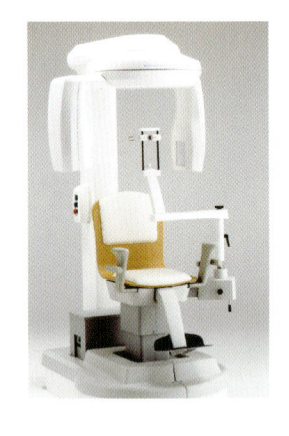

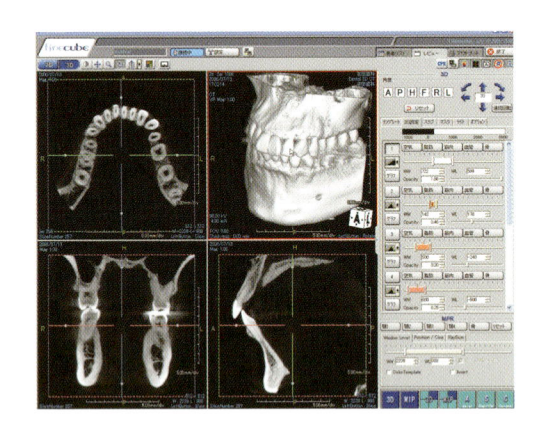

図38, 39　コーンビーム方式歯科用CT装置(「FineCube」ヨシダ社)．従来のパノラマエックス線装置と同等の大きさであり，医科用CTより精細な画像が得られ，インプラント治療計画のみならず歯内療法および歯周治療の診断においても非常に有用な情報を入手することが可能となる．

が開発され，予想以上の普及をみている．これら歯科用CT装置は，従来のパノラマエックス線装置と同等の大きさであり，医科用CTよりも被曝量が少なく，なおかつ精細な画像が得られ，診療室内ですぐに三次元データを入手することが可能で，より安全かつ安心してインプラント治療を行えるようになることは大きな武器となる．また，インプラント治療計画のみならず，歯内療法および歯周治療の診断においても非常に有用な情報を入手することが可能となっている(図38, 39)．

参考文献

1. Geckili O, Bilhan H, Bilgin T. A 24-week prospective study comparing the stability of titanium dioxide grit-blasted dental implants with and without fluoride treatment. Int J Oral Maxillofac Implants 2009 ; 24(4) : 684-688.
2. Ericsson I, Persson LG, Berglundh T, Edlund T, Lindhe J. The effect of antimicrobial therapy on periimplantitis lesions. An experimental study in the dog. Clin Oral Implants Res 1996 ; 7(4) : 320-328.
3. Berglundh T, Lindhe J. Dimension of the periimplant mucosa. Biological width revisited. J Clin Periodontol 1996 ; 23(10) : 971-973.
4. Grunder U, Gracis S, Capelli M. Influence of the 3-D bone-to-implant relationship on esthetics. Int J Periodont Rest Dent 2005 ; 25(2) : 113-119.
5. Saadoun AP, LeGall M, Touati B. Selection and ideal tridimensional implant position for soft tissue aesthtics. Pract Periodontics Aesthet Dent 1999 ; 11(9) : 1063-1072.
6. Lazzara RJ, Porter SS. Platform switching : a new concept in implant dentistry for controlling postrestorative crestal bone levels. Int J Periodont Rest Dent 2006 ; 26(1) : 9-17.
7. Kois JC. Altering gingival levels : The restorative connection. Part 1. Biologic variables. J Esthe Dent 1994 ; 6 : 3-9.

CHAPTER 3
アストラテックインプラントの基本：一次外科術式

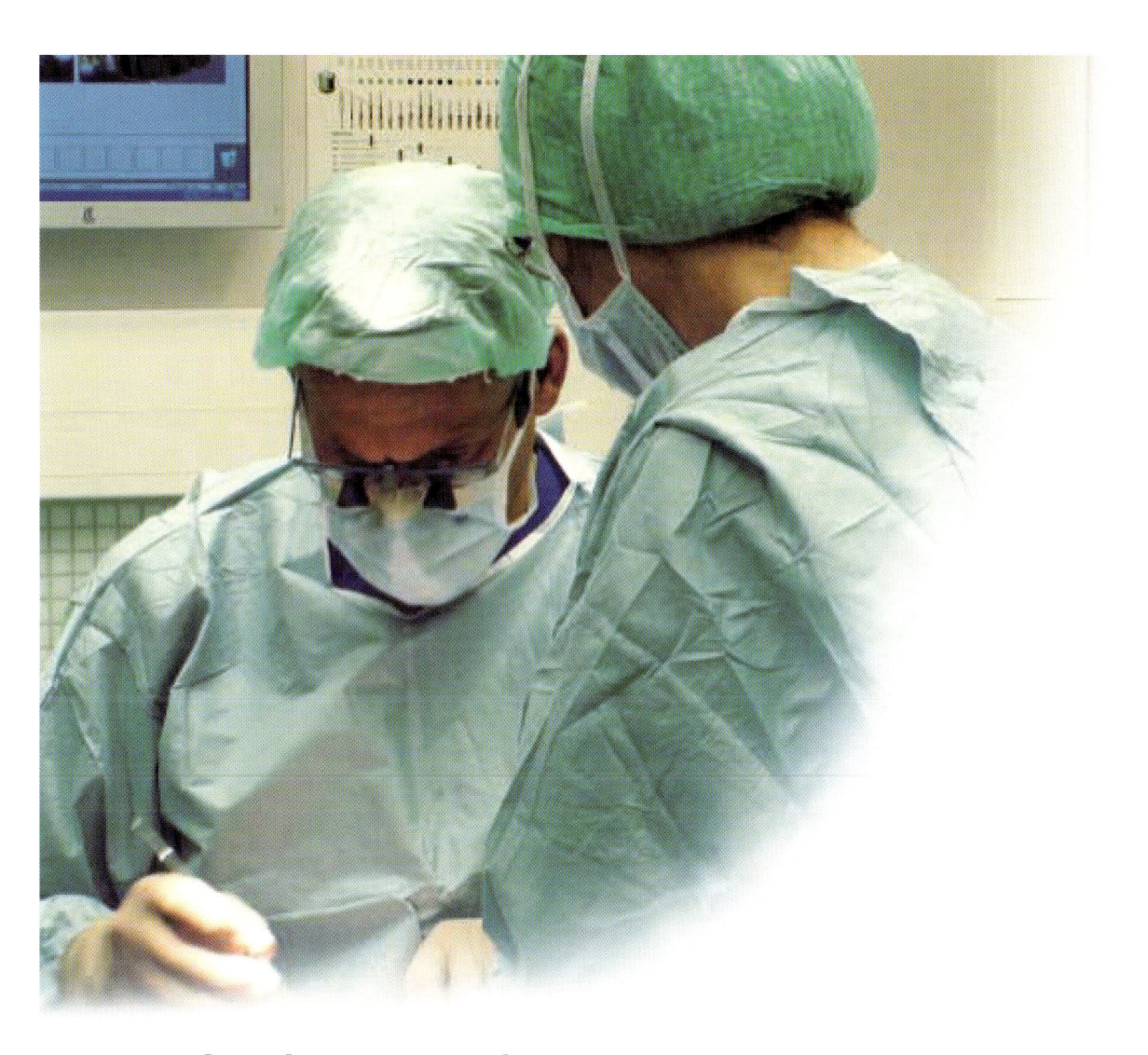

surgical procedures

解説：伊藤雄策　●大阪府開業・伊藤歯科医院
● O.S.I. 大阪主幹

1．1回法と2回法の術式の選択

アストラテックインプラントにおける一次外科手術は，通常のプロトコールに従いインプラント埋入後，粘膜下にて安静期間（免荷期間）を置き，オッセオインティグレイション獲得後，二次外科手術を行う2回法を行うが，骨質，粘膜，初期固定等の条件がよければ，ヒーリングアバットメントを接続し，粘膜貫通状態にて手術を終える1回法をとることができる．

これは，アストラテックインプラントの特徴の1つである Conical Seal Design™ により，アバットメント（ヒーリングアバットメント）とフィクスチャーが強固に一体化することにより，ヒーリングアバットメントが緩まずにマイクロギャップを生じないワンピースタイプのインプラントと同様の術式をとることが可能となる．

1.1.1回法（図1，2）

フィクスチャーが完全に骨内に埋入され，十分な初期固定が得られ，骨移植等のアドバンスな術式がともなわない場合は，ヒーリングアバットメントユニを粘膜骨膜弁を戻した状態で1mm〜1.5mm程度頭が出る状態にカフの高さを選択し，フィクスチャーに連結する．このときの締結トルクは手指による10N（ニュートン）程度が望ましい．その後，粘膜骨膜弁を縫合し，終了する．

一次外科術式の流れ

①粘膜の切開
②剥離，粘膜骨膜弁の形成
③骨形成（ドリリング）
④インプラント（フィクスチャー）の埋入
⑤2回法：カバースクリューの取り付け
　1回法：ヒーリングアバットメントの接続
⑥粘膜骨膜弁の縫合

図1　1回法の手順．

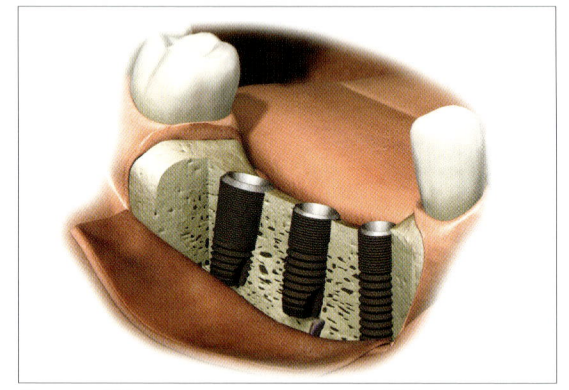

図2a　通法どおりフィクスチャーを埋入する．

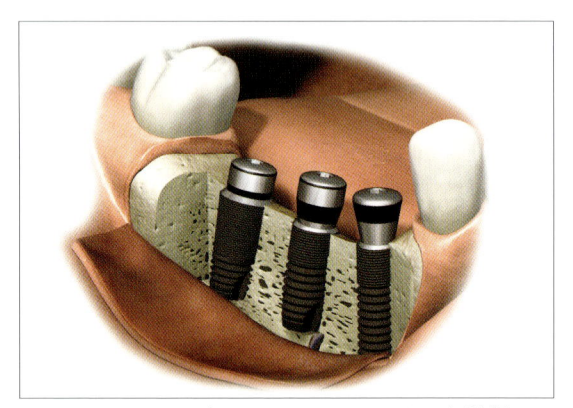

図2b　ヒーリングアバットメントのカフを選択し，フィクスチャー埋入と同時に装着する．

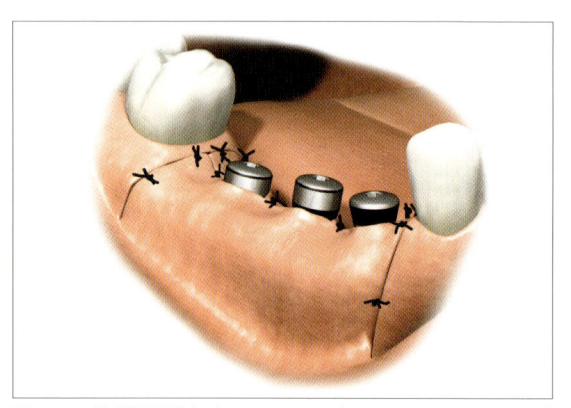

図2c　粘膜骨膜弁をヒーリングアバットメントの周りに戻して縫合する．

1.2.2回法（図3〜12）

フィクスチャー埋入後，フィクスチャーに舌や食片等による外圧がかかるのを防ぐため，骨とのオッセオインティグレイションが得られるまで，粘膜骨膜下にフィクスチャーを置き，下顎で約1.5か月，上顎では骨質に応じて2か月〜3か月（O.S.I.推奨）の免荷期間を経た後，二次外科手術を行い，ヒーリングアバットメントを連結する．メーカーによると，OsseoSpeed™の場合は，GBR等のアドバンスな骨造成がなければ，上下顎にかかわらず正常な骨質で6週間の免荷期間としている．骨質が柔らかく初期固定が十分でない場合や，骨移植・サイナスリフト等のアドバンスなオペをともなう場合は，基本的に2回法が選択される．

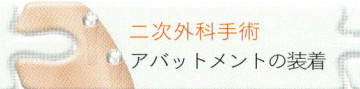

図3　2回法の手順．

基本埋入術式

粘膜の切開

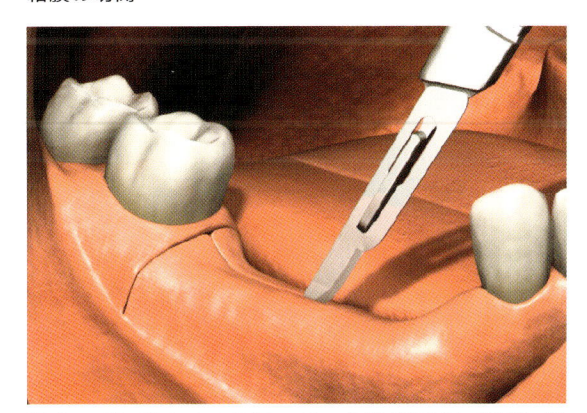

図4a　No.15のメスを用いて，角化歯肉内に骨面に達する切開を行う．下顎においてはやや舌側寄りに，上顎においては口蓋側寄りに切開線を設定する．

粘膜骨膜弁の形成

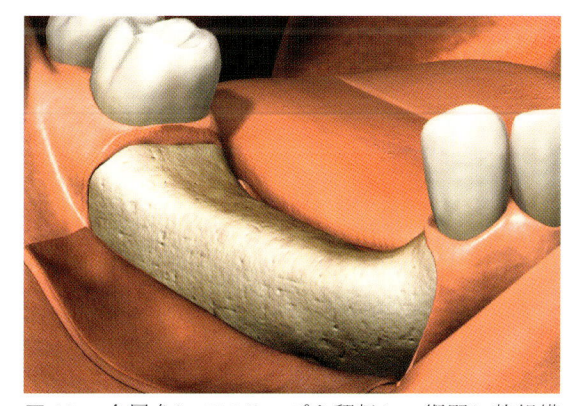

図4b　全層弁にてフラップを翻転し，術野に軟組織がないように骨面を整え，骨形態や解剖学的危険部位等の術野の診査・診断を直視にて十分に行う．

ガイドドリルによる皮質骨の貫通

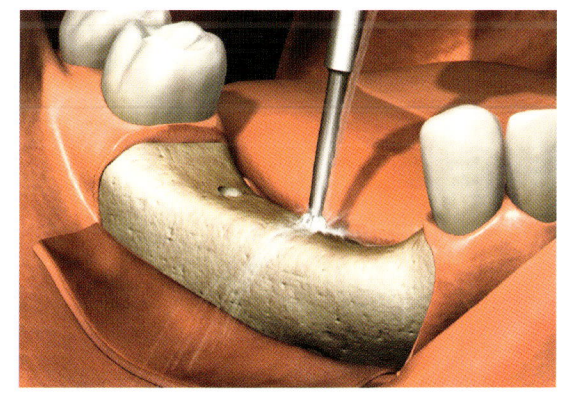

図4c　埋入ポジションを決定し，ラウンドバーにて皮質骨を貫通して海綿骨へ達するドリリングを行う．ドリリング回転数は，通常1,500回転／分にて行うが，骨質に合わせてできる限り低い回転数を用いる．十分な注水を行い，オーバーヒートに気をつける．

2.0ツイストドリルの使用

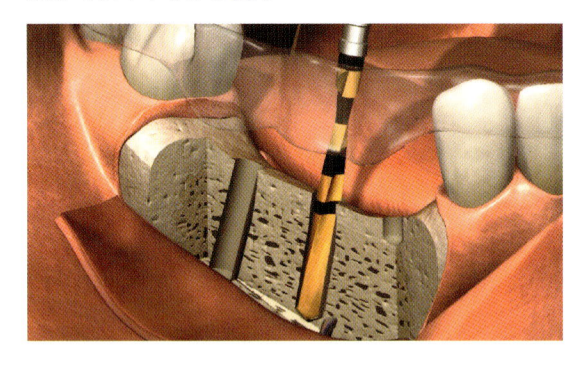

形成方向の修正

オプション：2.0/3.2パイロットドリル（中間ドリル）の使用

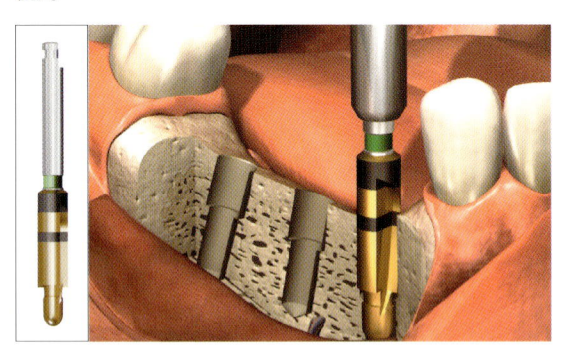

3.2ツイストドリル

形成深度の測定

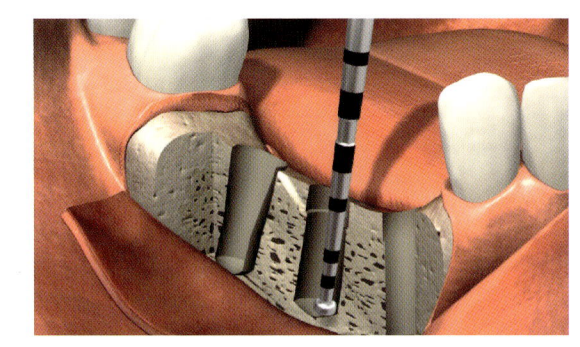

図5　サージカルステントを用い，2.0ツイストドリルにて埋入方向と埋入深度の形成を行い，インプラント窩を形成する．

図6a｜図6b

図6a　方向指示棒（ディレクションインディケーター）を用い，形成窩がインプラント埋入方向と一致しているか，複数本埋入の場合は平行性が取れているかを確認し，修正を行う．
図6b　オプション：2.0〜3.2mm径に形成窩の拡大．形成窩を3.2mmにサイズアップするため，また埋入方向が変化しないようにパイロットドリルがオプションで用意される．隣在歯が邪魔となり，パイロットドリルの使用が困難な場合にはドリルエキステンションを用いる．

図6c｜図6d

図6c　フィクスチャー3.5，4.5を埋入するための最終ツイストドリル形成を行う．※：骨が緻密な場合は，最終形成にオプションのツイストドリル3.35を使用する．
図6d　形成終了後，所定の形成深度に形成が行われているかをデプスゲージにて測定を行い，埋入するインプラントの長さを決定する．

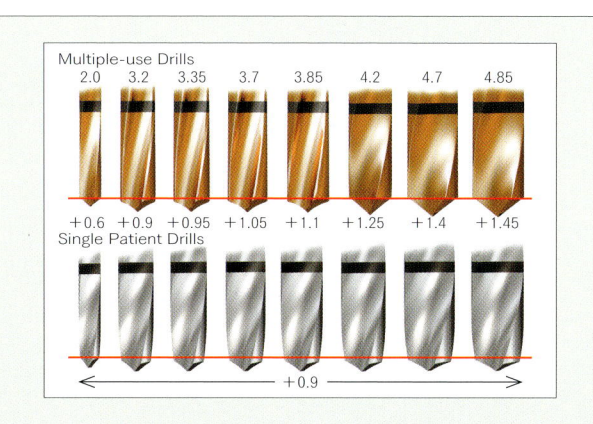

CHAPTER 3　アストラテックインプラントの基本：一次外科術式

ドリルの先端までの深さ

　埋入窩の形成は，レーザーバンドを指標に形成するが，実際の形成深度は，ドリル先端の刃部分の平均1mm多く形成されていることに注意しなければならない．

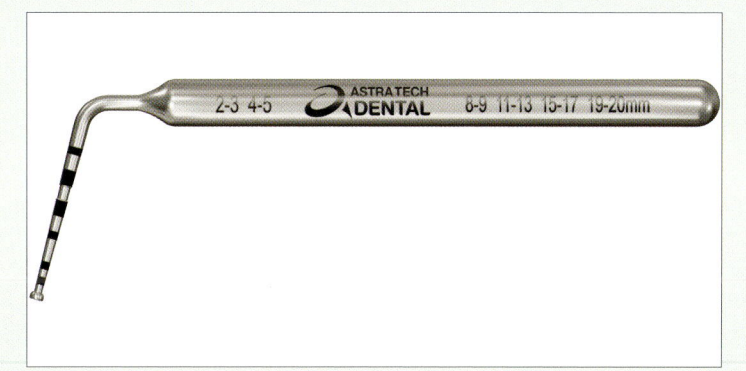

Multiple-use Drills
2.0　3.2　3.35　3.7　3.85　4.2　4.7　4.85
+0.6　+0.9　+0.95　+1.05　+1.1　+1.25　+1.4　+1.45
Single Patient Drills
+0.9

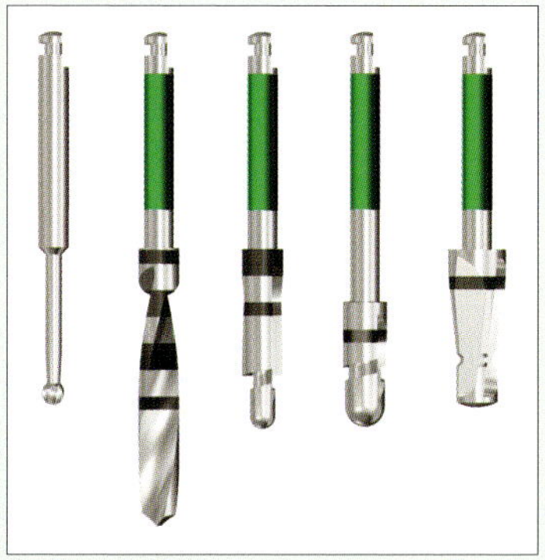

シングルペイシェントドリル「SPドリル」

　外科用ドリルは，SPドリルとマルチユースドリルの2種が用意されている．SPドリルは使い捨てドリルで，切削能力に優れ，安全性の向上がなされている．また，滅菌済みのため，スピーディーに準備ができ，その有用性は向上する．

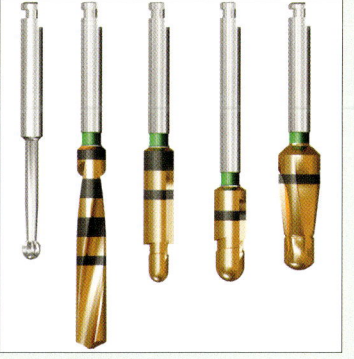

デプスゲージ

- フィクスチャーを真ん中に入れて測ると，正確な形成深さが計測できないので注意を要する．
- デプスゲージのレーザーバンドは，ツイストドリルのレーザーバンドと連動し，最終形成が終わったインプラント窩を計測する場合は，チップを壁に沿わせて挿入する．
- 13mm～15mmの間でゲージにステップを設けてあるので，11mm以上の形成を行った場合には，ここを目安にするとよい．

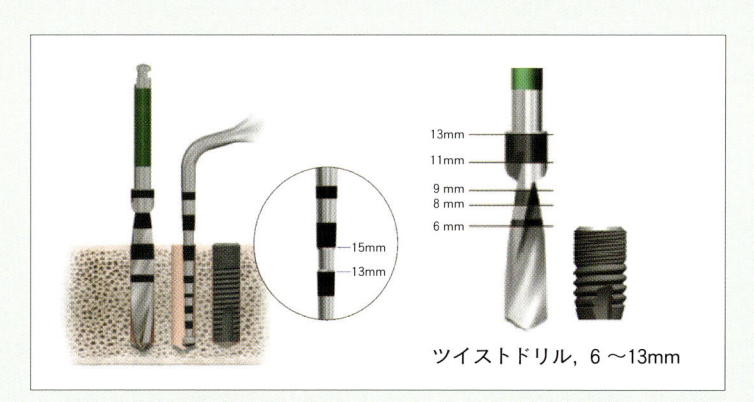

15mm
13mm

13mm
11mm
9mm
8mm
6mm

ツイストドリル，6～13mm

マルチユースドリル「タイガードリル」

　タイガードリルはマルチユースであることから，切削能力が落ちても判別がつきにくいため，挫滅創，オーバーヒートを起こす可能性があるので，フィクスチャー埋入10本を目安に取り換える必要がある．

フィクスチャー3.5S の埋入の場合（緻密骨の場合）　　フィクスチャー4.5の埋入の場合

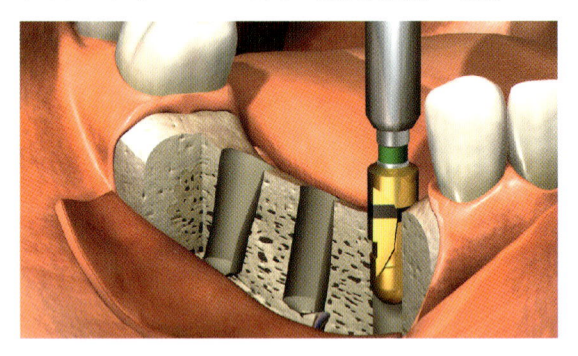

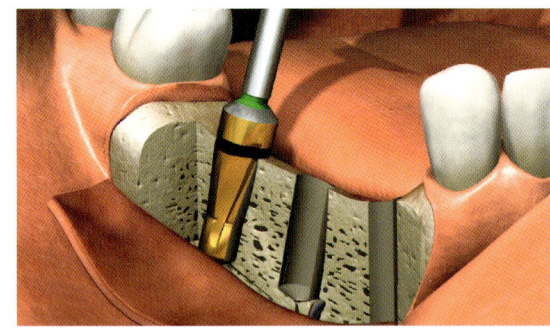

図7a｜図7b

図7a　3.5Sの埋入：コーティカルドリルの使用．緻密な骨に埋入する場合にコーティカルドリル4.5を使用し，マイクロスレッド部分をフィクスチャーと同じ径に拡大する．骨が軟らかい場合には使用しない．

図7b　4.5の埋入：コニカルドリルの使用．テーパータイプのフィクスチャーを使用する場合には，マイクロスレッド部分のテーパー形成をコニカルドリル4.5にて行う．骨質が軟らかい場合は，使用を控えめにする．

4.0S，5.0の埋入：3.7用パイロットドリル（オプション）　　4.0S，5.0の埋入：3.7ツイストドリル

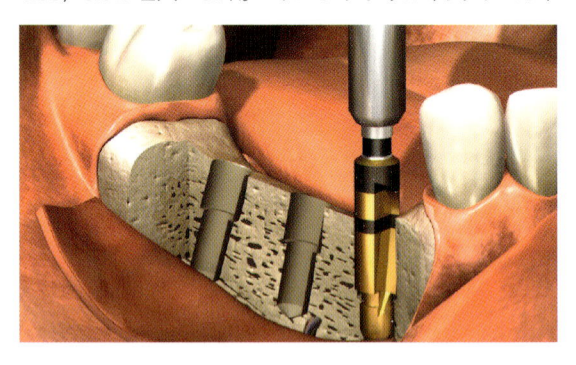

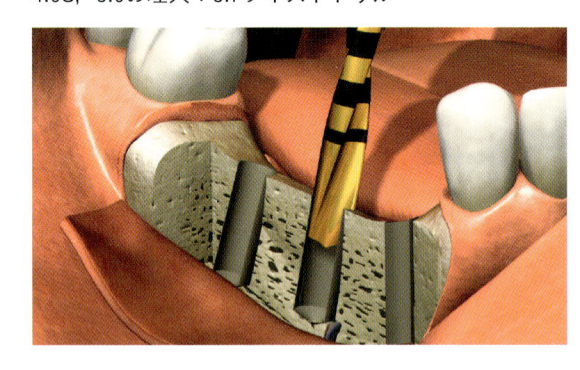

図7c｜図7d

図7c　4.0S，5.0の埋入の場合，オプションで3.2mmツイストドリル形成後，形成窩3.7mmにサイズアップするため，3.7用パイロットドリルを用いる．

図7d　フィクスチャー4.0S，5.0を埋入するためのマクロスレッド部分の最終ツイストドリル3.7にて形成を行う．※：骨が緻密な場合は，最終形成にオプションのツイストドリル3.85を使用する．

フィクスチャー4.0S の埋入の場合（緻密骨の場合）　　フィクスチャー5.0の埋入の場合

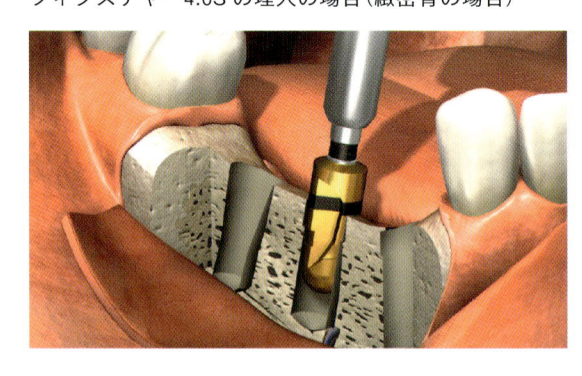

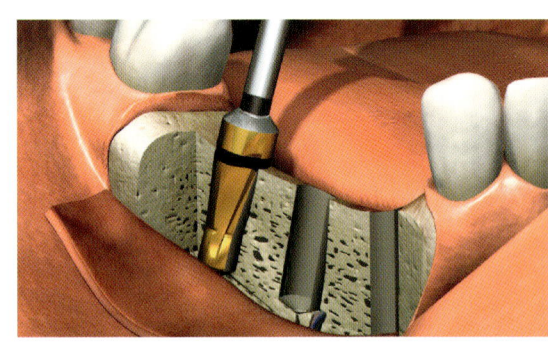

図8a｜図8b

図8a　4.0Sの埋入：緻密な骨に埋入する場合にコーティカルドリル4.0を使用し，マイクロスレッド部分をフィクスチャーと同じ径に拡大する．骨が軟らかい骨質タイプ3，4の場合には使用しない．

図8b　5.0の埋入：マイクロスレッド部分のテーパー形成をコニカルドリル5.0にて行う．骨質が軟らかい場合には，使用を控えめにする．

CHAPTER 3 アストラテックインプラントの基本：一次外科術式

フィクスチャーの埋入

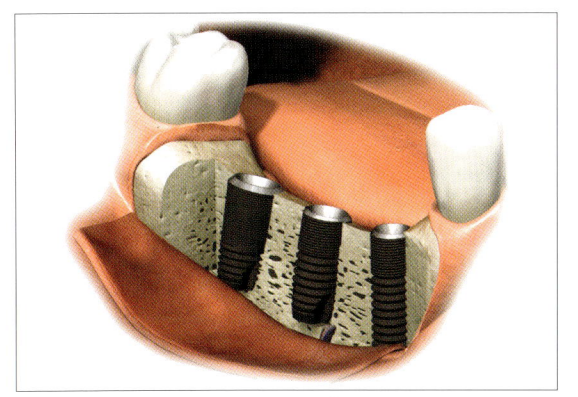

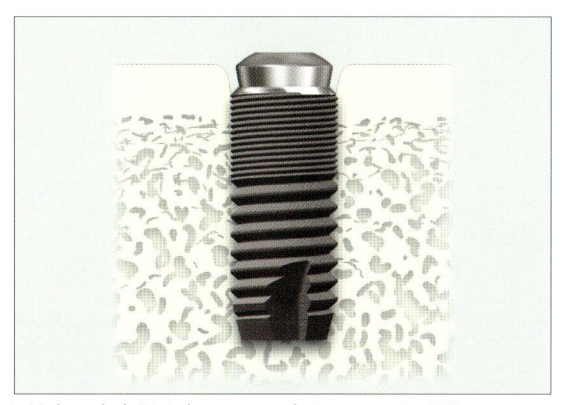

図9 a, b アストラテックインプラントは，ラフサーフェイスを骨内に完全埋入（Little deep）することを原則とする．

check 1

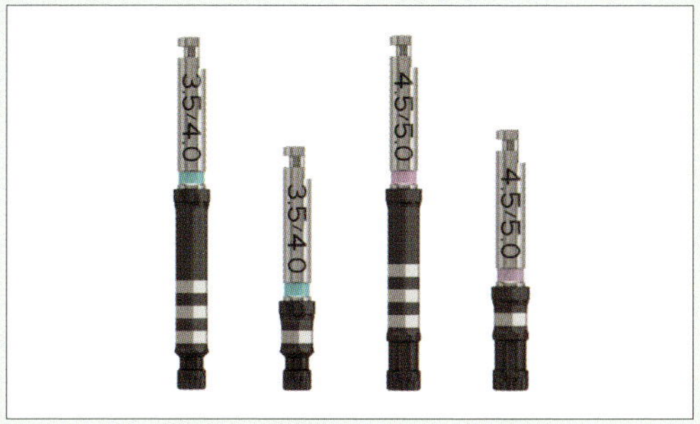

インプラントドライバーは，3.5S, 4.0S と4.5, 5.0, 5.0S ではドライバーが異なるので注意を要する．

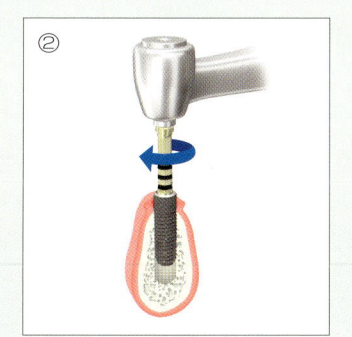

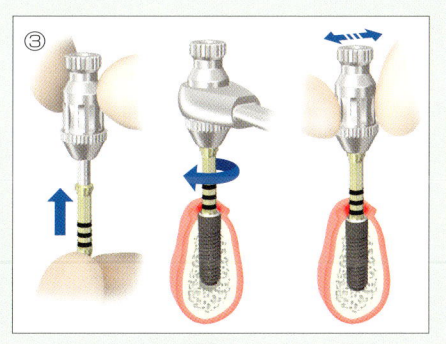

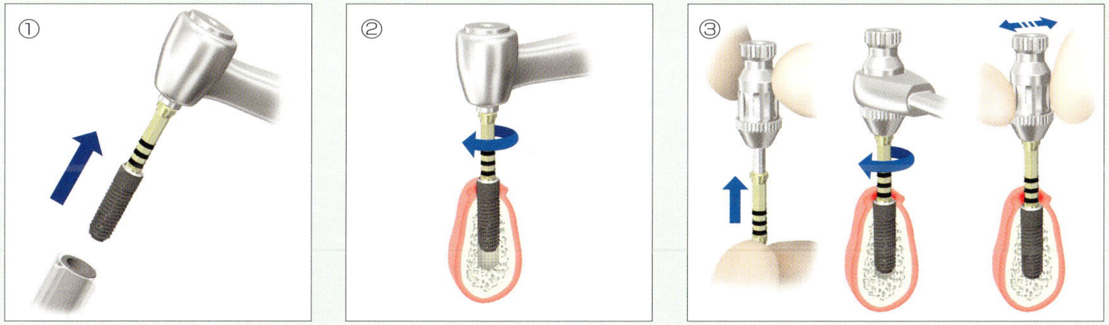

5.0S の埋入

5.0Sの埋入の場合，さらにツイストドリル4.2，ツイストドリル4.7へとステップアップドリリングを行い，コーティカルドリル5.0を使用して，フィクスチャー5.0Sを埋入する．骨が緻密な場合は，ツイストドリル4.85を使用する（61ページ：OsseoSpeed™ 5.0Sを参照）．

インプラント埋入時の勘所

①フィクスチャーパッケージよりインプラントドライバーを用いてフィクスチャーを確実にピックアップする．
②セルフタッピングエッジが骨内に隠れるまでは注水を控えめにし，形成窩内の血液が洗い流されるのを防ぎ，エッジが骨内に隠れたら十分な注水をもって低速（25rpm）の最大25Ncmトルクにてフィクスチャーをインプラント窩に埋入し，固定する．このとき，セルフタップにて埋入されるため，軸方向に不要な圧力を加えるのを避ける．OsseoSpeed™ の推奨トルクは15Ncm～25Ncmとする．
③ラチェットレンチによる最終締め付け
　・インプラントドライバーをドライバーハンドルに取り付ける．
　・ラチェットレンチによる最終締め付けを行い，確実な初期固定を得るとともに，フィクスチャーを完全に骨内に埋入する．このとき，ドライバーのフラットフェイスは頬側（唇側）に合わせておく．
　・インプラントドライバーを除去するときには，ドライバーを前後にゆすぶることにより除去が可能となる．

57

2回法：カバースクリューの設置

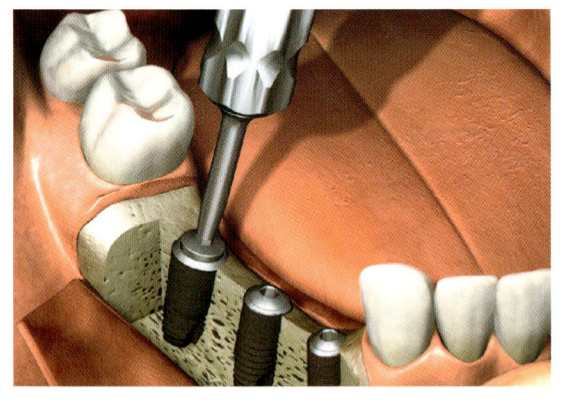

1回法：ヒーリングアバットメントの接続

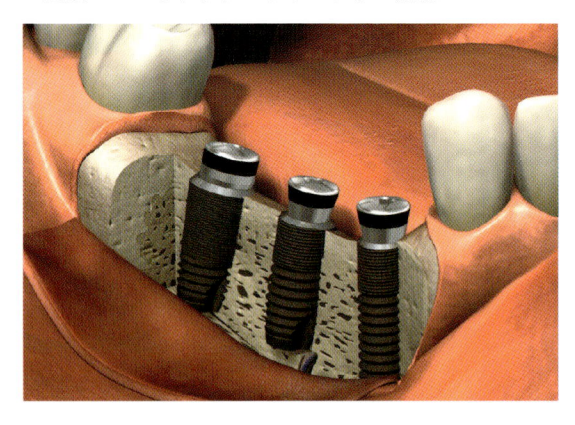

図10a 図10b

図10a 2回法において，カバースクリューは，軽い指の力（10Ncm）で装着する．または，20回転5Ncmに設定されたコントラアングルによりに装着する．カバースクリューは0mmと1mmのハイトが用意され，骨頂レベルで埋入した場合には0mmのハイトを選択し，Little deepに骨縁下に埋入した場合には1mmのハイトを選択する．

図10b 1回法において，基本的に歯槽頂よりわずかに頭を出す程度の高さのヒーリングアバットメントを選択・接続し，舌圧や食片などの応力からの回避を行う．

check 2

ヒーリングアバットメント

軟組織治癒期間中，治療用のアバットメントを使用する．そして，粘膜が治癒してから最終アバットメントに交換する．ヒーリングアバットメントの装着は軽い指の力（10Ncm以内）で安全に行う．

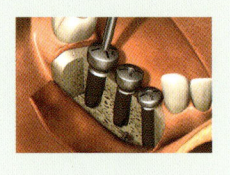

2回法：縫合

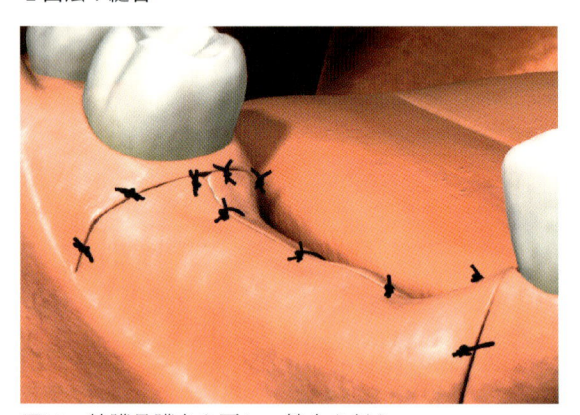

1回法：縫合

図11 粘膜骨膜弁を戻し，縫合を行う．

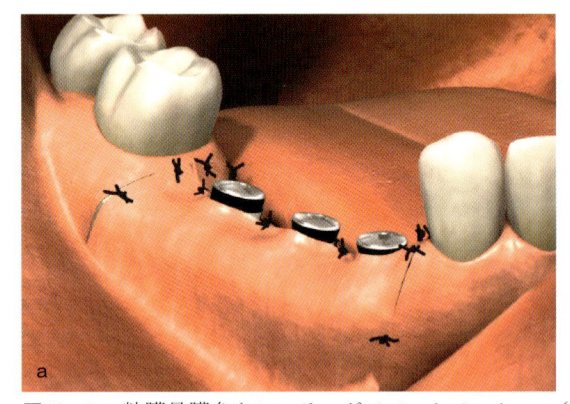

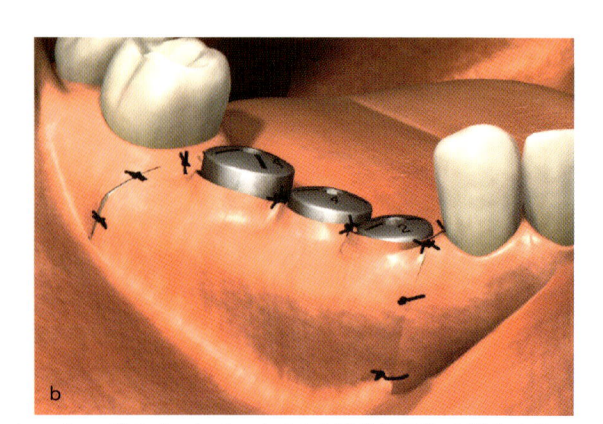

図12a, b 粘膜骨膜弁をヒーリングアバットメントユニ(a)，ヒーリングアバットメント(b)の周りに戻して縫合する．

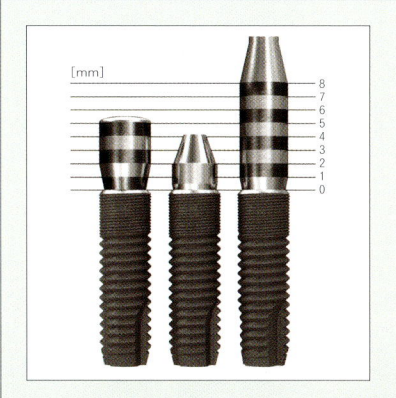

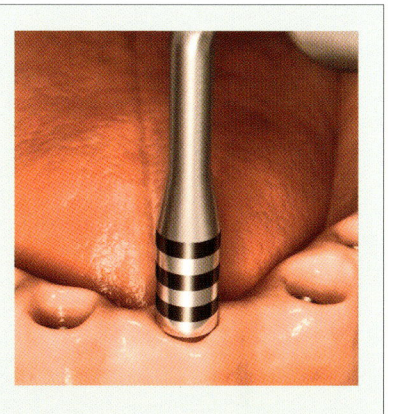

CHAPTER 3 アストラテックインプラントの基本：一次外科術式

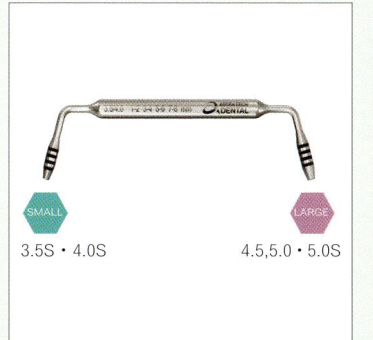

ヒーリングユニアバットメントの装着深度（カフ）

アバットメントデプスゲージmmを使用することによって，ユニアバットメントおよびヒーリングアバットメントユニの高さを測定できる．ゲージは両側にあり，片方に3.5と4.0のインプラントのためのゲージが，およびもう片方に4.5, 5.0, および5.0Sのインプラントのためのゲージが付与されている．デプスゲージの先をインプラントのアバットメントホールに設置し，適切なアバットメントを選択する粘膜の厚さを読みとるようにする．

chart 1

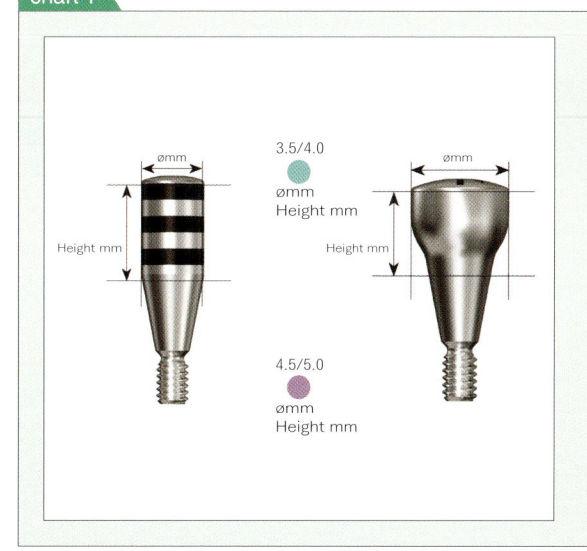

ヒーリングアバットメントは，ヒーリングアバットメントユニとヒーリングアバットメントの2種類が用意される．ユニアバットメントやカスタムアバットメントを使用する場合は，ヒーリングアバットメントユニが推奨される．ダイレクトアバットメントやプロファイルアバットメントを使用する場合は，ヒーリングアバットメントが推奨される．

2．アストラテックインプラントの ドリリングシステム

　アストラテックインプラントのドリリングシステムは，形成時に骨にダメージを与えないように，ステップアップドリリングシステムを採用している．シングルドリルシステムを採用しているシステムでは，いきなり最終径のドリルで骨形成を行うため，骨へのダメージが大きくなる．このことを考えると，小さな径から徐々に太い径のドリルに移行するアストラテックのステップアップドリリングシステムは，骨質に合わせた細かな対応が可能となる．また，最終骨形成時にドリルの形状を選択することにより，パラレルネックのストレートタイプフィクスチャーか，コニカルネックのテーパードタイプフィクスチャーかを選択することが可能となっている（図13）．

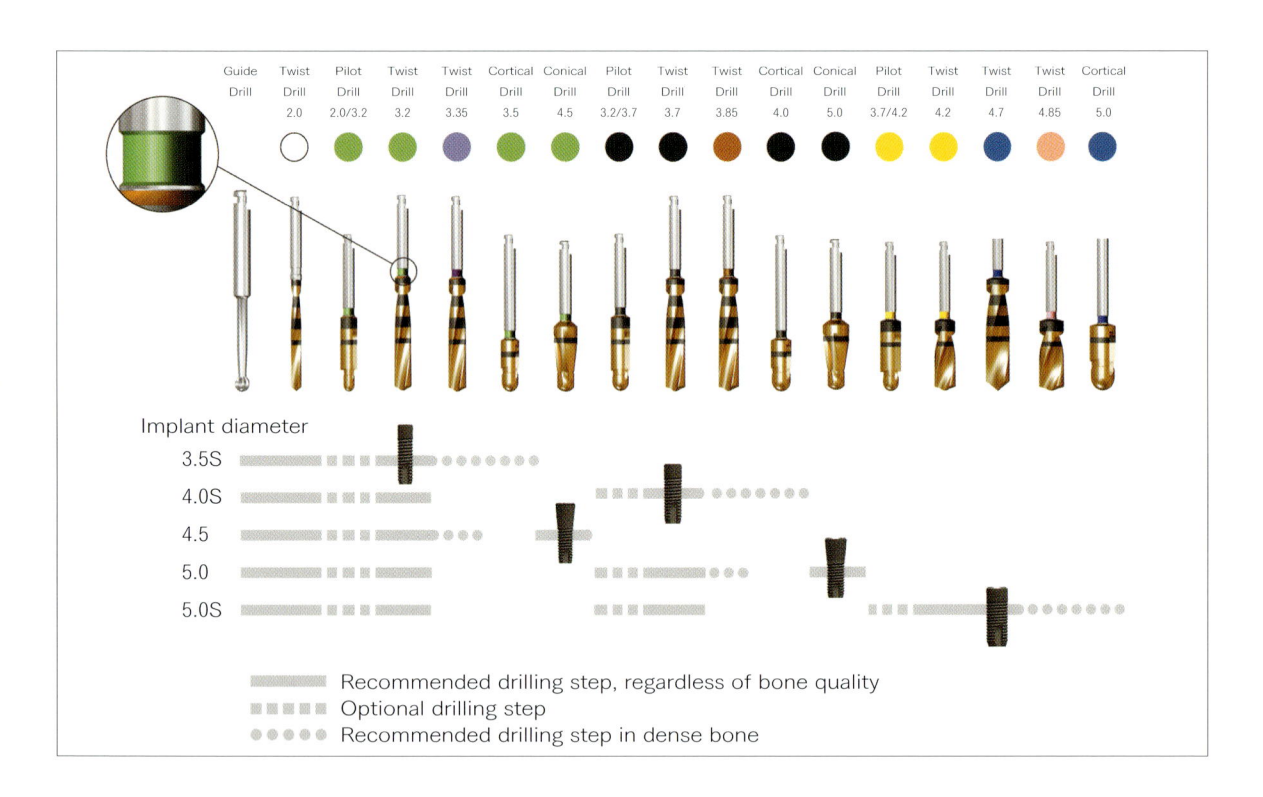

図13　ドリルは，フィクスチャーと連動したカラーコード化がされている．3.35●と3.85●，4.85●は骨質がタイプ1やタイプ2のような硬い骨質に使用する．

CHAPTER 3　アストラテックインプラントの基本：一次外科術式

Drilling Protocol

OsseoSpeed™ 3.5S

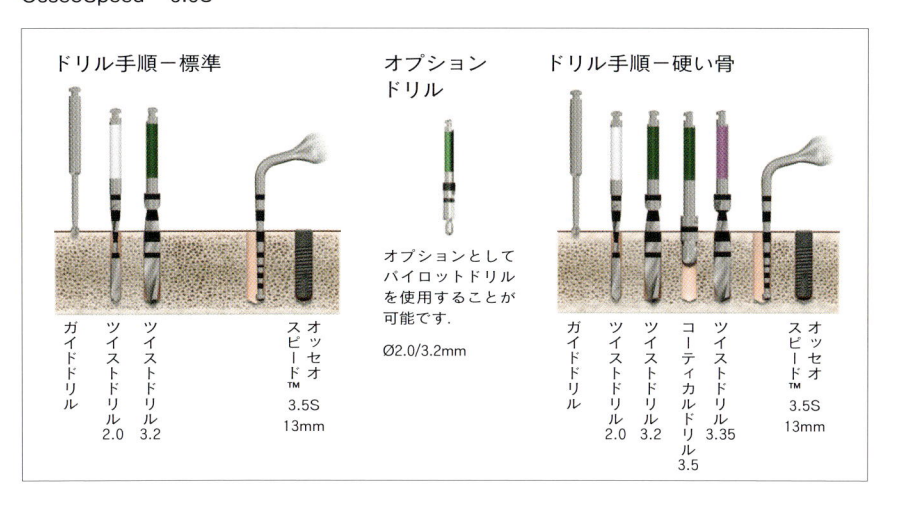

ドリル手順－標準
ガイドドリル／ツイストドリル 2.0／ツイストドリル 3.2／オッセオスピード™ 3.5S 13mm

オプションドリル
オプションとしてパイロットドリルを使用することが可能です．
Ø2.0/3.2mm

ドリル手順－硬い骨
ガイドドリル／ツイストドリル 2.0／ツイストドリル 3.2／コーティカルドリル 3.35／ツイストドリル 3.5／オッセオスピード™ 3.5S 13mm

OsseoSpeed™ 5.0S

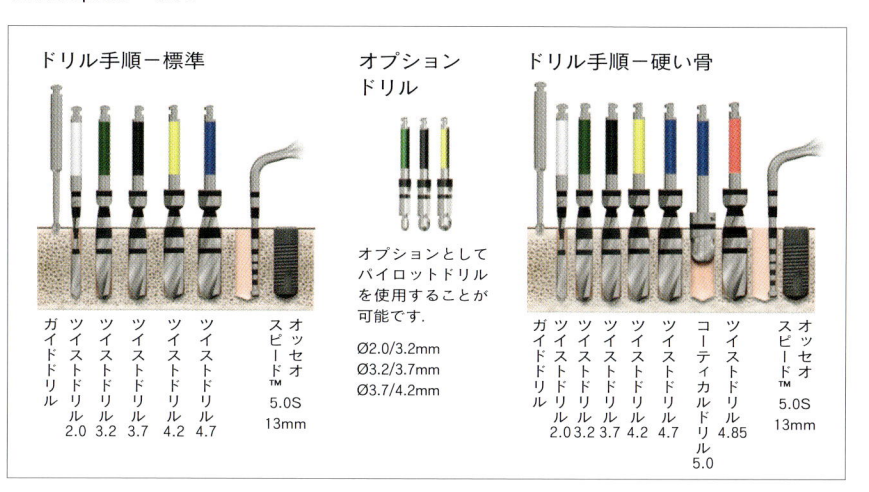

ドリル手順－標準
ガイドドリル／ツイストドリル 2.0／ツイストドリル 3.2／ツイストドリル 3.7／ツイストドリル 4.2／ツイストドリル 4.7／オッセオスピード™ 5.0S 13mm

オプションドリル
オプションとしてパイロットドリルを使用することが可能です．
Ø2.0/3.2mm
Ø3.2/3.7mm
Ø3.7/4.2mm

ドリル手順－硬い骨
ガイドドリル／ツイストドリル 2.0／ツイストドリル 3.2／ツイストドリル 3.7／ツイストドリル 4.2／ツイストドリル 4.7／コーティカルドリル 4.85／ツイストドリル 5.0／オッセオスピード™ 5.0S 13mm

OsseoSpeed™ 4.0S

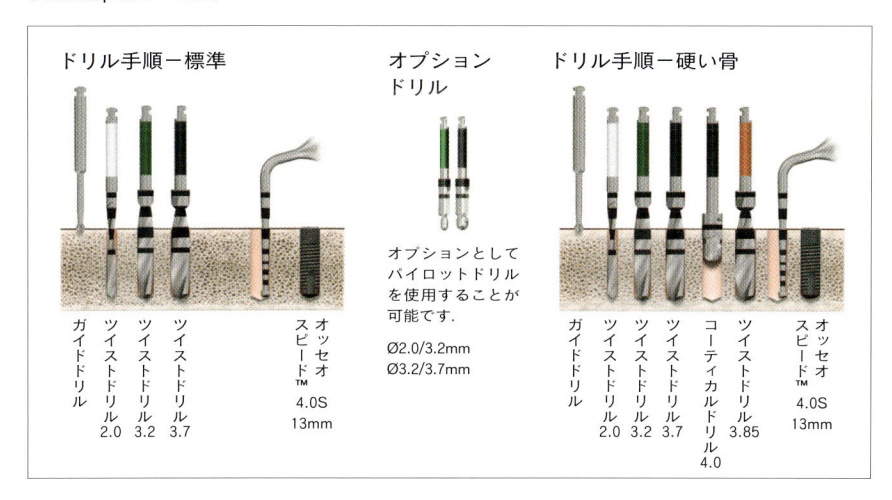

ドリル手順－標準
ガイドドリル／ツイストドリル 2.0／ツイストドリル 3.2／ツイストドリル 3.7／オッセオスピード™ 4.0S 13mm

オプションドリル
オプションとしてパイロットドリルを使用することが可能です．
Ø2.0/3.2mm
Ø3.2/3.7mm

ドリル手順－硬い骨
ガイドドリル／ツイストドリル 2.0／ツイストドリル 3.2／ツイストドリル 3.7／コーティカルドリル 3.85／ツイストドリル 4.0／オッセオスピード™ 4.0S 13mm

OsseoSpeed™ 4.0S — 6 mm

ドリル手順－標準
ガイドドリル／ツイストドリル 2.0／ツイストドリル 3.2／ツイストドリル 3.7／オッセオスピード™ 4.0S 6 mm

オプションドリル
オプションとしてパイロットドリルを使用することが可能です．
Ø2.0/3.2mm

ドリル手順－硬い骨
ガイドドリル／ツイストドリル 2.0／ツイストドリル 3.2／ツイストドリル 3.7／コーティカルドリル 3.85／ツイストドリル 4.0／オッセオスピード™ 4.0S 6 mm

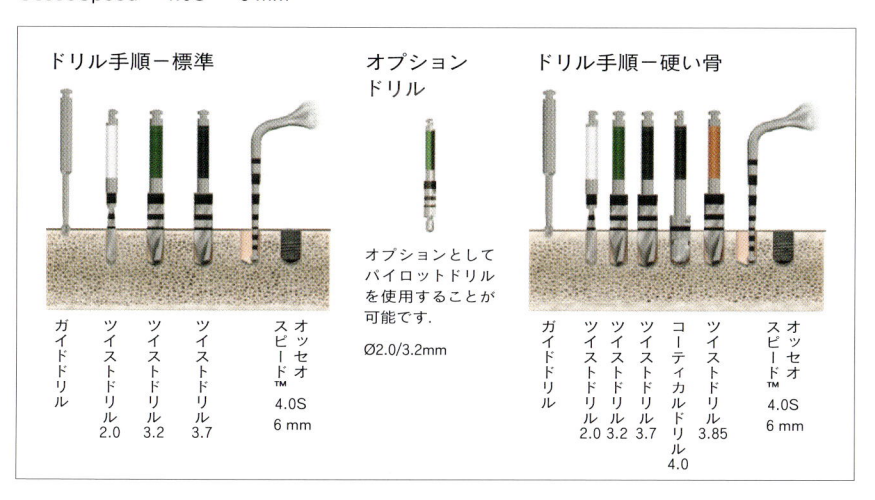

高径 6 mm は SP ドリルのみの使用となる．

OsseoSpeed™ 4.5

ドリル手順ー標準

ガイドドリル / ツイストドリル 2.0 / ツイストドリル 3.2 / コーティカルドリル 4.5 / オッセオスピード™ 4.5 13mm

オプションドリル

オプションとしてパイロットドリルを使用することが可能です．
Ø2.0/3.2mm

ドリル手順ー硬い骨

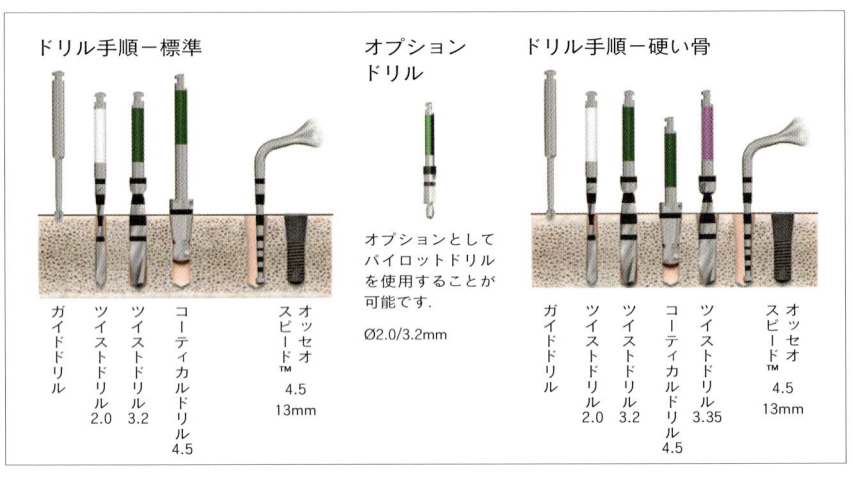

ガイドドリル / ツイストドリル 2.0 / ツイストドリル 3.2 / コーティカルドリル 4.5 / ツイストドリル 3.35 / オッセオスピード™ 4.5 13mm

OsseoSpeed™ 5.0

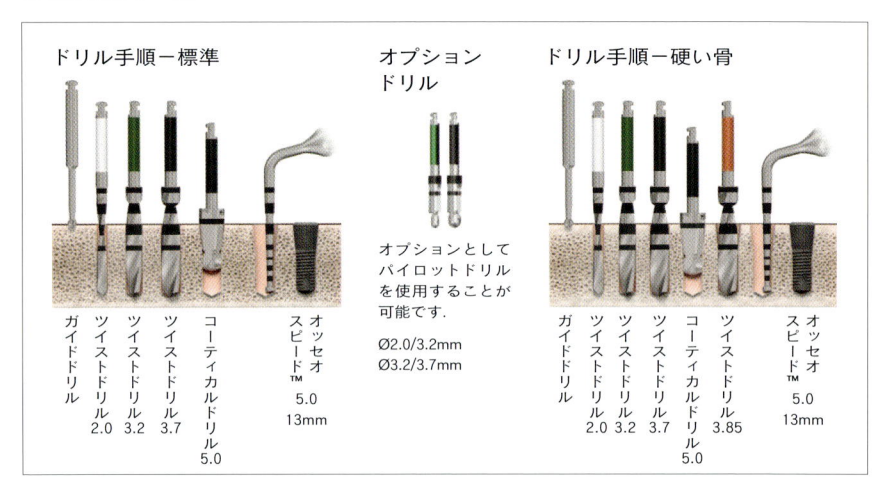

ドリル手順ー標準

ガイドドリル / ツイストドリル 2.0 / ツイストドリル 3.2 / ツイストドリル 3.7 / コーティカルドリル 5.0 / オッセオスピード™ 5.0 13mm

オプションドリル

オプションとしてパイロットドリルを使用することが可能です．
Ø2.0/3.2mm
Ø3.2/3.7mm

ドリル手順ー硬い骨

ガイドドリル / ツイストドリル 2.0 / ツイストドリル 3.2 / ツイストドリル 3.7 / コーティカルドリル 5.0 / ツイストドリル 3.85 / オッセオスピード™ 5.0 13mm

OsseoSpeed™ 3.0S（近日発売）

①ドリル手順（標準）

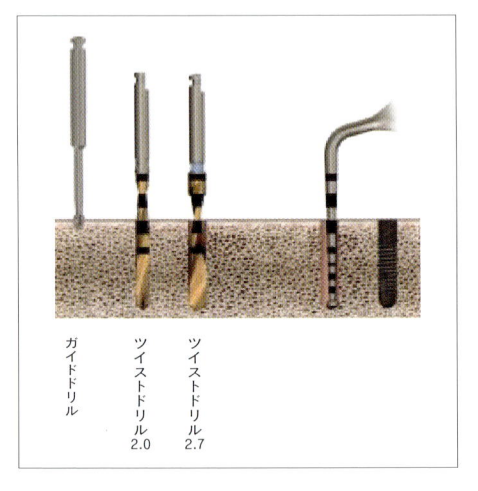

ガイドドリル / ツイストドリル 2.0 / ツイストドリル 2.7

②ドリル手順（軟い骨）

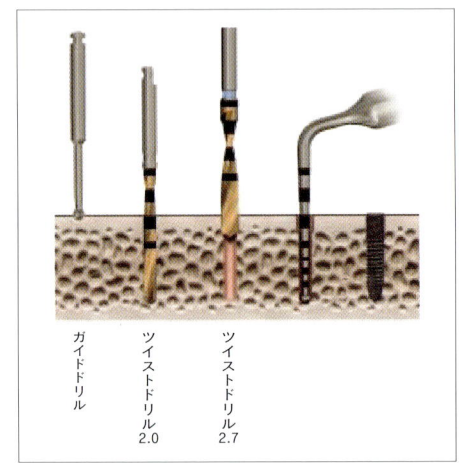

ガイドドリル / ツイストドリル 2.0 / ツイストドリル 2.7

③ドリル手順（硬い骨）

ガイドドリル / ツイストドリル 2.0 / ツイストドリル 2.7 / コニカルドリル 2.7/3.0 / ツイストドリル 2.85

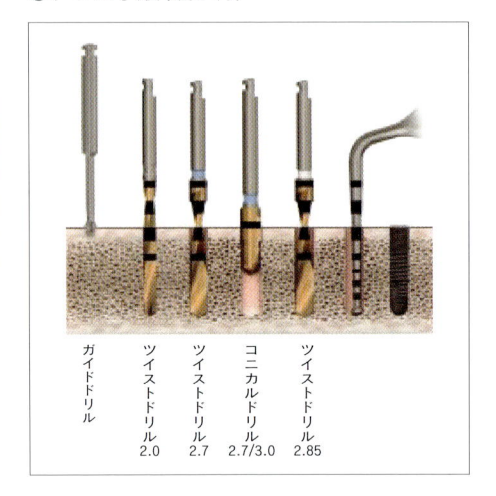

OsseoSpeed™ 3.0S は近日発売であるが，参考としてここに掲載する．

4.0S 6mm の臨床

症例1（金城清一郎先生提供）

本症例は，解剖学的に天然歯の歯根が短かったため，アンカーロスと7┐のアップライト後の後戻りの防止のため，中間歯欠損部にショートインプラントを適応した．

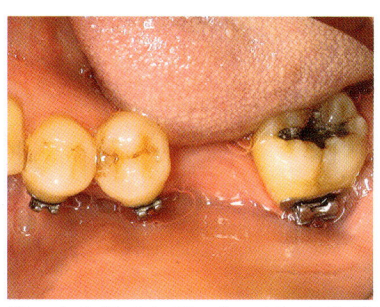

第一大臼歯の欠損であるが，下歯槽神経が高位に位置し，解剖学制約がある．

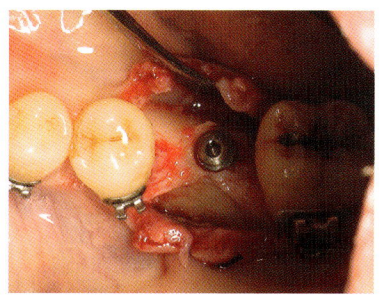

OsseoSpeed™ 4.0S 6mm を選択し，Little deep に埋入される．

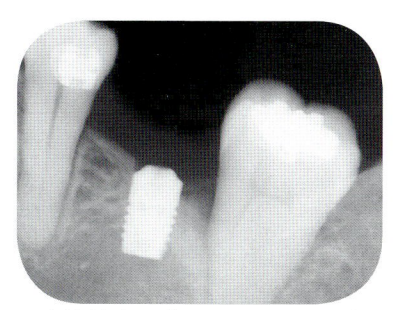

一次外科時のデンタルエックス線写真．7┐近心にアップライト後の骨透過像が残っている．

左：術後CT画像．下歯槽神経に対して安全に 4.0S 6mm が埋入され，通法に従い2回法を選択する．
右：二次外科時のISQ値で81と良好であるため，機能的咬合圧をプロビジョナルレストレーションで加えていく．

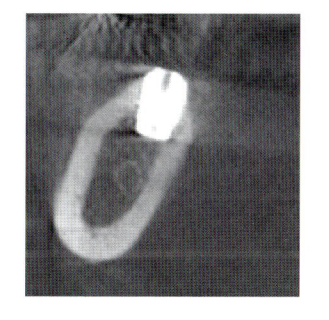

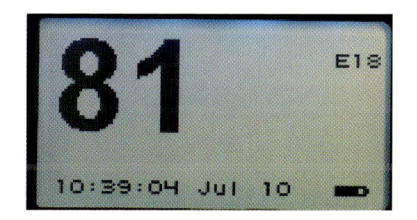

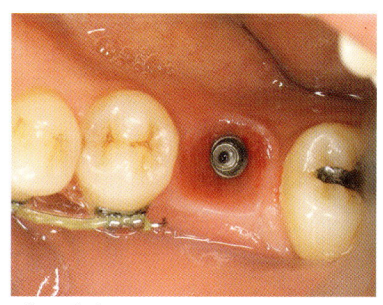

プロビジョナルレストレーションにてティッシュスカルピングを行う．

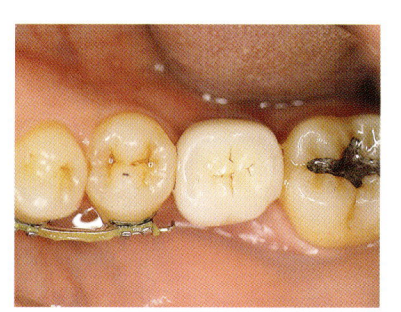

上部構造の装着．

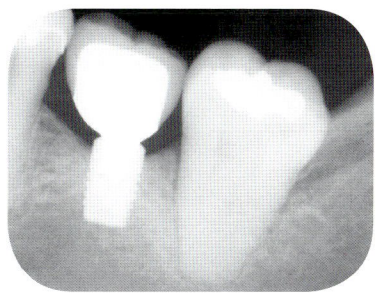

補綴終了時のデンタルエックス線写真．矯正およびインプラント埋入後の骨のリモデリングも完了し，辺縁骨も安定している．

症例2（金城清一郎先生提供）

　本症例は，Narrow ridge $\overline{7\,6\,5\,4}$ の遊離端欠損である．$\overline{5\,4}$ に Small diameter3.25mm インプラントをスプリットクレストテクニックにて埋入したが，3年後にロストしたため，$\overline{5}$ 部に OsseoSpeed™3.5mm/ 8 mm のインプラントを，$\overline{6}$ は下歯槽管との解剖学的制約が強いため，OsseoSpeed™4.0S　6 mm で対応し，上部構造は $\overline{6\,5}$ 連結支台の $\overline{4}$ カンチレバーブリッジとした．インプラントが複数埋入され，上部構造も連結されるため，6 mm のインプラントが適応となる．

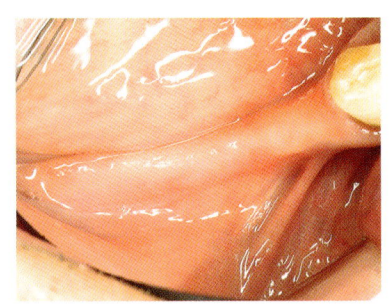

顎堤に高度の吸収と狭窄がみられ，大臼歯部位では下歯槽管との近接を認める．

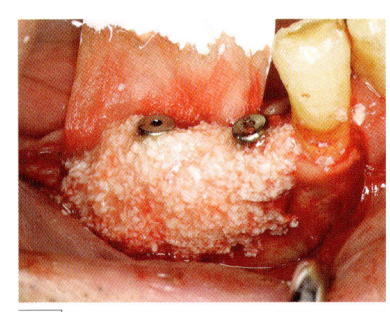

$\overline{5\,4}$ に Small diameter3.25mm インプラントを GBR 併用して埋入したが，ロストに至った．

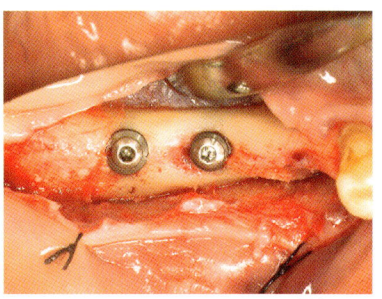

リカバリー一次外科手術．$\overline{4}$ 部はオトガイ孔の存在のため，$\overline{5}$ に OsseoSpeed™3.5mm/ 8 mm，$\overline{6}$ に OsseoSpeed™4.0S　6 mm インプラントを埋入する．

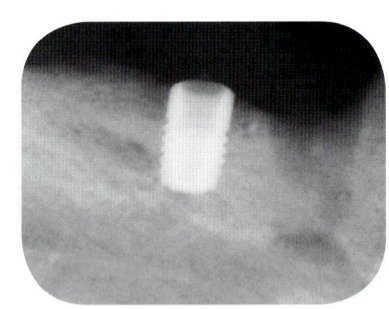

4.0S　6 mm 埋入時に，デンタルエックス線写真にて下歯槽管との干渉を確認．

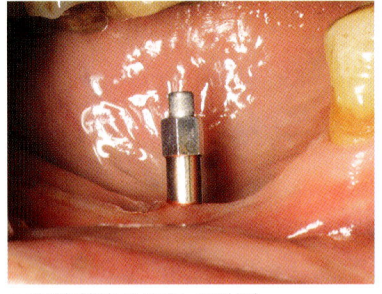

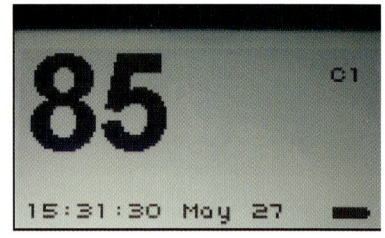

二次外科時の ISQ の計測．

ISQ 値で十分な値が得られているため，プロビジョナルレストレーションにて機能圧をかける．

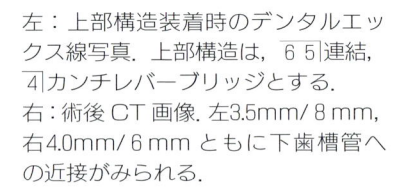

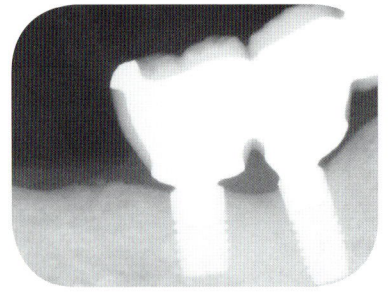

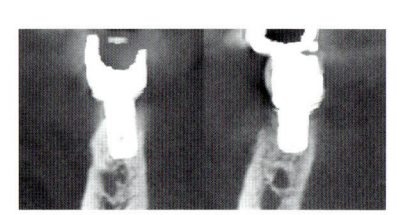

左：上部構造装着時のデンタルエックス線写真．上部構造は，$\overline{6\,5}$ 連結，$\overline{4}$ カンチレバーブリッジとする．
右：術後 CT 画像．左3.5mm/ 8 mm，右4.0mm/ 6 mm ともに下歯槽管への近接がみられる．

CHAPTER 3 アストラテックインプラントの基本：一次外科術式

アストラテックインプラントのフィクスチャーを熟知する

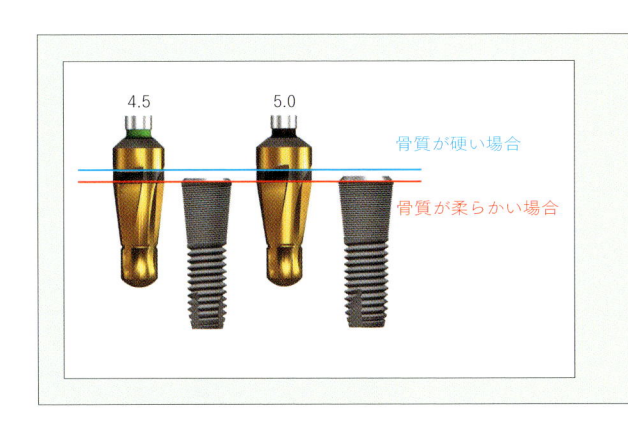

フィクスチャー4.5，5.0の埋入

コニカルドリルの骨質によるドリル深度の使い分け

コニカルドリルは，骨質が柔らかい場合にはレーザーマークの下縁にて形成を終了する．骨質が硬い場合は，レーザーマークの上縁にて形成を終了する．
※：コニカル形成は3.2or3.7のツイストドリル形成後，形成深度を計測した後に行う．コニカル形成をしすぎないように注意が必要となる．

①コニカル・パラレルフィクスチャーの選択の違い

フィクスチャーOsseoSpeed™のラインナップ

フィクスチャーOsseoSpeed™においては，すべてに回転防止機構であるインターナルヘックスが付与されているが，3.5S，4.0Sと4.5，5.0，5.0Sではインターナルスリップジョイントのテーパーが異なるため，接続するアダプターやアバットメントラインが変わってくることを承知しておかなければならない．

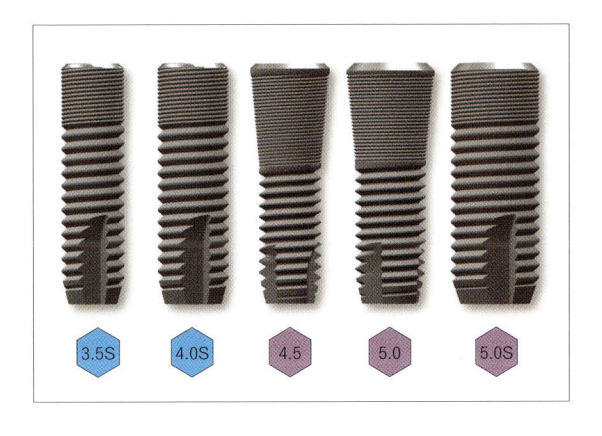

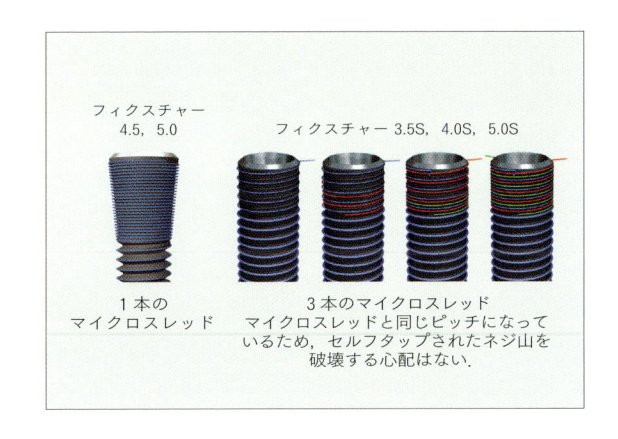

3.5S & 4.0S，5.0S インプラント

ストレートタイプは，マイクロスレッドが長いため，初期固定に優れている．したがって，基本的には柔らかい骨質に向いている．硬い骨質の場合は，3.5Sには3.35を，4.0Sには3.85を，5.0Sには4.85のツイストドリルを用いる．

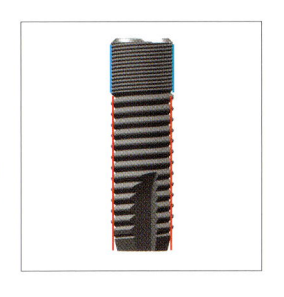

4.5 & 5.0インプラント

テーパードタイプは，マイクロスレッドが短いため，初期固定に劣る．したがって，基本的には硬い骨質に向いている．柔らかい骨質には，コニカル形成を控えめにし，ボーンエキスパンジョンすることにより，優れた初期固定が得られる．とくに，母骨の骨量の少ないサイナスリフト時に有用となる．

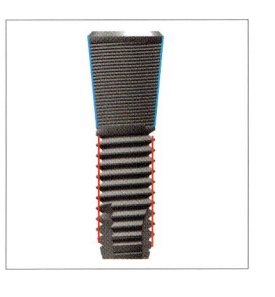

② MicroThread™ を知る

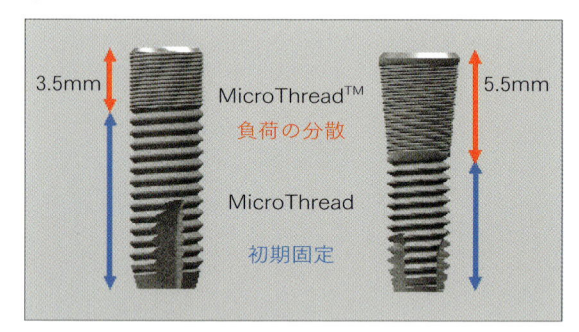

3.5S, 4.0S 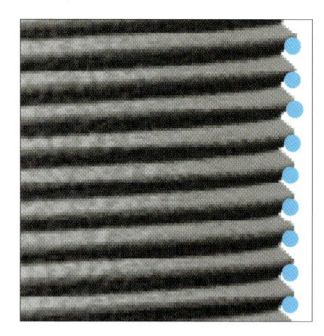　　　4.5, 5.0

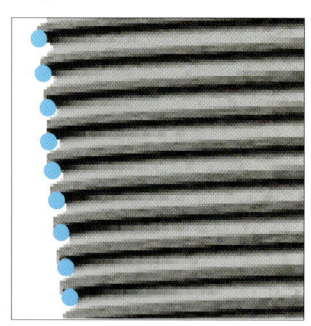

MicroThread™ は，辺縁骨に加わる応力の分散に大きく寄与する．

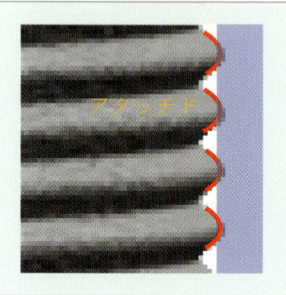

3.5S, 4.0S, 5.0S の場合
コーティカルドリルによりフィクスチャーと同じ径に形成されるため，フィクスチャーと骨は接触するのみである．コーティカル形成は，骨質が柔らかい場合には上部の皮質骨部のみに留めるか，行わないほうが望ましい．

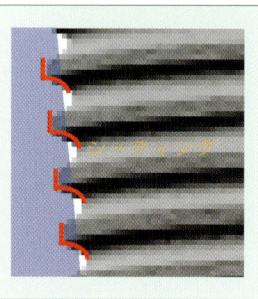

4.5, 5.0の場合
コニカル形成により，マイクロスレッドは，骨面にシーティングする形になり，骨質が硬ければ，それ以上の埋入は困難になる．コニカル形成を行いすぎるとフィクスチャーは先端部で止まり，コニカル部は骨接触が生じなくなるため，注意が必要である．

2.1. ドリリングの要点

- ドリリングは，シングルハンドで行うとハンドピースが弧を描き上下するため，両手でサポートし，上下平行移動にて形成を行う．とくに，術者が患者右側に位置し，術部が左側の場合は，支点が遠くなるので注意が必要である．
- ドリリングは，アップダウンを繰り返し，形成窩から切削骨片を排出させながら形成を行うとともに，冷却水が形成窩の内部までクーリングを行えるように注意を払う．
- 硬い骨質の形成時には，ハンドピースからの注水冷却のみでなく，アシスタントによる注水パックまたはシリンジを用いた注水冷却を行い，オーバーヒートを生じないように努める（骨組織は，47℃以上に発熱すると火傷を生じ，骨細胞は壊死を生ずる）．

3．骨質による術式の違い

3.5，4.0S の埋入

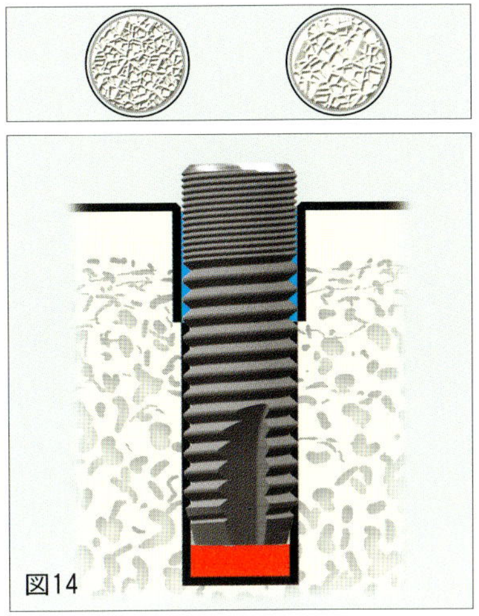

①骨質タイプ 3，4 の場合（図14）
コーティカル形成を行っているにもかかわらず，フィクスチャーが形成窩に完全埋入されずに止まってしまった場合，再度，形成深度を計測し，3.2(3.7)のツイストドリル形成深度を増す．

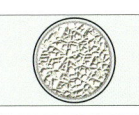

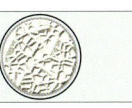

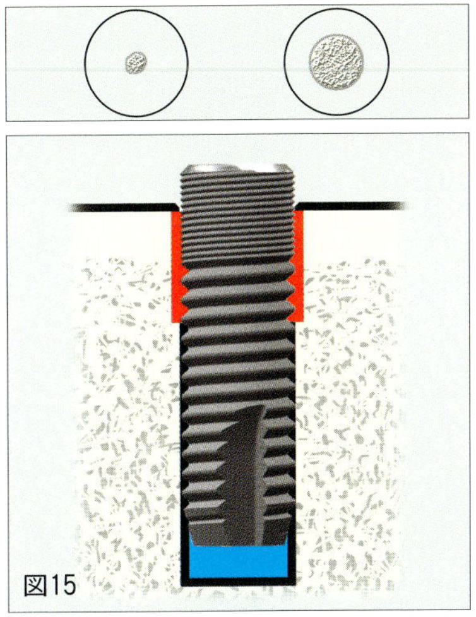

図14

②骨質タイプ 1，2 の場合（図15）
所定の深さまでドリル形成されているにもかかわらず，コーティカル部でインプラントが止まってしまった場合，コーティカル形成をやり直すか，ドリルサイズを3.35(3.85)にサイズアップする．

図15

4.5，5.0の埋入

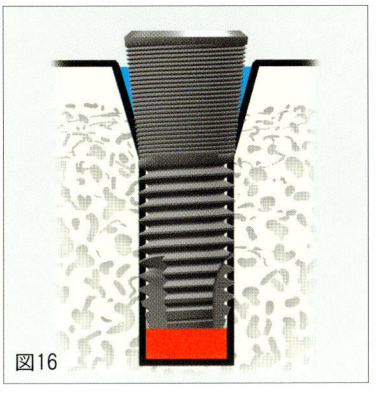

①骨質タイプ 3，4 の場合（図16）
コニカル部に完全埋入されずにインプラントが止まってしまった場合，3.2(3.7)のツイストドリル形成深度を増す．

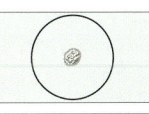

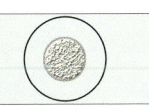

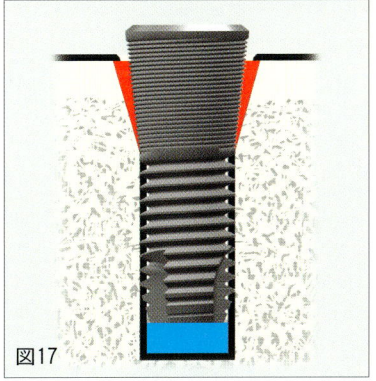

図16

②骨質タイプ 1，2 の場合（図17）
所定の深さまでツイスト形成されているにもかかわらず，コニカル部でインプラントが止まってしまった場合，コニカル形成を深めに行う．それでも埋入がタイトの場合には，ドリルサイズを3.35(3.85)にサイズアップする．

図17

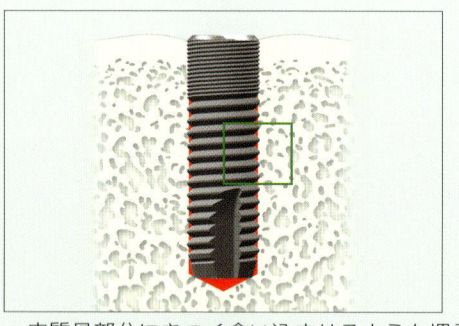

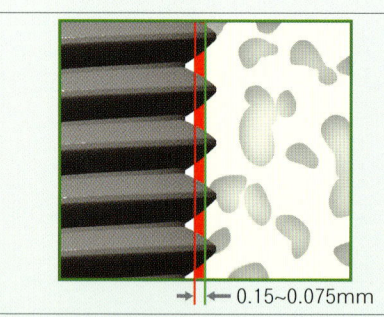

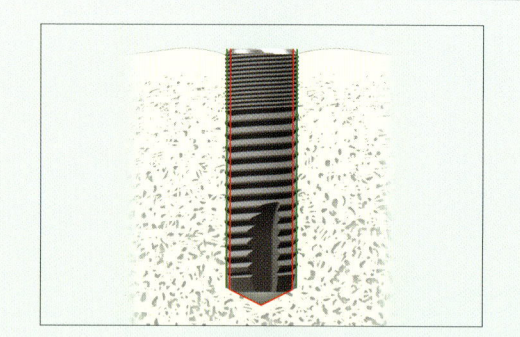

皮質骨部分にきつく食い込ませるような埋入，すなわち過度なトルクを掛けるようなインプラントの埋入は，骨細胞のコンプレッションネクローシスを生じるため，良好な結果を生じない．アストラテックインプラントの場合，スタンダードボーン，ソフトボーンにおいては，埋入窩とインプラントの径のギャップは0.15mmとしている（赤ライン）．また，ハードボーンにおいては0.075mm（緑ライン）とし，緻密骨用ドリルが用意されている．

check 3

タイプ4のように骨質がきわめて粗な場合には，コニカル形成をほとんど行わないでフィクスチャーのテーパー部分を利用し，骨密度をCondensingして緻密化をはかりながら埋入することにより，よりよい初期固定が可能となる．また，タイプ3の骨質の場合，やはりコニカル形成をあまり行わないでフィクスチャーのテーパー部分を利用し，骨をExpansionして骨幅を拡大しながらの埋入が可能となる．

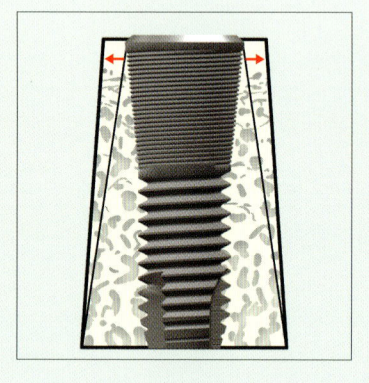

同様の埋入方法をタイプ2の骨質で行った場合，Compression necrosisを生じる可能性が高い．

4．フラップデザインと縫合

　インプラント手術の成否は切開・縫合で決まる，といっても過言ではない．一次外科手術で用いられる剥離法は全層弁が用いられる．二次外科手術においては，歯肉移植（FGG）・結合織移植（CTG）を行う場合は部分層弁，あるいはコンビネーションフラップを必要とするが，基本的には全層弁を用いる．

4．1．切開・剥離・縫合での配慮

①術部の血流を阻害しないフラップデザインを設定する（図18, 19）．上顎口蓋側においては遠心方向から，唇側・頬側においては口腔前庭方向から，下顎唇側・頬側においては口腔前庭方向から，舌側においては舌下底方向よりの血流があるため，これを横切るような切開線の設定は禁忌である．
②切開のメスは骨面に対して斜めに入れ，創面ののり代をとる（図20）．
③粘膜骨膜弁に損傷を与えないように剥離を行う．剥離の際，極力骨膜に穿孔等の損傷を与えないように生食ガーゼで剥離するとよい．
④必要以上の剥離は行わない．広範囲の剥離は，術後の腫れや疼痛を助長するため，できるだけ剥離の範囲は小さいほうがよい．
⑤解剖学的危険部位においてはフラップを十分に開け，危険部位を目視できる状態にして手術を行ったほうが安全である．
⑥解剖学的危険部位においては，メスを使用せず剥離子かダイセクター等により鈍的剥離を行う．オトガイ孔やオトガイ神経などにダ

上顎の切開

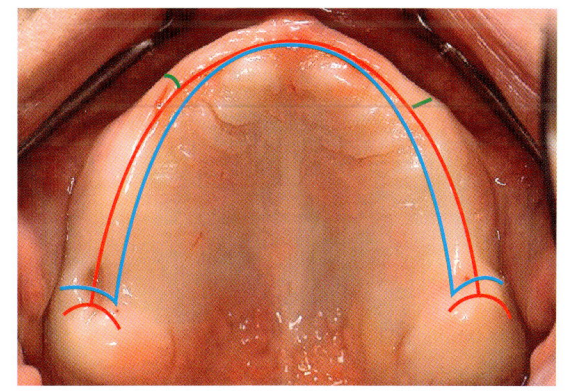

図18　基本的に歯槽頂に切開線を設ける（赤）．1回法や二次外科手術において角化歯肉を唇・頬側に確保する場合には，口蓋側よりに切開線を設ける（青）．唇側のフラップが翻転しにくい場合には，犬歯遠心付近に縦切開を設ける（緑）．

下顎の切開

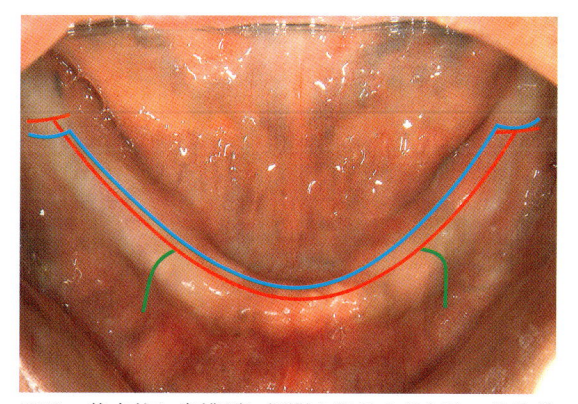

図19　基本的に歯槽頂に切開を設けるが（赤），角化歯肉の幅の1/3を舌側に，2/3を唇・頬側に残すようにやや舌側寄りに切開線を設ける（青）とよい．舌側の剥離は慎重にし，少なめに行う．唇・頬側への剥離が困難な場合には，犬歯部に縦切開を設ける（緑）．

メスの入れる方向

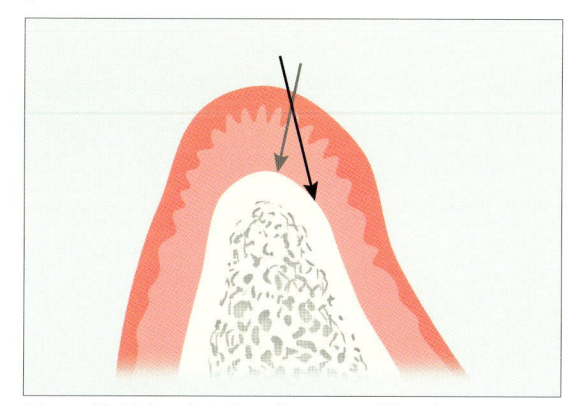

図20　縫合時に弁と弁が合わさる面積が多くなるように，骨面に対してやや斜めに切開を設けるとよい．しかし，あまり斜めにしすぎて弁が薄くなりすぎるとネクローシスを起こすため，かえって悪い結果となる．

メージを与えると，一過性または長期の神経障害を起こす可能性があるので十分な注意が必要である．
⑦できる限り一次閉鎖を行い，一次治癒を促す（図21）．
⑧縫合針の刺入点は，切開線から十分に離し，有鉤ピンセットにて弁を把持し，縫合針を弁に対して直角に刺入する．
⑨縫合糸の結紮は，テンションがかからないように行う．
⑩止血は，創面に死腔や血腫を作らないように術者が手指による圧迫止血を行う．

一次治癒

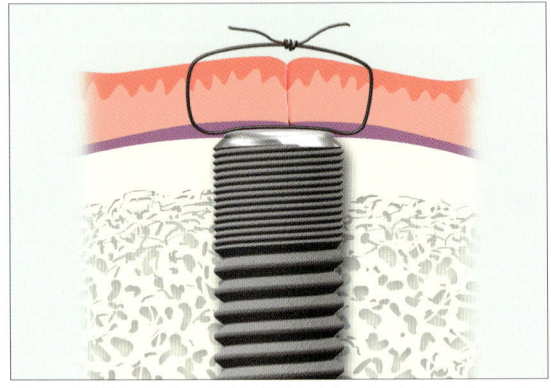

図21 剥離した弁の端と端がピタッと合わさるように縫合糸にて縫合することにより，肉芽組織を形成することなく血管・組織の吻合が行われる．

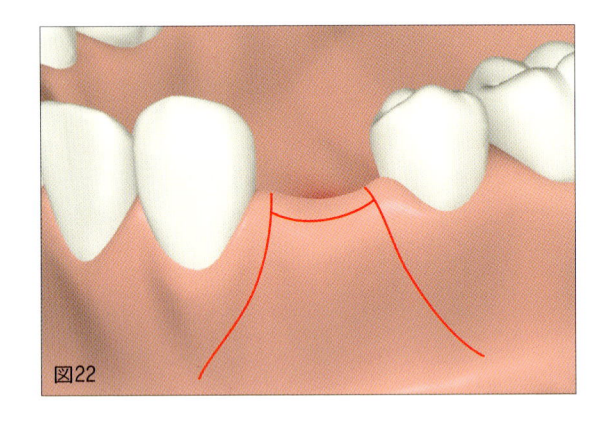

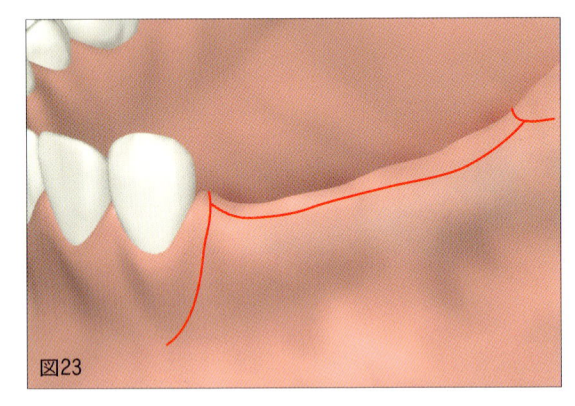

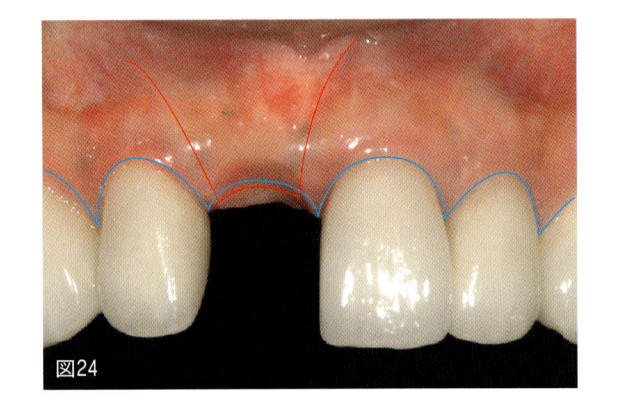

図22

図23

図24

①1歯から2歯欠損の場合（図22）

通常，両隣在歯隣接面歯頸部より1.5mm程度離し，隣在歯の付着を保護したうえで，縦切開を入れる．歯槽頂部は角化歯肉のなかでやや舌側よりに切開線を設ける．フラップは，骨移植・GBR等のオプションの必要がない場合は，解剖学的形態を把握でき，インプラントの埋入操作が可能な限りの小さなフラップを形成する．

②遊離端欠損の場合（図23）

歯槽頂部分角化歯肉内に切開線を設け，近心の縦切開は，隣在歯の付着を保護するように切開線を設ける．このとき，下顎の小臼歯部位に切開線が入る場合は，十分にオトガイ孔およびオトガイ孔より分布する前方枝に注意を払う必要がある．

③前歯部欠損の場合（図24）

基本的に隣在歯の歯間乳頭と付着を維持する目的で，隣接歯肉溝より切開線を離し，血流を考え，裾広がりの形状にフラップデザイン（赤）をとる．切開線の瘢痕化を嫌う場合は，歯肉溝切開を近遠心に広げたフラップデザイン（青）をとる場合もある．

4.2. 縫合法の種類

インプラントで用いられる縫合法には，下記のようなものがある（表4）．

①単純縫合（断続縫合）

基本的には，この単純縫合でよいのであるが，単純縫合は，糸の結紮時にテンションがかかり，縫合部にネクローシスを生じやすく，縫合が外れてしまうことがある．これを防ぐためには，切開線より離したところに刺入し，長い線で弁を抑えるとともに2-2-1の結紮を行うことを勧める（図25, 26）．

②マットレス縫合（図27）

減張切開を行った場合など，合わせた弁が確実に開かないようにするため，要所要所にマットレス縫合（Holding suture）を行い，その間を単純縫合（Closing suture）にて補う．

③連続縫合

単純を連続的に行う縫合法であるが，テンションが均一にかからないため，創面の裂開を招く恐れがある．

④連続ロック縫合（図28）

連続縫合の欠点を補い，1つひとつの縫合に均一なテンションがかかり，そのテンションも最後の結紮にてコントロールすることが可能となる．また，結紮を1か所にすることにより，結紮箇所に生じるプラークのコロニーによる炎症が起きにくい．

表4 縫合時の基本的な注意事項．

- 非可動性組織が可動組織へ刺入する．
- 結紮は，ほどけないように2重か3重結びを行う．
- 組織に対して過剰なテンションが掛からないように結紮を行う．
- 切開線上に結び目をつくらない．
- 縫合針は，先端より1/3を把持する．
- 縫合糸は生理食塩水にて十分に湿らせて使用する．

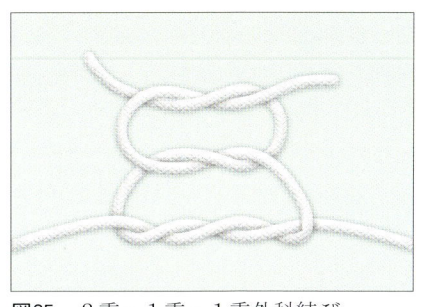

図25　2重‐1重‐1重外科結び．

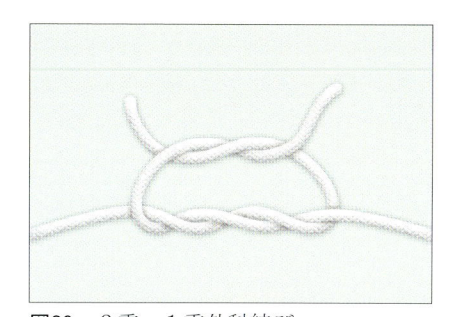

図26　2重‐1重外科結び．

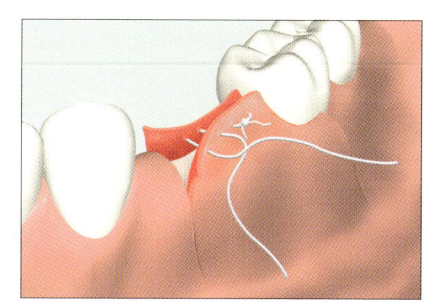

図27　マットレス縫合（Holding suture）．

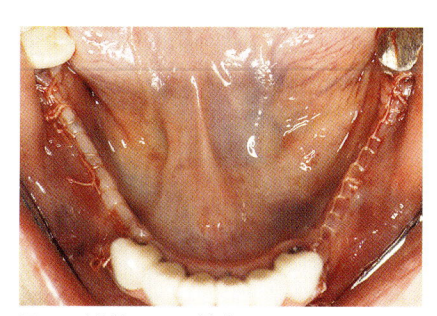

図28　連続ロック縫合．

Longevity in implant surgery: little deep

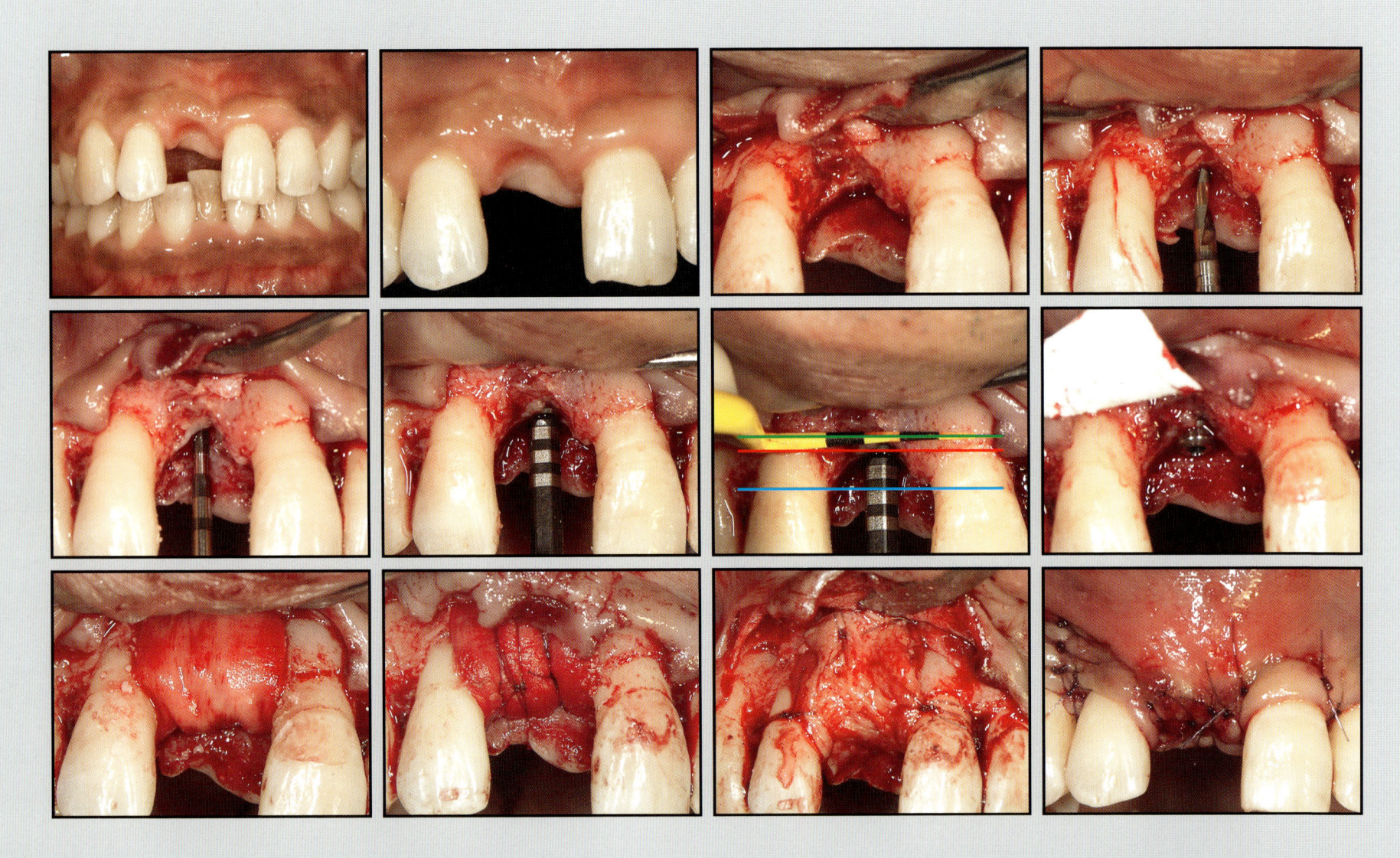

CHAPTER 4
インプラント手術の周術期管理

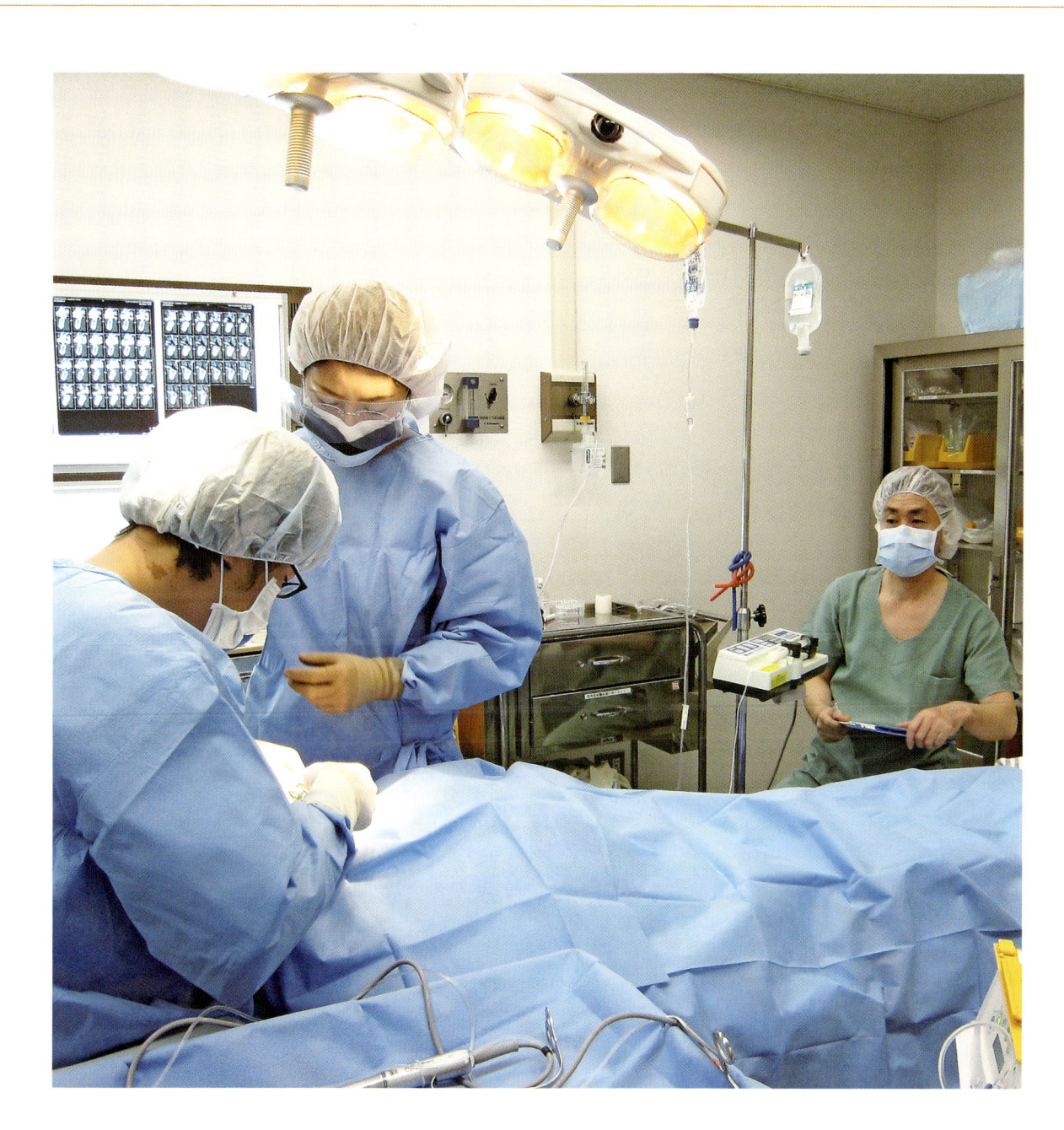

解説：伊東　哲　●静岡県開業・伊東歯科医院
● O.S.I. 常任講師

はじめに

周術期管理とは，インプラント手術の術前から術中，術後に至る患者の安全を確保しつつ全身的・局所的偶発症の発症に対処し，予防することである．

歯科治療に対して患者の受けるストレス[1]は，歯科医師が思っている以上に大きいものであり，インプラント手術を受ける患者の不安感，恐怖感ははかりしれない．したがって，術前から患者の不安感，恐怖感を極力軽減・除去しなければならない．疼痛に関しても，周術期に患者には絶対に痛みを感じさせない，痛みを訴えさせないようにすることを肝に銘じ，疼痛管理を行う．

インプラント手術の周術期管理を安全，確実に行うために，われわれ歯科医師が日常臨床で行えることを述べる．

1．術前管理

インプラント手術予定日前に患者を医院に来院させ，予定術式，周術期管理計画に基づいて，インフォームドコンセントを行う．精神鎮静法あるいは全身麻酔を施行する場合も同様に行う．

1.1．予定術式の決定

口腔内所見，顎模型，CTなどの画像診断をもとにインプラント手術術式，手術予定時間を決める．

1.2．全身状態の評価

インプラント手術を受ける患者は通常歯科医院に通院できるはずであり，口腔内に疾病はあるけれども全身疾患がないか，あるいは日常生活には支障のない軽度の全身疾患程度の，いわゆる健康な患者である．全身状態の評価に有用な米国麻酔学会（American Society of Anesthesiologists：ASA）の全身状態（Physical Status：PS）分類（表1）では，インプラント手術患者はPS1とPS2に相当する．とくに，高血圧症，虚血性心疾患，糖尿病等の全身疾患をもつ歯科治療患者は日常の臨床で多く遭遇する．これら全身疾患を合併するインプラント手術患者の周術期管理は，循環動態を安定にするようにつねに心がけなければならない．

1.3．術前指示

不安感，恐怖感を強く抱く患者にはインプラント手術前日，就寝時ベンゾジアゼピン系薬剤の服用を考慮する．中時間作用型抗不安薬アルプラゾラム（図1）[2] 0.4～0.8mg／回，あるいは超短時間型睡眠薬トリアゾラム（図2）0.25mg／

表1　米国麻酔学会（ASA）の全身状態分類（PS分類）．

PS 1	手術の対象となる疾患以外に全身疾患がない
PS 2	軽度ないし中等度の全身疾患がある
PS 3	重度の全身疾患がある
PS 4	死亡の危険性をともなう重度の全身疾患がある
PS 5	瀕死の状態で生存の可能性は少ない
PS 6	脳死状態

図1　ベンゾジアゼピン系抗不安薬アルプラゾラム（ソラナックス®）．
図2　ベンゾジアゼピン系睡眠薬トリアゾラム（ハルシオン®）．

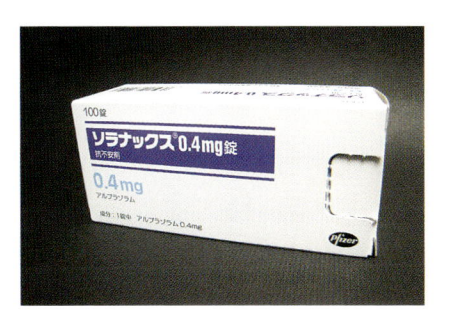

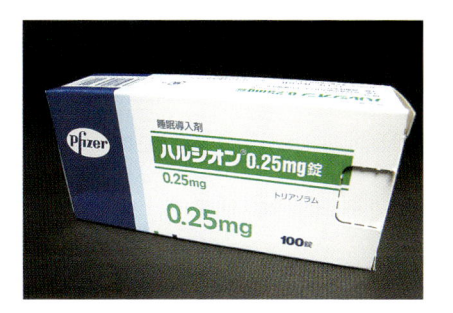

表2　ベンゾジアゼピン系薬剤の薬理作用．
①抗不安作用
②鎮静・催眠作用
③前向性健忘作用
④抗痙攣作用
⑤筋弛緩作用
⑥抗うつ作用（一部のベンゾジアゼピン系薬剤）

回を処方する．しかし，高齢者にはベンゾジアゼピン系薬剤の薬理作用（表2）に基づく副作用で，転倒，骨折，過鎮静を起こす可能性があるので，インプラント手術のためにベンゾジアゼピン系薬剤の投与は控える．

抗生物質の投与は，経口ではペニシリン系薬剤（アモキシシリン1.5g／日）を処方し，手術の1時間前には内服させておく．静脈内投与の場合は，セフェム系薬剤（セファゾリン1g）を手術当日に手術開始30～60分前には投与を終える．通常，術後感染予防のために抗生物質を投与する期間はインプラント手術当日からほぼ3日間である．ｃheck 1

インプラント手術術式，予定時間，術者の熟練度，そして患者の希望等によって，精神鎮静法や全身麻酔法（表3）を併用することもありうる．その場合には帰宅時の同伴者の介添え，交通手段等の情報を患者から得ておく必要がある．精神鎮静法は患者のストレスを取り除き，循環動態を安定し，全身的偶発症の発生を防ぐことができるので，精神鎮静法を積極的に応用すべきである．

表3 精神鎮静法と全身麻酔法の比較.

	精神鎮静法	全身麻酔
意識	あり	なし
応答	あり	なし
生体防御反射	あり	なし
気道確保の必要性	なし	あり

check 1

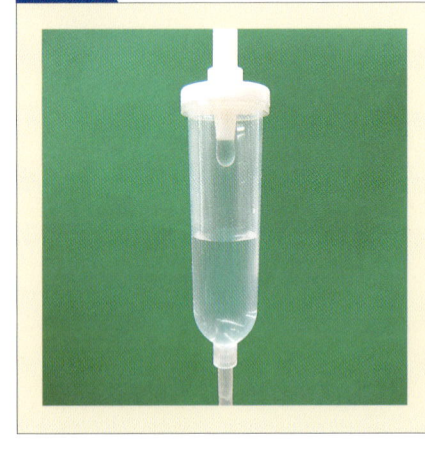

アレルギーチェック

抗生物質の静脈内試験的投与は，静脈確保し，バイタルを確認した後，生理食塩水100mLに溶解した抗生物質を0.5mL投与する．バイタルを経時的に測定し，経過観察を行う．投与10〜20分後，皮膚発赤，発疹，膨疹，掻痒感等の有無と，呼吸状態を確認する．同時にほかのスタッフにも一緒に観察してもらい，その観察結果をチャートに記載する．異常がなければ，抗生物質の投与を開始する．

2．術中管理

第一に患者の安全をはかる．つぎに，患者には痛みを与えない方法と，快適な環境を作る方策を立てる．

2.1．モニターの装着（図3）

血圧計，パルスオキシメータの装着は必須で，不整脈，虚血性心疾患等の既往のある患者には，心電図のモニタリングも行う．

院内のスタッフは，モニターを正しく装着できること，バイタルが異常値を示す場合，まずモニターの装着部位の位置確認をする習慣を身につけることが必要である．**check 2** 自動血圧計が頻回に異常値を表示したり，故障したときには手動血圧計（図4）で迅速に測定することができ，バイタルをチャート（図5）に記載できることが望ましい．チャート記載の利点はバイタルサインの経時的変化を把握でき，緊急性の予測が可能になる．たとえば，局所麻酔薬の追加投与時期を予測でき，適切な救急薬剤の選択が可能で，救急薬剤投与により早急な対応ができる．結果的にインプラント手術を安全に導くことができる．

2.2．局所麻酔

ドレーピング（図6）をした場合には，患者は

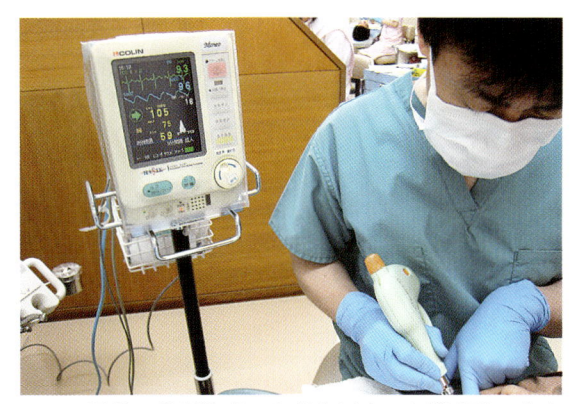

CHAPTER 4 インプラント手術の周術期管理

図3 通常の歯科治療でも高血圧症，心臓疾患の全身疾患を合併する患者，高齢者にはつねにモニターを装着する．

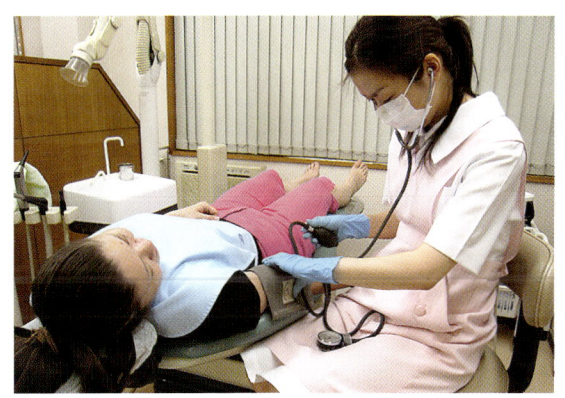

図4 自動血圧計が故障したり，異常値を示したときには，迅速に手動血圧計で測定できなければならない．橈骨動脈，あるいは頸動脈を触れると収縮期血圧の高低を予測できる．

check 2

モニターの装着：①血圧計

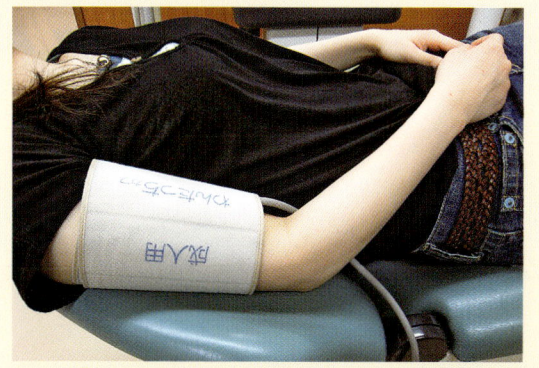

マンシェットを正しい位置に装着する．高齢者には薄いタオルを1枚巻いてマンシェットを装着すると皮下出血を予防できる．

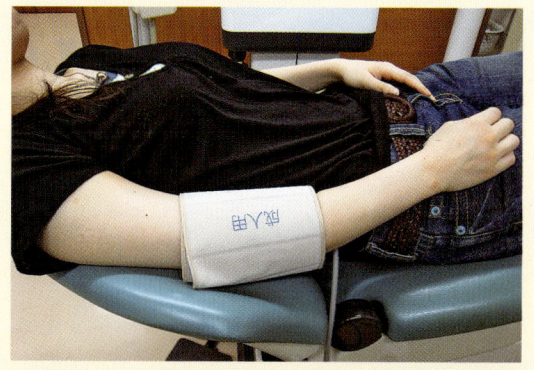

マンシェットが肘部までズレたままでの血圧測定は，橈骨神経障害や尺骨神経障害を起こす可能性がある．

モニターの装着：②パルスオキシメータ

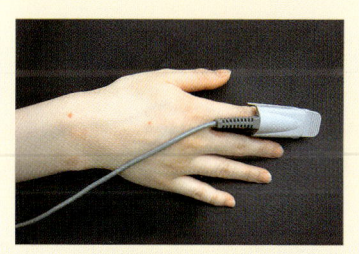

センサの装着部位は手の第2指で，血圧測定側の指を選択しない．

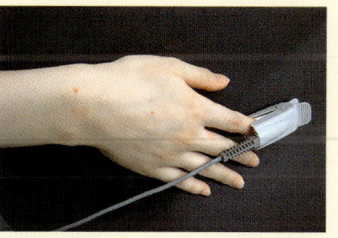

センサがズレていると誤作動の原因となる．

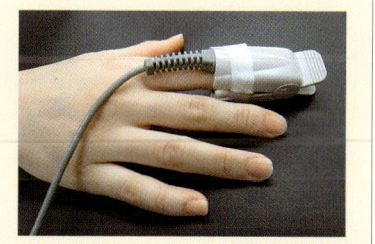

センサをテープで巻いて固定しない．圧迫で値が不正確になり，指先が血流障害を起こす可能性がある．

77

目隠しされた状態になり，不安感と恐怖感が一層助長される．それゆえ術者が処置を行うときは，そのつど患者に伝えることが必要である．

痛みをともなう局所麻酔薬の注射は誰しも嫌うものである．したがって，局所麻酔薬注射針刺入には無痛をはかることが重要である．注射針刺入前の表面麻酔に60％塩酸リドカインテープ剤(図7)を歯槽粘膜上に貼付(図8)[5]する．しかし，歯科領域でいまだ認可されていない．貼付から5分後には注射針刺入を無痛的に行うことができる．テープ剤の代わりに，針なし注射器(図9)を使用することもある．局所麻酔時の刺入点麻酔として局所麻酔薬0.05mLを噴射注入してから局所麻酔薬の注射針を刺入するとよい．

局所麻酔薬は，麻酔効果，麻酔持続時間，止血効果の優れているエピネフリン添加2％塩酸リドカインを使用する．この麻酔薬の1回に使用できる基準最高容量(表4)は500mgで，カートリッジ13本分になる．もしカートリッジ13本を一気に口腔内に使用すると，筆者の臨床研究[6]では，局所麻酔薬中毒を発症する血中濃度($5～10\mu g/mL$)[7]に至り非常に危険である．

健康成人のエピネフリンの最大使用量は200μg(表5)である[8]．血中エピネフリン濃度の上昇は，不整脈，高血圧，頻脈が発現する．持続すれば薬物治療が必要になるが，通常は10分で復する．とくに，循環器系疾患を有する患者にはエピネフリンの使用量(表6)を制限しなければならない[9]．

術中は患者が痛みを訴えないように，局所麻酔薬を追加投与する時間に注意を払うべきである．エピネフリン添加2％リドカインで初回に浸潤麻酔を施行した場合，1時間30分後に追加投与を行うことによって確実に疼痛管理ができる．チャートに局所麻酔薬を追加投与する予定時間を明記しておくと投与時間のタイミングを外さない．伝達麻酔のためにオトガイ孔，眼窩下孔への注射針の直接刺入は避ける．なぜなら，注射針によって神経を損傷し，知覚消失や知覚異常を示す可能性があるからである．三叉神経痛治療の末梢神経ブロックは，孔へブロック針を直接挿入し，神経破壊剤(アルコール)を注入することにより，長期間知覚消失を起こさせる．しかし，インプラント手術における局所麻酔薬による伝達麻酔の奏功は，非可逆的であってはならない．

2.3. 精神鎮静法

精神鎮静法は，インプラント手術や歯科治療における不安感，恐怖感を軽減あるいは除去する目的で用いられる患者管理法である．薬剤の投与部位より表7のごとく分類[11]されるが，代表的なものに吸入鎮静法と静脈内鎮静法があげられる．吸入鎮静法，静脈内鎮静法，そして筆者がとくに推奨する筋肉内鎮静法について述べる．

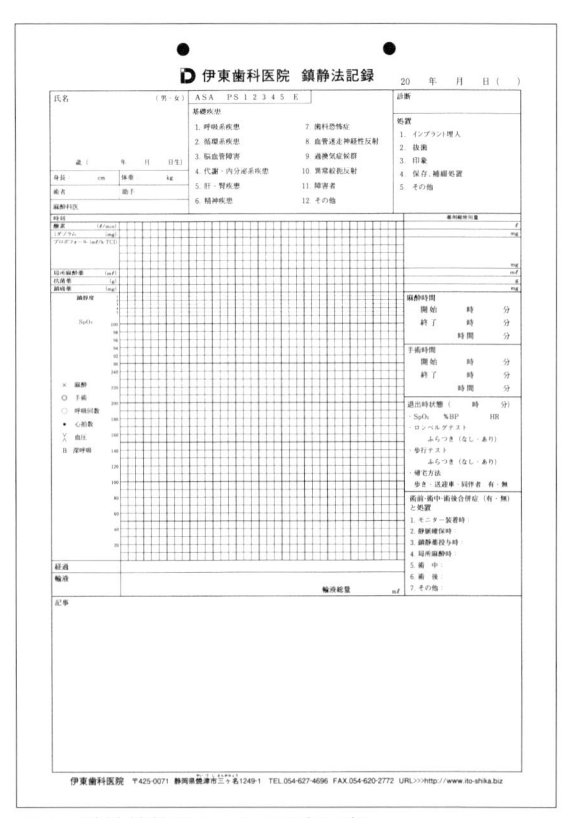

図5　精神鎮静法のための記録用紙．

CHAPTER 4 インプラント手術の周術期管理

ドレーピング

図6a 図6b

図6a,b　a：悪い例．患者の胸部とドレープが接触していない．b：よい例．胸部とドレープが接触している．歯科麻酔科医は患者の胸部の動きをみることができ，呼吸状態を観察できる．

図7a 図7b
図7c 図7d

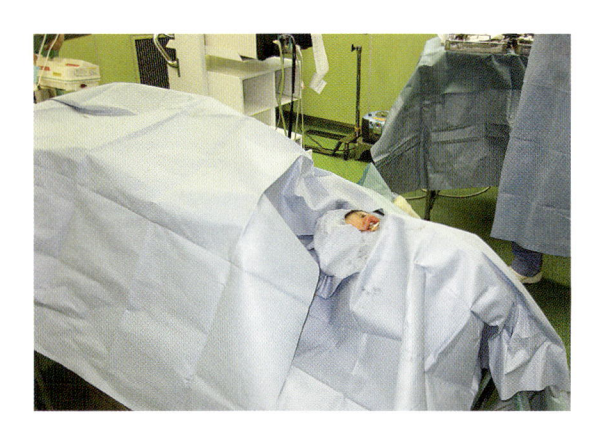

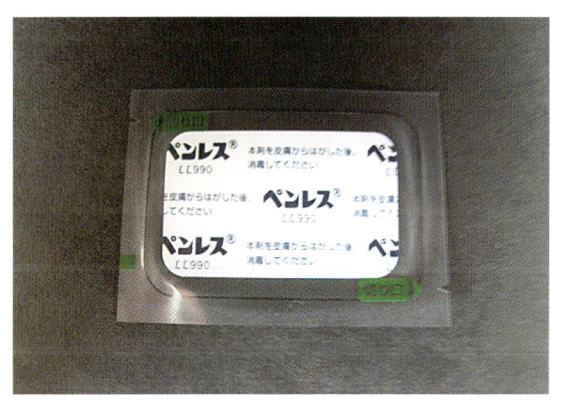

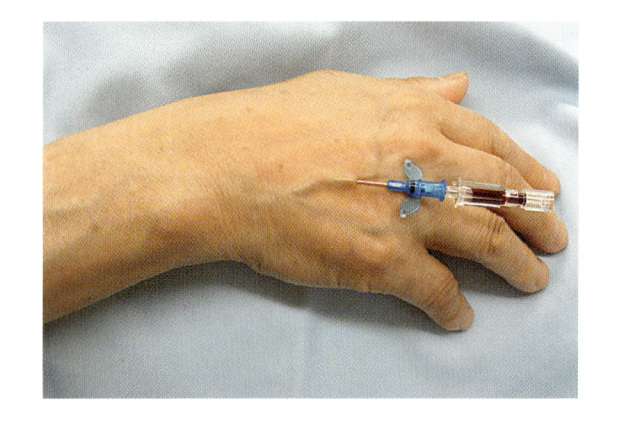

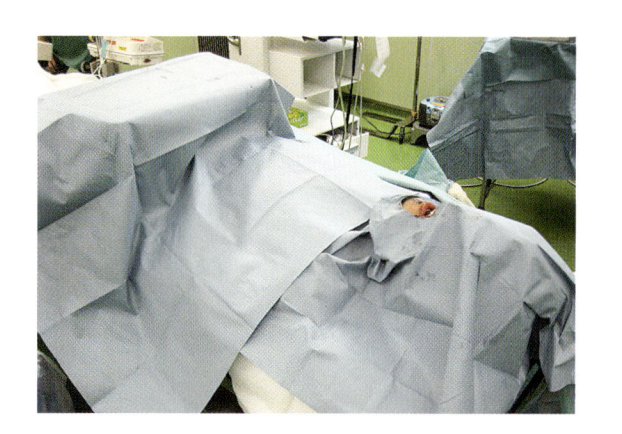

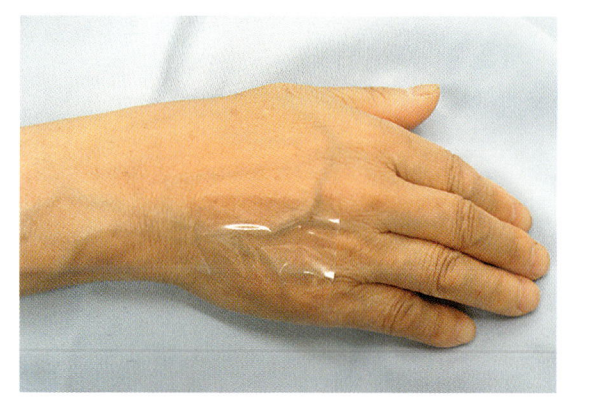

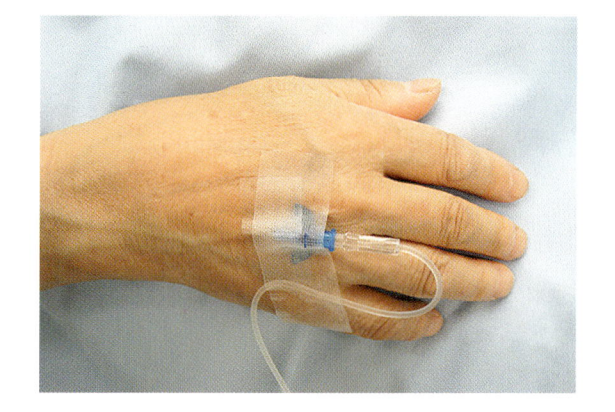

図7a〜d　リドカインテープ（ペンレス®）本来の使用法．静脈留置針刺入時の疼痛緩和のため，2時間皮膚に貼付する[4]．リドカインテープを除去してから静脈留置針を刺入する．

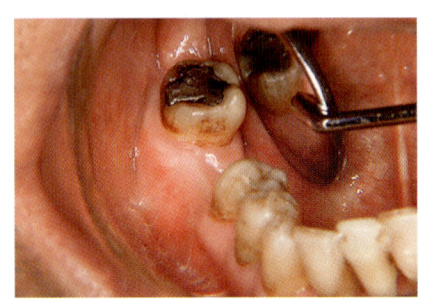

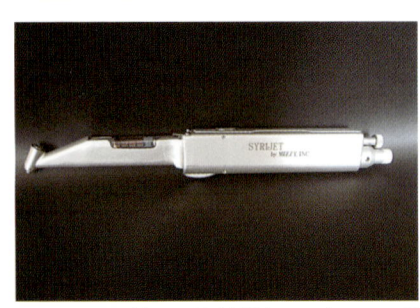

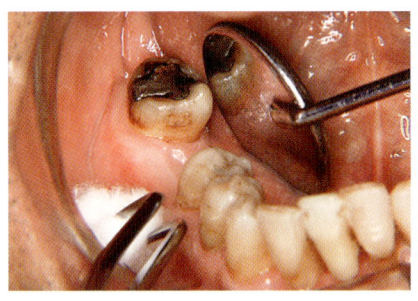

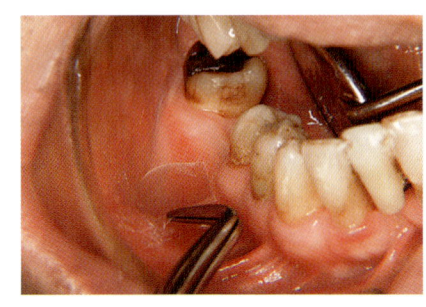

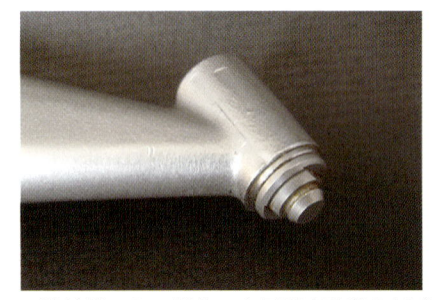

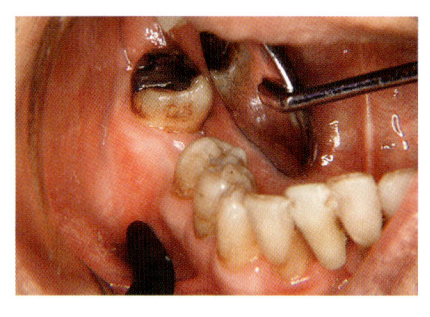

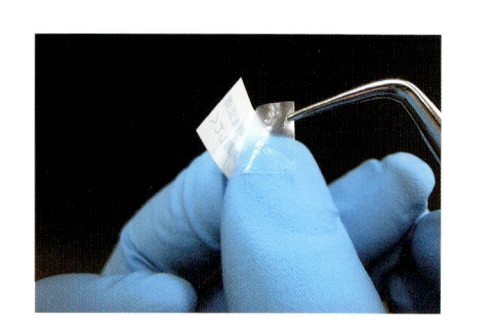

図8a〜f　リドカインテープ(ペンレス®)の口腔粘膜への応用．リドカインテープ1枚を12等分して，その1個(枚)を使用する．まず綿花にて唾液を拭い，スリーウェイシリンジで乾燥，リドカインテープを5分間貼付して除去，局所麻酔薬の注射針を無痛的に刺入することが可能である．

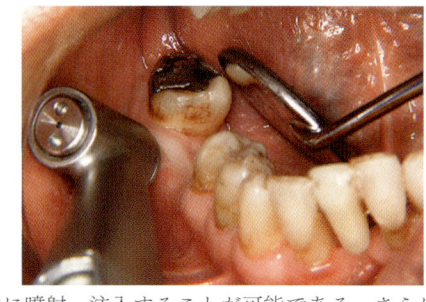

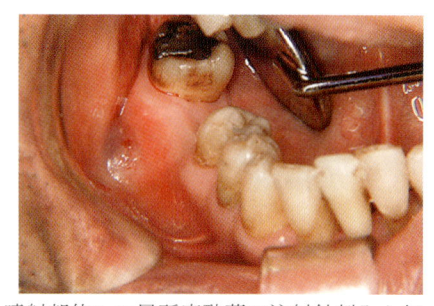

図9a〜d　針なし注射器(シリジェット®)は，口腔粘膜のどの部位にも局所麻酔薬を無痛的に噴射，注入することが可能である．さらに，噴射部位への局所麻酔薬の注射針刺入も無痛的に行える．

①吸入鎮静法

　吸入鎮静法は，吸入鎮静器(図10)を使用して，低濃度(30％以下)の亜酸化窒素と70％以上の酸素を鼻マスクで吸入させる．呼吸・循環の抑制がないので，非常に安全で簡便に実施できる．吸入鎮静法は不安感，恐怖感を軽減できるが，鼻マスクからのリークで，亜酸化窒素濃度が希釈され，確実な鎮静レベルを維持できない．そして室内汚染に繋がる．室内汚染対策は重要で，亜酸化窒素の排気装置(図11)を備える必要がある．

表4 局所麻酔薬の基準最高用量.

局所麻酔薬	基準最高用量(mg)	カートリッジ(1.8mL)の本数	商品名
エピネフリン添加 2％塩酸リドカイン	500	13	キシロカイン®, オーラ®注, リグノスパン®, キシレステシン®A
3％塩酸メピバカイン	400	7	スキャンドネスト®
フェリプレシン添加 3％塩酸プロピトカイン	500	9	シタネスト・オクタプレシン®

表5 健康成人のエピネフリンの最大使用量.

最大使用量(μg)	1/80,000エピネフリン添加局所麻酔薬のカートリッジ本数
200	9

表6 循環器系疾患を有する患者のエピネフリンの許容量(1/80,000エピネフリン添加局所麻酔薬カートリッジの本数).

	40μg(1.8本)まで	20μg(1本)まで
高血圧症	WHO 1期, 2期	WHO 3期 β遮断薬服用
心疾患	NYHA 1度, 2度	NYHA 3度
心筋症	拡張型	

WHO 1期, 2期, 3期：WHOによる高血圧病気分類.
NYHA 1度, 2度, 3度：New York Heart Association(NYHA)による心疾患の機能的重症度分類.

表7 精神鎮静法の種類.

①吸入鎮静法
②静脈内鎮静法
③筋肉内鎮静法
④経口鎮静法
⑤直腸内鎮静法

②静脈内鎮静法 check 3

ベンゾジアゼピン系薬物のミダゾラム(図12)が多用されており，鎮静・催眠，健忘，抗不安，筋弛緩，抗痙攣作用をもつ．静脈麻酔薬のプロポフォール(図13)も使用され，鎮静・催眠作用が強い．ミダゾラム，プロポフォールをそれぞれ単体あるいは組み合わせて，静脈内鎮静法に応用される．

本来，精神鎮静法の適応症(表8)[11]は患者側にその要因が認められるものであったが，最近では術者がインプラント手術を円滑に行えるように，術者側にも適応が拡大，変化してきたように思われる．インプラント手術は煩雑な手技を行うと時間がかかる傾向にあり，患者はストレスと疲労で，手術に耐えられなくなってしまう．したがって，患者には眠ってもらい，精神的興奮状態によって生じる循環器系，とくに心臓疾患，脳溢血，脳梗塞等の偶発症から，患者，

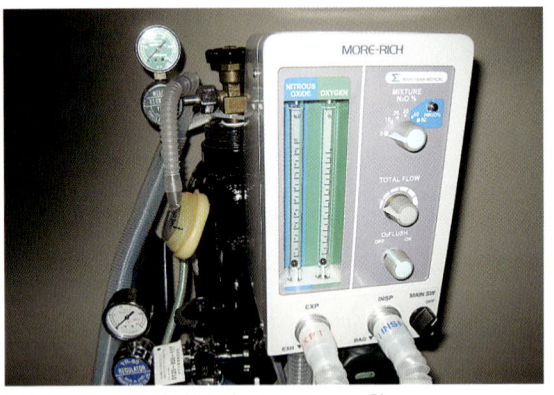

図10　笑気吸入鎮静器（モア・リッチ®）．

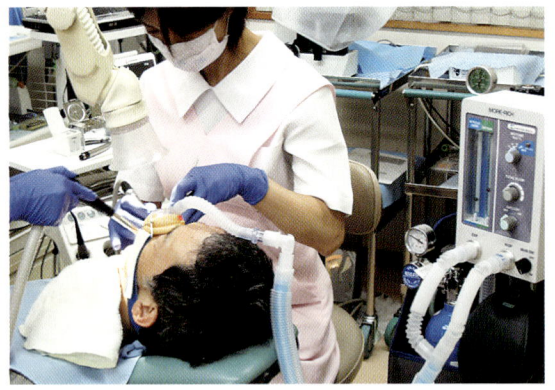

図11　亜酸化窒素による室内汚染対策には，口腔外バキュームを使用している．

check 3

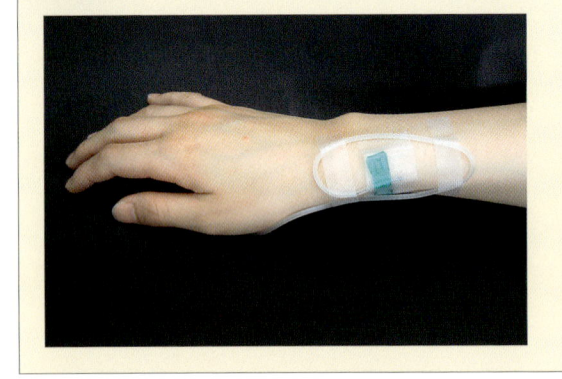

静脈穿刺による神経損傷①
橈側皮静脈穿刺時，橈骨神経浅枝の神経損傷を生じる可能性があるので，橈骨茎状突起から12cm以上中枢側で静脈穿刺すると神経損傷の頻度は少なくなる[10]．

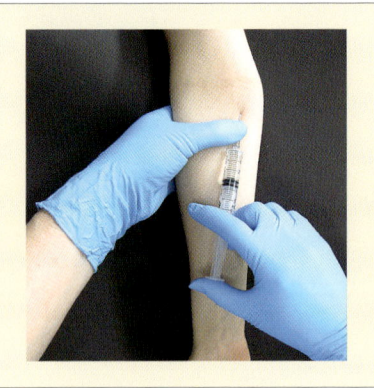

静脈穿刺による神経損傷②
肘正中皮静脈穿刺時，尺側の皮静脈を使用した場合，正中神経損傷の頻度が高くなるので，橈側の皮静脈を使用したほうが安全である[10]．

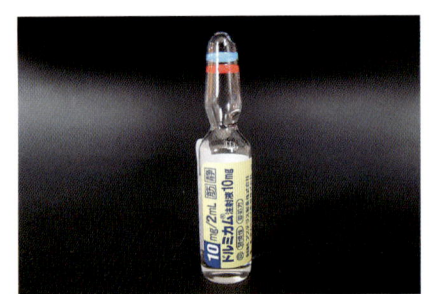

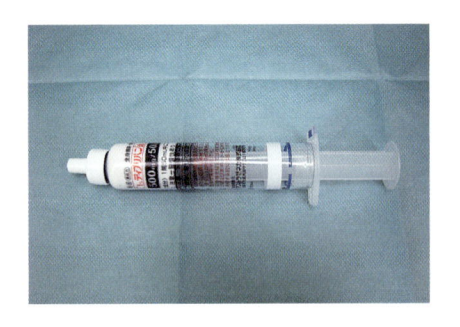

図12 | 図13

図12　ミダゾラム（ドルミカム®）：ベンゾジアゼピン誘導体．静脈内投与する場合は，生理食塩水8 mLを加えて10mL（1 mg/mL）にして使用する．
図13　プロポフォール（ディプリバン®）：静脈麻酔薬．図に示されているものはTCI（Target-Controlled Infusion）用で，すでにシリンジに充填されている．20mLと50mLがある．

表8　精神鎮静法の適応症.

①歯科治療に不安・恐怖を抱いている患者
②歯科治療に非協力的な患者
③疼痛(神経)性ショックを起こしやすい患者
④過換気症候群を起こしやすい患者
⑤高血圧症，狭心症などの疾患をもち，歯科治療で循環が不安定になりやすい患者
⑥拘扼(嘔吐)反射の強い患者

術者双方を守るためにも静脈内鎮静法は非常に有効である．

・ミダゾラム

　静脈内投与量は0.07mg/kgで呼吸・循環の抑制は認められない[12]．しかし，上気道閉塞による呼吸抑制が強く現れることがあり，その発現は男性に多い．男性は中枢のベンゾジアゼピンレセプターの数や感受性が女性に比べて高い可能性がある[13]．筆者は成人患者で男女，体重の軽重にかかわらず，ミダゾラムの体重当たりの投与方法を行っていない．バイタルサインを確認しながら，30秒ごと0.5mgを分割投与し，応答が鈍くなったところで投与を中止している．ミダゾラムの総投与量は3.0mg以内であり，投与時間は約3分間である．ちなみに高齢者の投与量は1.5〜2.0mgである．静脈内投与後20〜30分間は，男女とも良好な鎮静・催眠，健忘作用を認める．そして，静脈内投与1時間後には帰宅判定(図14)を行い，帰宅させることができる．

　インプラント手術終了後，鎮静状態からの速やかな回復目的でミダゾラムの拮抗薬フルマゼニル(ベンゾジアゼピン拮抗薬：図15)を安易に使用するという話をよく耳にするが，フルマゼニルの代謝(半減期約50分)は早く，ミダゾラムの代謝(半減期2〜3時間)は遅いため，フルマゼニルの不適正な投与はミダゾラムの効果が再度発現して，再鎮静をもたらす．筆者は，静脈内

帰宅判定

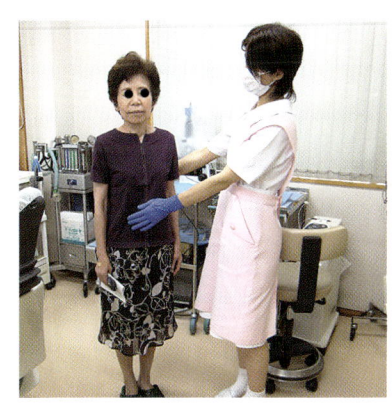

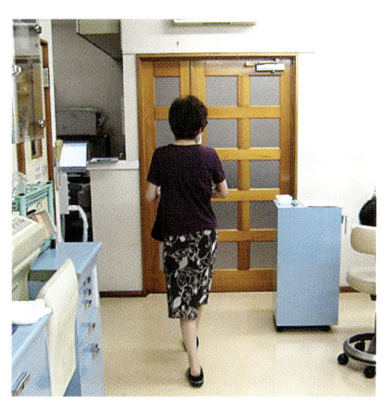

図14a, b　a：ロンベルグテスト．直立閉足位で閉眼のまま30秒間直立姿勢を維持させる．b：歩行テスト．円滑に歩行できること．
図14a│図14b

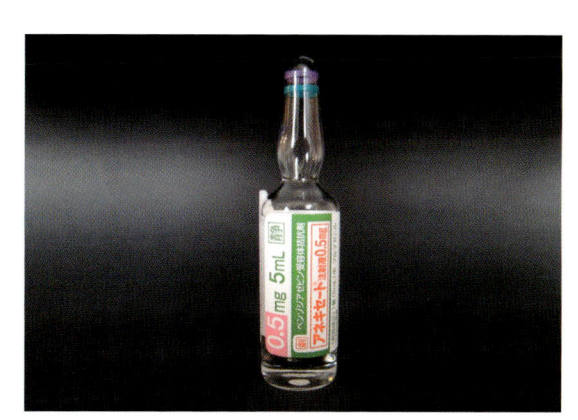

図15　フルマゼニル(アネキセート®)：中枢性ベンゾジアゼピン受容体拮抗薬．

鎮静法を施行して，このフルマゼニルを必要に迫られて投与した経験もなく，覚醒目的で使用したこともない．

・プロポフォール

全身麻酔と鎮静に多用されている薬剤で，意識レベルの調節性に優れている．プロポフォールの目標血中濃度を設定して投与速度を自動調節するTCI(Target-Controlled Infusion)ポンプ（図16）を使用するか，通常のシリンジポンプを使用して持続投与を行う．投与を中止すると，きわめて速やかに覚醒する．プロポフォールを静脈内に注入し始めたときの血管痛が欠点である．しかし，とくに強い制吐作用は異常鮫扼反射をも抑制するので有利な点でもある．プロポフォールの投与を中止して30分後には帰宅可能になる．

筆者は，静脈内鎮静法にミダゾラムとプロポフォールを組み合わせて使用している．両薬剤とも脳内のGABA受容体複合体に作用するので，ミダゾラムを最初に投与すると，プロポフォールの投与量を減量でき，コストも軽減できる．

③筋肉内鎮静法 check 4 [14]

麻酔前投薬として行われていた方法を鎮静法に応用したもので，テクニックは簡便であり，術者，患者の両者とも十分な満足度が得られる．

インプラント手術患者に，ミダゾラム3 mgを三角筋に筋肉内注射（図17）し，高齢者には2 mgを投与する．数分後には就眠するが応答は明瞭である．ミダゾラムの筋肉内投与は静脈内投与したときと同様，上気道閉塞による呼吸抑制に注意しなければならない．筋肉内投与5分後，口腔内に局所麻酔薬を注射する．1時間は良好な鎮静状態が得られ，後の1時間は自然睡

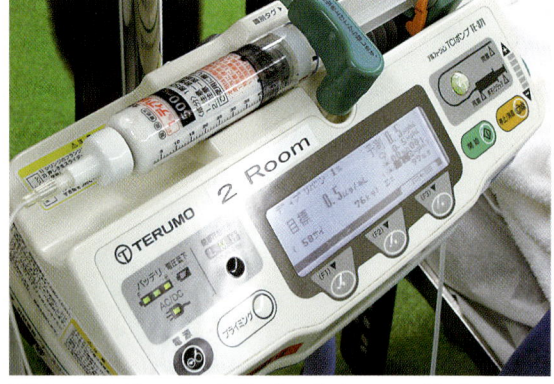

図16　TCIポンプ．1％プロポフォール20mLあるいは50mLのプレフィルドシリンジを使用する．

check 4

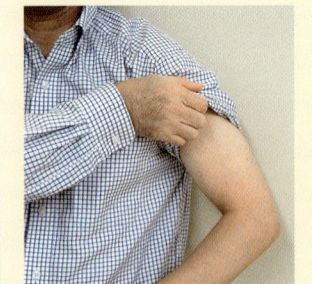

腕まくりをした場合
　三角筋の露出が不完全で，三角筋下部への注射で，橈骨神経を損傷する危険性がある．

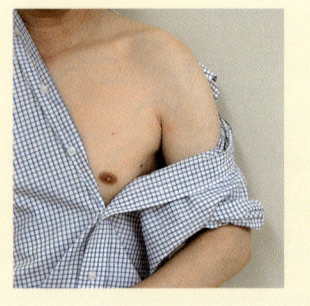

襟から肩を露出した場合
　三角筋の正しい位置に安全に注射することができる．

表9 精神鎮静法における鎮静度[3].

レベル1	意識明瞭
レベル2	嗜眠状態
レベル3	眠っているけれども，呼び起こすことが容易
レベル4	眠っていて，呼び起こすことが困難
レベル5	就眠し，身体を刺激しても反応がない

眠に移行する．投与2時間後には帰宅可能になる．

以上述べたミダゾラムによる静脈内鎮静法と筋肉内鎮静法で得られる鎮静度（表9）のほとんどが至適鎮静レベルといわれるレベル3で，眠っているけれども呼び起こすことが容易な状態である．この鎮静レベルは呼吸・循環が安定し，反射機能がすべて残っている．術者の呼びかけに対して患者の応答があるので，手術が非常に行いやすい．術前と術後における患者の表情は"緊張の強張り"から"安堵した笑顔"に変化したことに気づく．術後の患者は気分の爽快感を述べ，昼寝をしたようにスッキリした，という感想である．また，患者に「何か覚えていますか？」という問いに，頻繁に「口を開いてください！」といわれたことを覚えている．しかし，手術時間経過の長短を判断しづらい．このことから，筋肉内鎮静法は静脈内鎮静法と同様に抗不安，鎮静・催眠，健忘作用があるので患者の十分な満足感をあらためて実感できる．

ミダゾラム，プロポフォールは鎮静法には非常に有用な薬剤であるが，呼吸・循環を抑制するので，それらの使用にあたっては歯科麻酔認定医などの専門医に全身管理を任せ，患者の安全をはかるべきである（図18）．

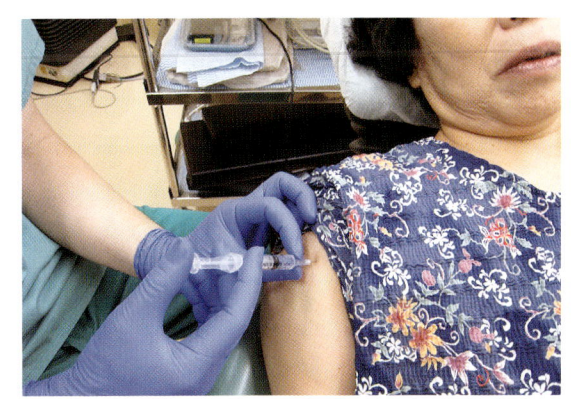

図17　筋肉内鎮静法．注射筒を固定し，血液の吸引がないのを確認してから，ミダゾラム3mgを筋肉内注射する．

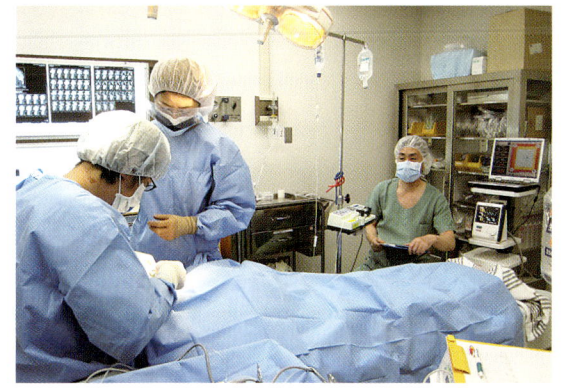

図18a　静脈内鎮静法下，インプラント手術を行っている．歯科麻酔科医は全身管理を担い，術者は手術に専念できる．

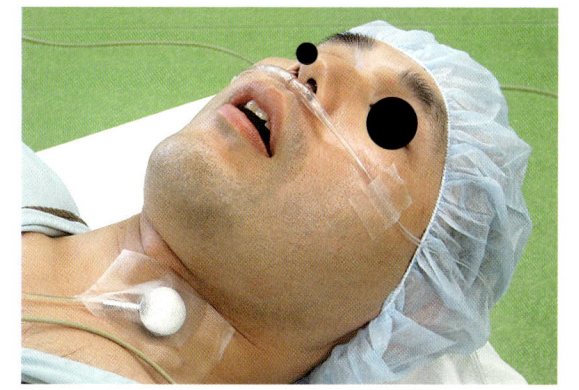

図18b　鼻カニューレに酸素2L/min投与し，頸部に聴診器を取り付けている．呼吸管理のうえで重要なモニターである．

④局所的偶発症

インプラント手術における局所的偶発症として，術後の合併症で後遺症の問題も発生しうるのが，下歯槽神経の神経損傷[15]である．その原因(表10)のほとんどが機械的損傷で，

①オトガイ孔，眼窩下孔へ注射針の直接刺入によるオトガイ神経損傷，眼窩下神経損傷
②歯肉粘膜切開および粘膜剥離によるオトガイ神経損傷
③ドリリングによる下歯槽神経損傷
④オトガイ部からの骨採取による下歯槽神経(切歯枝)損傷(図19)

などがあり，圧迫では，

①フィクスチャーの下顎管圧迫(図20)および下顎管迷入
②オトガイ部歯肉粘膜の炎症および出血
③下顎管損傷部の炎症および出血

などがある．

術直後も依然として残る知覚低下と術後数日間経過してからの痛覚過敏を認めることがある．知覚低下に使用する薬剤は，メコバラミン，アデノシン三リン酸二ナトリウムである．痛覚過敏をともなう場合，抗うつ薬，抗不安薬，抗痙攣薬，副腎皮質ホルモン等の鎮痛補助薬の使用は欠かせなくなる．そのほか，星状神経ブロック(SGB：Stellate Ganglion Block)や鍼治療を併用することもある．神経損傷と随伴症状の程度から迷わず歯科麻酔科に紹介し，ペインクリニックに基づいた治療を行う．

⑤全身的偶発症

インプラント手術患者に発生する全身的偶発症は，歯科臨床で発生する全身的偶発症とは何ら変わるものではないので，他書を参照されたい．

3．術後管理

主に術後の鎮痛法について述べる．

手術終了後あるいは終了直前に局所麻酔薬1/200,000エピネフリン添加0.5％塩酸ブピバカイン(図21)を使用すると，5〜10時間の鎮痛が得られる．NSAIDs(表11)は鎮痛と抗炎症効果があるので，抗生物質とともにインプラント手術当日を含めて3日間内服させる．NSAIDsを服用できない患者(表12)[17]はアセトアミノフェン服用の適応となる．

術後は鎮痛薬の積極的な服用を促し，患者本人のQOL(Quality of Life)を向上させることを考慮する．全身的合併疾患に罹患している患者の場合，術後痛くなる前に鎮痛薬を服用することは，その疾患の増悪防止にも繋がる．すなわち，鎮痛薬は身体に悪いから飲むのを控えるのではなく，痛みが身体によくないから鎮痛薬を飲むということを患者本人ばかりでなく，患者

表10　インプラント手術による神経損傷．

機械的損傷	圧迫
注射針	フィクスチャー
粘膜切開・剥離	炎症
ドリリング	出血
骨採取	

参考文献15を一部改変引用．

CHAPTER 4　インプラント手術の周術期管理

図19a｜図19b

図19a, b　参考文献16より引用．a：下顎骨体部．下歯槽神経はオトガイ孔を出てオトガイ神経となる．b：オトガイ部（舌面観）．下歯槽神経がオトガイ孔を出ないで前方に走行したものが切歯枝で，左右切歯枝は吻合し，歯に達する[16]．したがって，オトガイ部の解剖を考慮したとき，自家骨移植のドナー部位として利用することは適切ではないし，医療過誤の問題に発展する可能性がある．

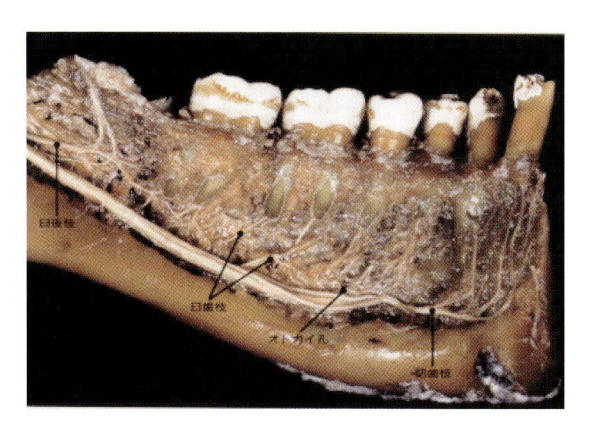

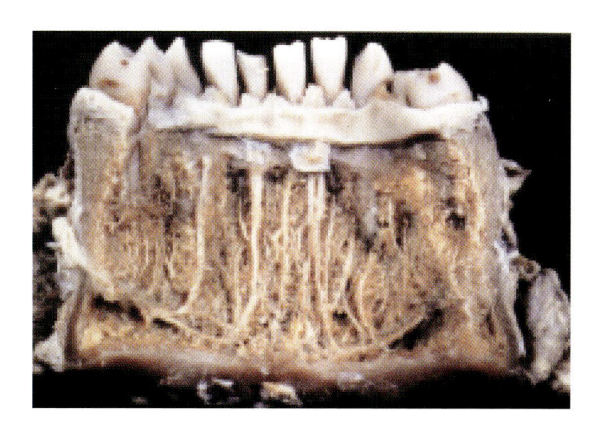

図20a｜図20b

図20a, b　a：下顎左側第二小臼歯，第一，第二大臼歯部にフィクスチャーϕ3.5，11mmを埋入．1か月後，第一小臼歯頰側歯肉部のみの知覚低下を訴えた．b：第一，第二大臼歯部のフィクスチャーによる下歯槽管圧迫と判断し，9mmのフィクスチャーと交換し，同時に星状神経節ブロックを行った．2日後には知覚異常が消失していた．

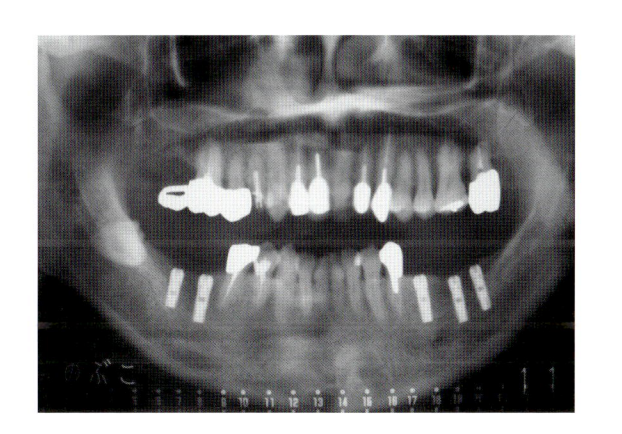

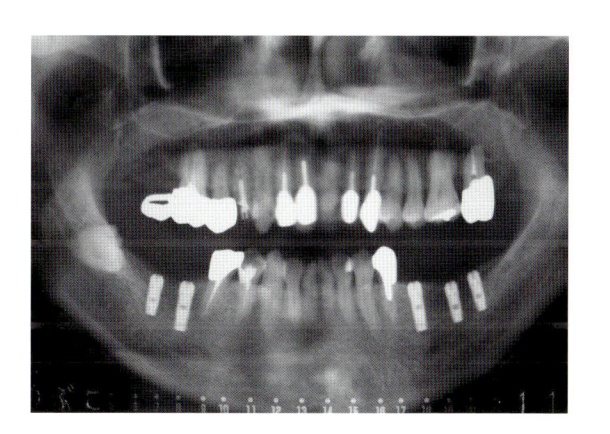

図21a｜図21b

図21a, b　術後に使用する，麻酔薬としてのエピネフリンの調整法は，0.5％ブピバカイン20mLバイアルに1/1,000ボスミン注射液0.1mg（0.1mL）を注入すると，1/200,000エピネフリンになる．

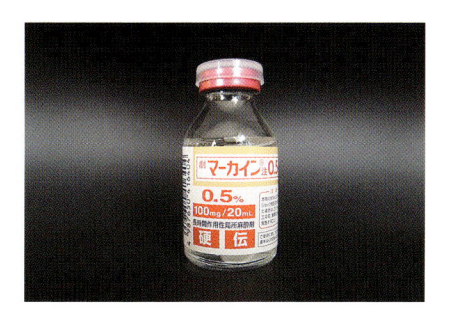

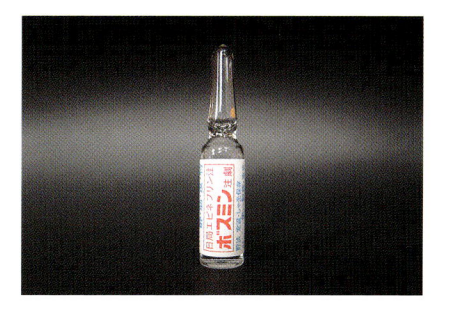

家族にもあらかじめ適切な教育を施す．しかし，本来鎮痛に関してもっと理解していなければならない歯科医師，歯科医療スタッフの教育のほうが先決かもしれない．

表11 疼痛，発熱，炎症の治療に用いられる非ステロイド系の抗炎症薬 NSAIDs.

サルチル酸系	アスピリン®，バッファリン®
プロピオン酸系	ロピオン®，ロキソニン®
酢酸系	ボルタレン®，インドメタシン®
オキシカム系	ロルカム®
塩基系	ソランタール®

表12 NSAIDs の副作用が出現しやすい患者[17].

①胃・十二指腸潰瘍患者
②腎障害患者
③妊娠後期
④高齢者
⑤小児
⑥アスピリン喘息
⑦インフルエンザ罹患患者
⑧抗凝血剤服用患者
⑨経口糖尿病薬服用患者

参考文献

1. 間宮秀樹，一戸達也，金子譲．歯科治療のストレス評価．日歯麻誌 1996；24(2)：248-254.
2. 小谷芳人．新しい抗不安薬アルプラゾラムの歯科外来患者における使用経験．日歯麻誌 1987；15(1)：148-156.
3. Kramer M. 11. Nursing issue in conscious sedation. In: Wiener-Kronish JP, Grooper MA. Conscious Sedation. Philadelphia: Hanley & Belfus Inc, 2001, p143-155.
4. 福田正子，髙木治，永田昇，吉本圭一，佐谷誠，北村豊．リドカインテープの臨床的効果の検討．臨床麻酔 1996；20(5)：735-736.
5. 三浦一恵，別府智司，佐藤泰道，関田俊介，雨宮義弘．貼付型表面麻酔剤(ペンレス)の口腔粘膜麻酔効果に関する研究．日歯麻誌 1997；25(2)：174-177.
6. 伊東哲．歯科口腔外科領域における局所麻酔薬 lidocaine 投与時の血清および血漿中の濃度変化に関する研究．日歯麻誌 1979；7(2)：212-234.
7. Covino BG. Comparative clinical pharmacology of local anesthetic agents. Anesthesilogy 1971；35(2)：158-167.
8. Bennett CR. Monheim's local anesthesia and pain control in dental practice. 6th Ed. St Louis: Mosby, 1978, p160.
9. 金子譲．血管収縮薬(局所麻酔薬添加)とその使い方．日歯会誌 1996；48：1282-1296.
10. 野村岳志．4．機械的神経損傷．In：佐倉伸一・編．周術期の神経損傷／基礎的・臨床的エビデンスを踏まえて．東京：真興交易医書出版部，2006，p42-49.
11. 城茂治．第11章．歯科口腔外科の麻酔と鎮静法．In：福島和昭，金子譲・編．わかりやすい歯科麻酔．第1版．東京：真興交易医書，1996, p161-173.
12. 金子譲，小林万里恵，田辺潔，渡辺美紀，熊坂宏枝，杉山あや子，佐久間千春，桜井学，中久喜喬．鎮静量の Midazolam 静脈内投与時の呼吸循環への影響．日歯麻誌 1985；13(4)：600-606.
13. Greenblatt DJ, Abernethy DR, Locniskar A, Harmatz JS, Limjuco RA, Shader RI. Effect of age, gender, and obesity on midazolam kinetics. Anesthsiology 1984；61(1)：27-35.
14. Satoshi Ito, Yuzuru Kaneko. Intramuscular sedation for implant operations. The 4th Asian Congress on Oral and Maxillofacial Surgery, 2000, Cheju Island, Korea. The Asian Journal of Oral and Maxillofacial Surgery supplement 2000；1(12)：185.
15. 金子譲，一戸達也．下顎の神経麻痺のメカニズム．日本歯科評論 1998；671：51-68.
16. 井出吉信，原俊浩．インプラント治療の基礎となる顎骨と歯周組織．第5回．神経．Quintessence DENT Implantol 1997；4(5)：20-23.
17. 影向範昭．歯科治療と鎮痛薬．日本歯科評論 2001；61(11)：165-168.

CHAPTER 5
基本二次外科術式

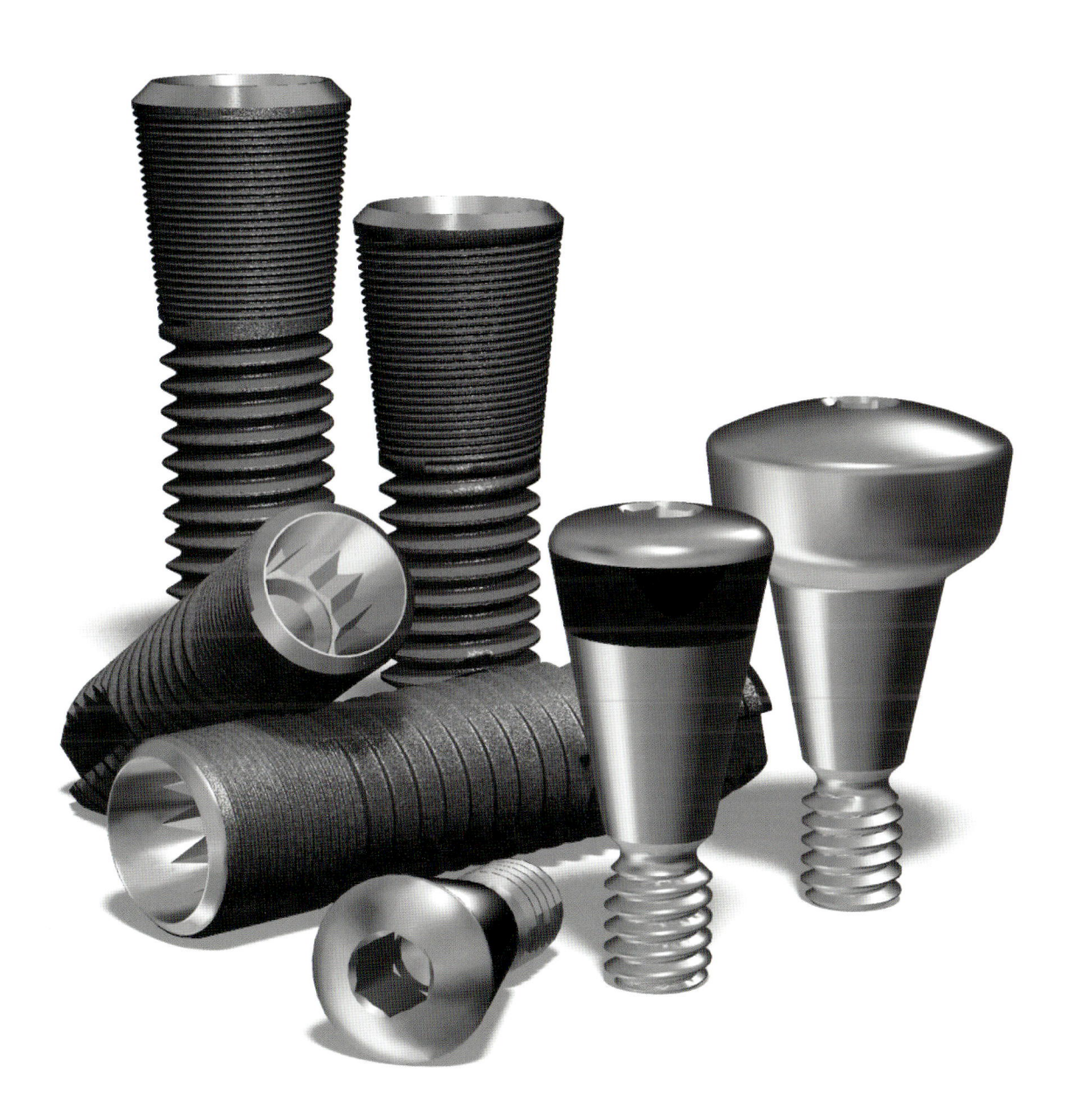

解説・金城清一郎　●沖縄県開業・泊ヒルズ歯科
● O.S.I. 沖縄主幹

1. アストラテックバイオマネージメントコンプレックス

　アストラテックインプラントは，1回法と2回法のどちらの術式にも対応できるシステムとして開発された（図1）．一般的な1回法では表1に示すような利点・欠点がある．アストラテックインプラントでは，二次外科手術後も辺縁骨の吸収がなく，インプラント周囲の結合組織の配列を破壊しない点で，従来のシステムと一線を画してきた．すなわち，2回法においても，1回法と同様の治癒形態を維持することができ，生物学的にも安定している．これは前述したように「MicroThread™」，「Conical Seal Design™」，「Connective Contour™」といった，「Astra Tech Bio-Management Complex™」のもっとも優れた特徴の1つといえる．

　これは，このインプラントシステムがインターナルスリップジョイントであるためであり，2回法においてフィクスチャー周囲骨の骨形成を行わなくてもヒーリングアバットメントまたはアバットメントの連結が行えるところにある．Brånemarkインプラントシステムに代表されるアウターヘックスバットジョイントの場合は，二次外科手術時にフィクスチャー周囲骨の骨形成を行わないと，ヒーリングアバットメントまたはアバットメントの装着が困難な場合がある．このため，前述したソーサリゼーションに加えて外科的な侵襲がさらに加わり，さらなる骨吸収を招くことになる（図2，3）．

　アストラテックインプラントはインターナルスリップジョイントであるため，パンチング等で，カバースクリューが除去できれば，アバットメント（ヒーリングアバットメント）の接合が可能となる．このため，フィクスチャー辺縁骨に外科的侵襲を与えることは皆無である．

アストラテックバイオマネージメントコンプレックス

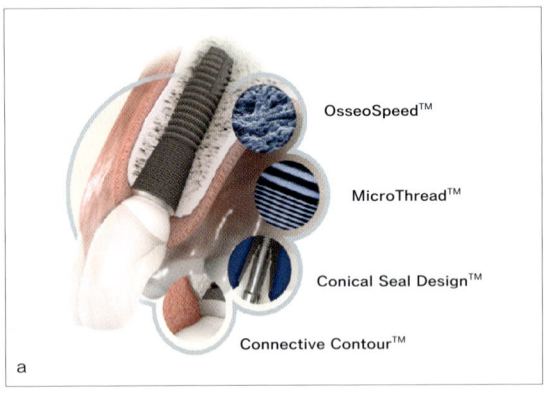

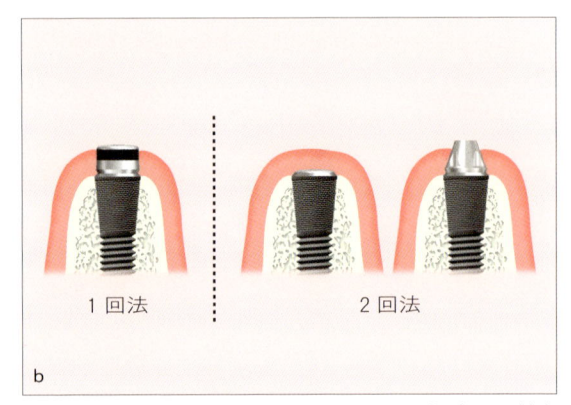

図1 a, b　1回法および2回法インプラント．アストラテックインプラントは1回法と2回法のどちらの術式にも対応できるシステムとして開発された．

表1　一般的な1回法インプラントの利点・欠点．

利点	・手術回数が少ない ・外科的侵襲が小さい ・辺縁骨の吸収が少ない ・一度構築されたインプラント周囲の結合組織の配列を破壊しない ・アバットメントの交換が容易
欠点	・リエントリーができない ・広範囲，垂直的GBRなどには適さない ・審美性にやや劣る ・カバースクリューの緩みが生じやすい ・感染が深部まで波及しやすい

CHAPTER 5 基本二次外科術式

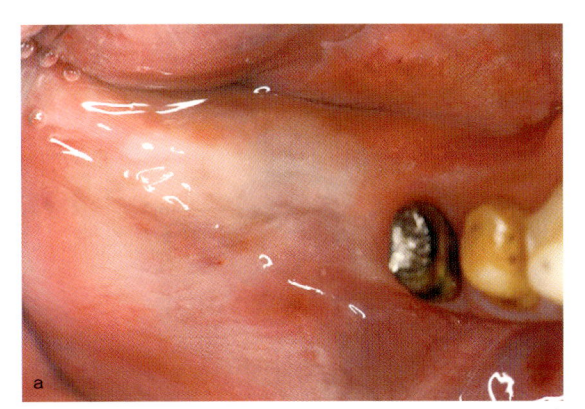

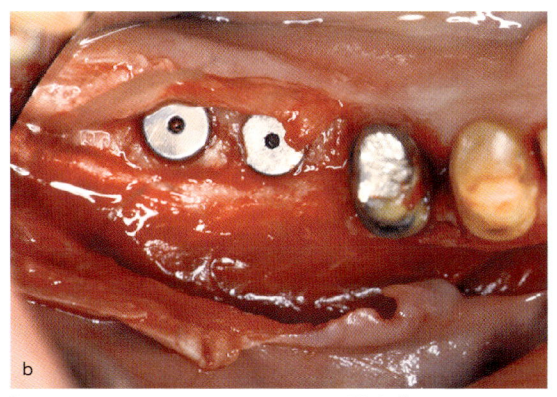

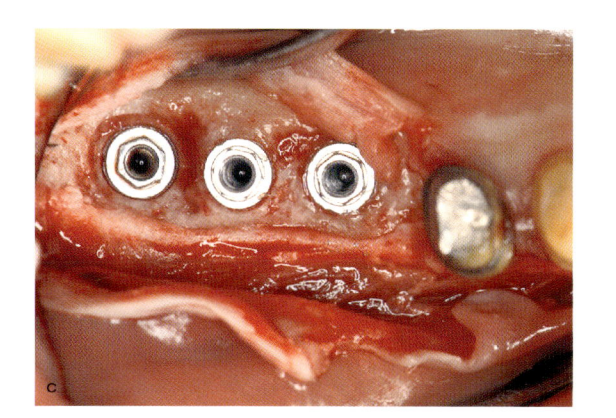

図2a～c アウターへックスバットジョイントタイプのインプラントでは，カバースクリューの除去後，アバットメントの接合のためにフィクスチャー周囲の骨をボーントリミングファイルにて削合しなければならない．この外科的侵襲は，フィクスチャー周囲辺縁骨のさらなる吸収につながる．

図3a｜図3b
図3c｜図3d

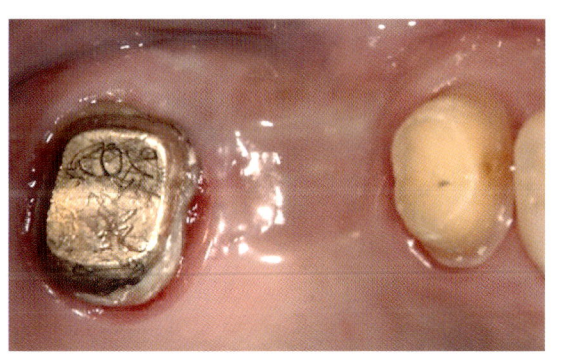

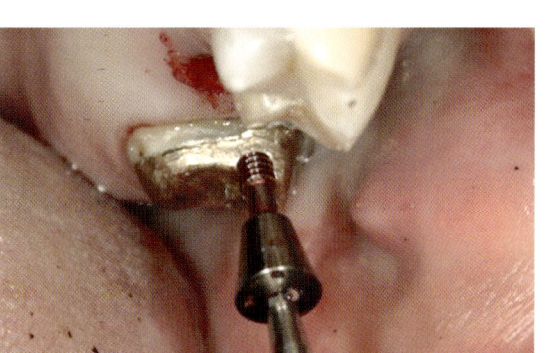

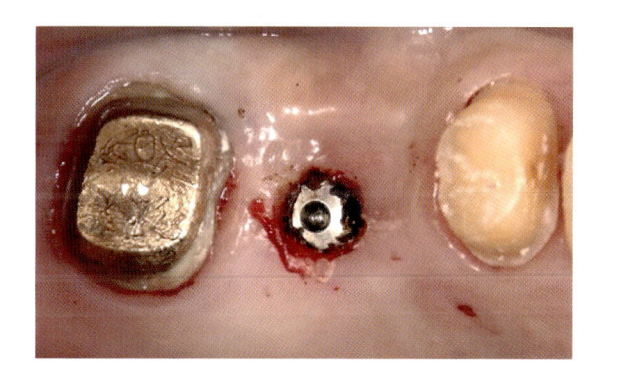

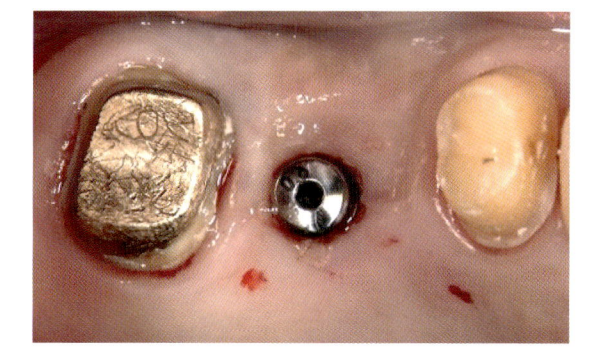

図3a～d 本ケースでは，角化歯肉が十分に存在するため，CO_2レーザーによるパンチングを行い，カバースクリューが除去できる最小限の歯肉切除を行ってヒーリングアバットメントを装着している．このため，インプラント周囲骨への外科的侵襲は皆無となり，辺縁骨吸収を起こさない大きな要因となる．

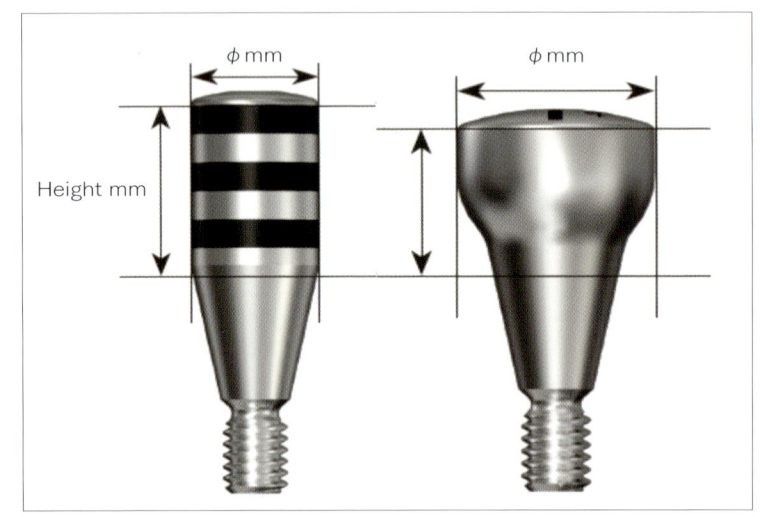

1.1. ヒーリングアバットメントの選択

ヒーリングアバットメントは，通常，歯肉上に1〜1.5mm頭を出す程度のカフを選択する．ユニアバットメントにて上部構造を製作する場合，またはキャストデザインアバットメントにてカスタムアバットメントを装着し，ティッシュスカルピングを行う場合は，ヒーリングアバットメントユニ（図4）を使用する．

TiDesign™アバットメント，またはダイレクトアバットメントを選択する場合には，ヒーリングアバットメント（図4）を選択する．

2．臨床二次外科術式

一般的に条件の整った環境下では，1回法を選択したほうが患者・術者双方にとても有利であるが，複雑なケースでは2回法の術式を選択する必要がある．2回法の場合，二次外科手術によるカバースクリューの交換と，必要に応じてインプラント周囲環境の改善が行われる（図5〜11）．

二次外科手術はUncovering stageとも称し，歯肉弁を再度開いて，カバースクリューを除去することを意味している．すなわち，オッセオインテグレイションを確認し，補綴処置に備えてヒーリングアバットメントを選択し，粘膜貫通部の治癒をはかることである．

インプラント外科は，以下の点で歯周外科手術と共通する点が多い．
① フラップ手術である
② 骨外科をともなう
③ 歯肉‐歯槽粘膜を取り扱う
④ 再生療法をともなう
⑤ 審美性が要求される

など，切開線のデザインに始まり，軟組織の取り扱い，縫合に至るまで，歯周外科や歯周形成外科のさまざまなテクニックがインプラントの二次外科手術にも応用される．本章においては，そのなかでもとくに頻度の高い，パンチアウト，有茎弁の移動，遊離歯肉移植の項目について解説する．check 1

> **check 1**
> インプラント外科手術の上達には，歯周外科手術を習得せよ．

図4　ヒーリングアバットメントユニ（左）とヒーリングアバットメント（右）．

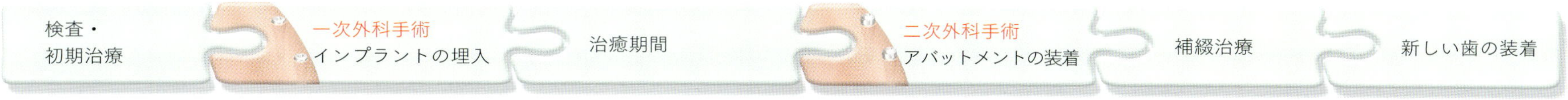

CHAPTER 5 基本二次外科術式

図5 2回法：二次術式．

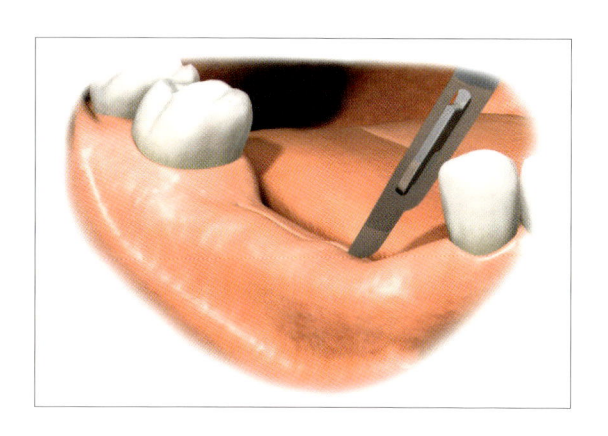

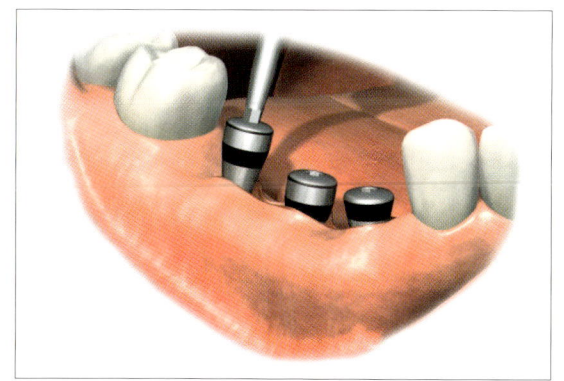

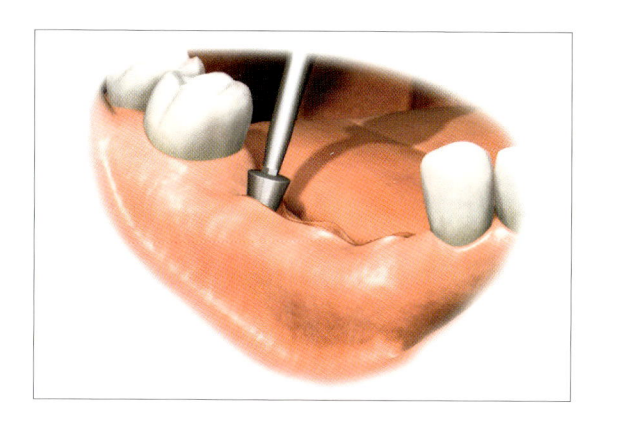

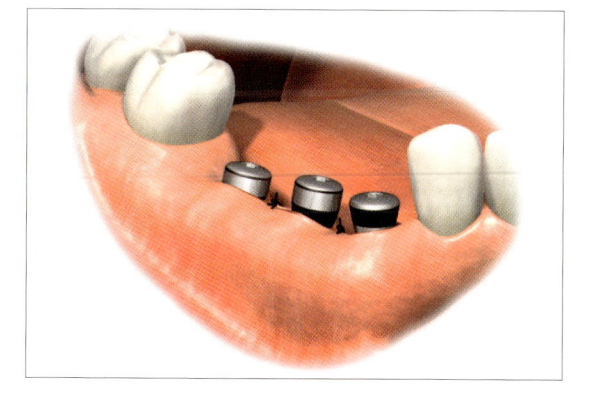

図6a｜図6b

図6a 適切な治癒期間の後，二次手術として軽い切開を行う．角化歯肉が十分に存在する場合は，パンチングのみで可能となる．
図6b 最小限のフラップを形成し，カバースクリューを探知して，これを取り外す．

図6c｜図6d

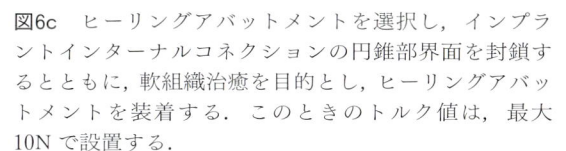

図6c ヒーリングアバットメントを選択し，インプラントインターナルコネクションの円錐部界面を封鎖するとともに，軟組織治癒を目的とし，ヒーリングアバットメントを装着する．このときのトルク値は，最大10Nで設置する．
図6d 軟組織を適合し，ヒーリングアバットメント周囲に戻して縫合する．

93

| 検査・初期治療 | 一次外科手術 インプラントの埋入 | 治癒期間 | 補綴治療 | 新しい歯の装着 |

図7　1回法術式.

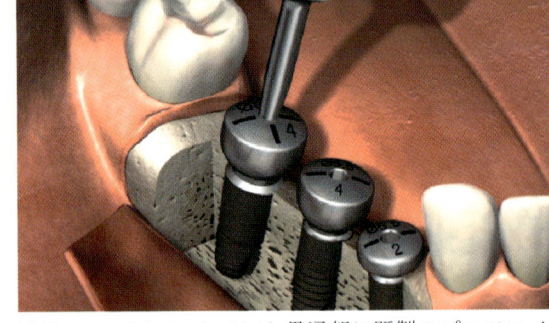

図8a　通法どおりインプラントを埋入する.

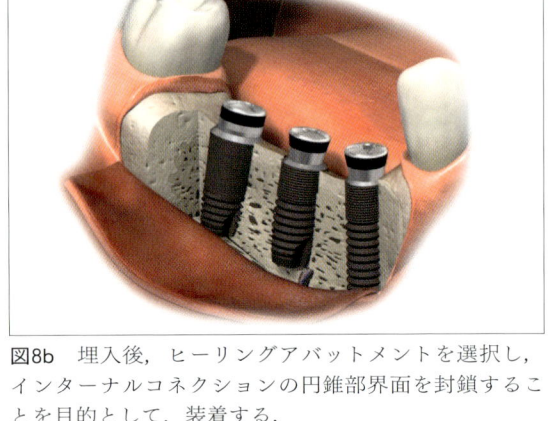

図8b　埋入後，ヒーリングアバットメントを選択し，インターナルコネクションの円錐部界面を封鎖することを目的として，装着する.

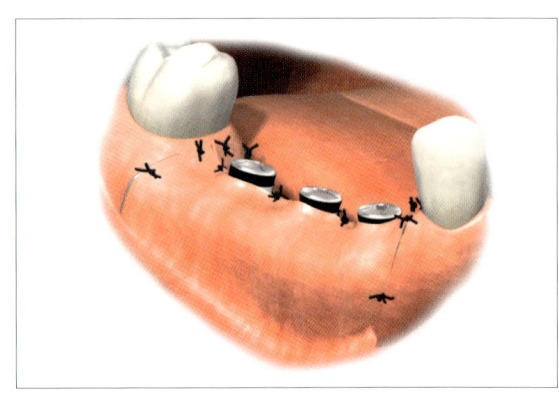

図8c　粘膜骨膜弁をヒーリングアバットメント周囲に戻して縫合する.

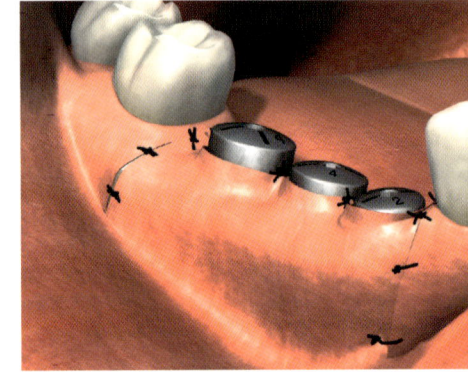

図9a〜c　アバットメント貫通部に既製のプロファイルを付与する場合には，ヒーリングアバットメントを接続し，粘膜を過不足なくヒーリングアバットメントに縫合して治癒を待つ．粘膜は約1か月にて治癒し，アバットメントの設置が可能となる.

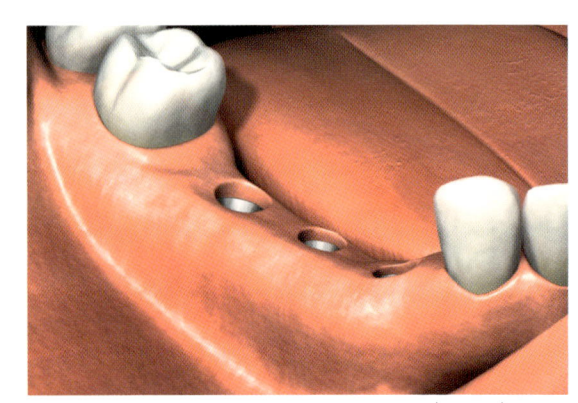

図9a｜図9b｜図9c

デプスゲージ

①粘膜の成熟後，アバットメント貫通部の粘膜の厚みをアバットメントデプスゲージにて計測する．

②③アバットメントデプスゲージは，フィクスチャーのインターナルテーパーの違いにて3.5S，4.0Sと4.5，5.0，5.0Sのように分けられ，1mm刻みのゼブラ目盛がレーザーマーキングされており，ヒーリングアバットメントユニと連動しているので，ゲージで読み取った粘膜の厚みを参考にヒーリングアバットメントのカフを（または，ユニアバットメントのカフを）選択することが可能となる．ヒーリングアバットメントを選択する場合は，アバットメントデプスゲージで読み取った数値を参考にヒーリングアバットメントのカフを選択するが，歯肉が広げられるため，実際のカフは少し低くなる．

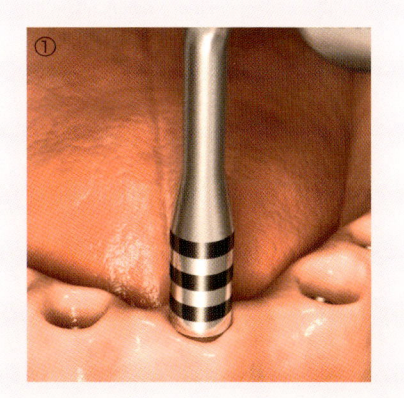

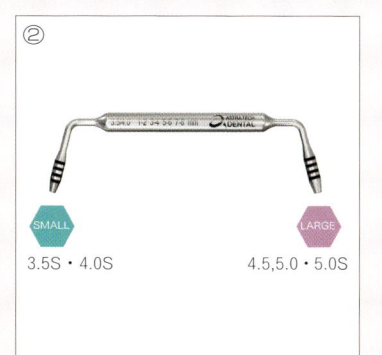

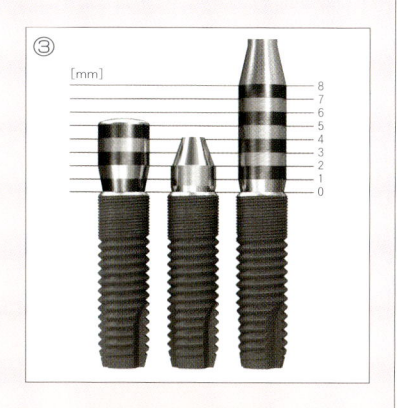

ヒーリングアバットメントユニのラインナップ

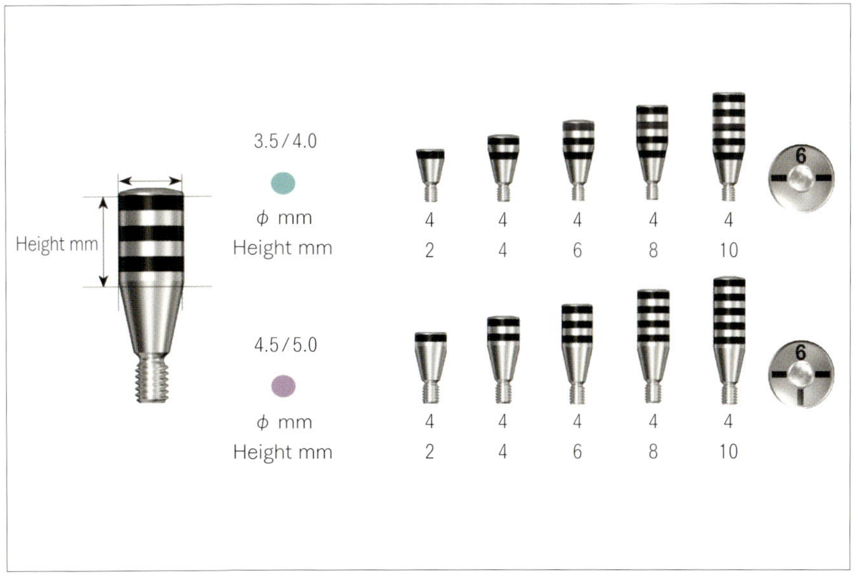

ヒーリングアバットメントのラインナップ

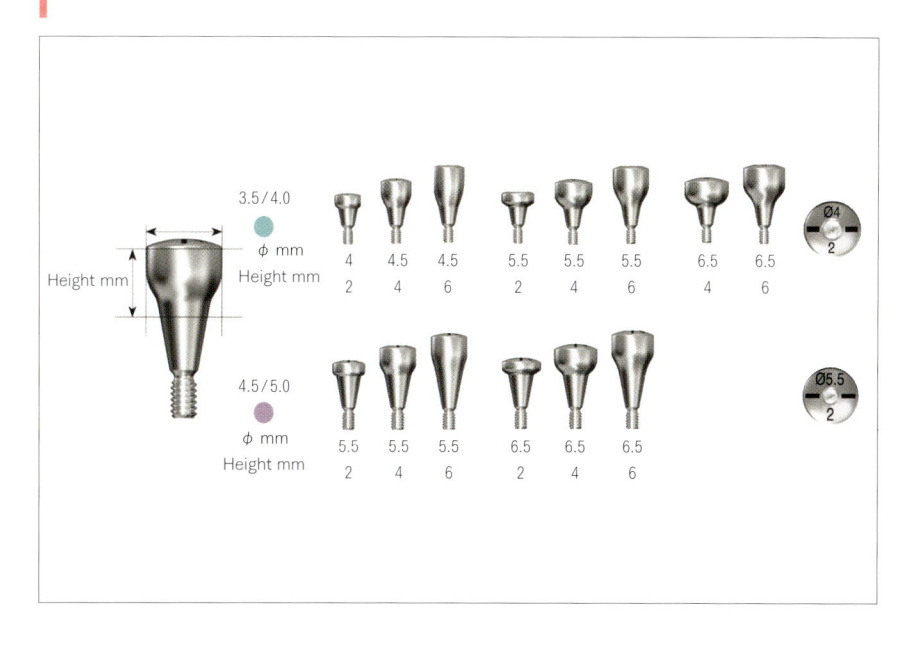

1回法の術式での角化歯肉の増大

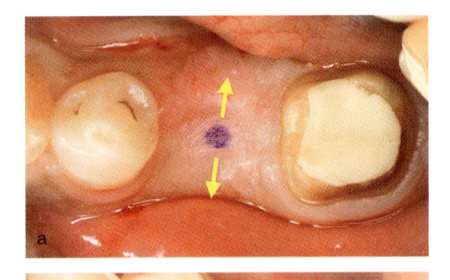

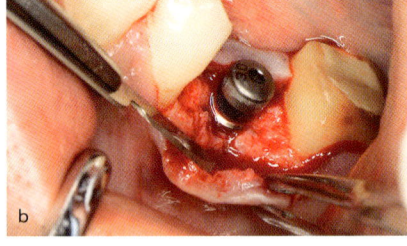

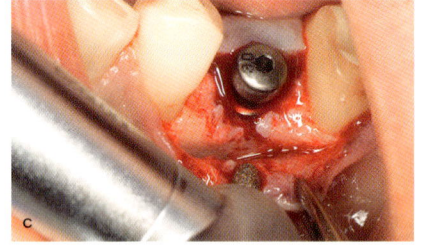

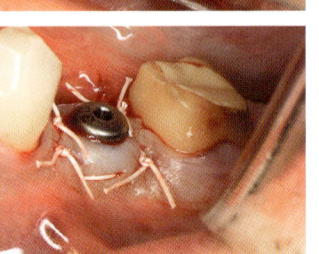

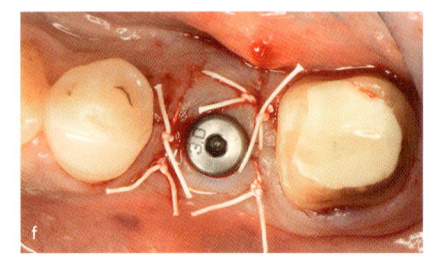

図10a 埋入位置をマークしたところ．インプラント埋入予定部位の周囲に十分な角化歯肉が認められる．
図10b 1回法の術式でヒーリングアバットメントユニの3 mmが，カバースクリューの代わりに取り付けられる．
図10c アバットメントに接する部分の結合組織の形態と厚みを，ダイヤモンドバーなどでトリミングする．
図10d アバットメントに適合するようにトリミングされた粘膜貫通部分（矢印）．
図10e 歯間部での減張がなされ，縫合時に不要なテンションがかからない．
図10f 水平マットレス縫合と単純縫合のコンビネーションで1回法術式での埋入が終了した．組織のアダプテーションも良好で死腔も認めない．歯肉弁は根尖側へ移動され，角化歯肉は増大する．

カバースクリューが自然に露出してしまった場合

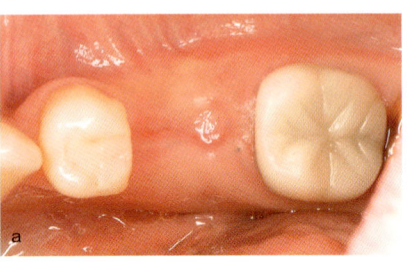

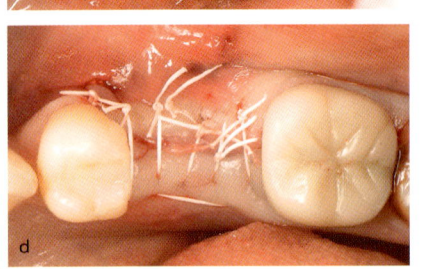

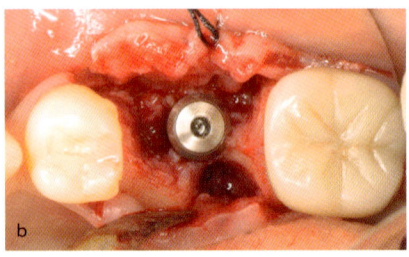

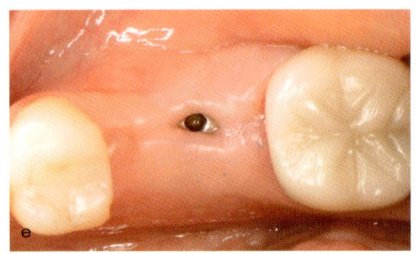

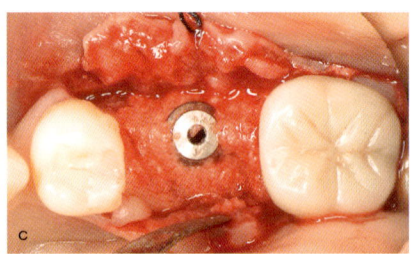

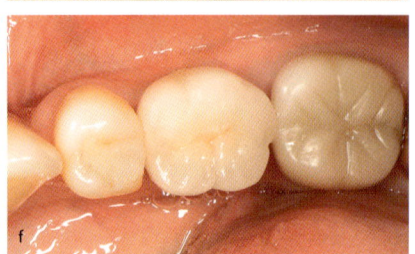

図11a 術前．抜歯後の治癒が不十分のため，歯槽頂部の歯肉の厚みが均等でない．
図11b インプラント埋入．遅延型の抜歯後即時埋入のため，骨性の治癒もまだ不完全である．
図11c 骨移植．骨のギャップに骨補填材を移植する．
図11d 縫合．遅延型の抜歯後即時埋入なので，一次閉鎖が可能である．
図11e 一次外科後．歯肉の薄い部分からカバースクリューが露出している．プラークの停滞さえ気をつければ，インプラントの治癒には何ら影響がない．このまま1回法の術式に準じて治療が進められる．
図11f 最終補綴物装着時．

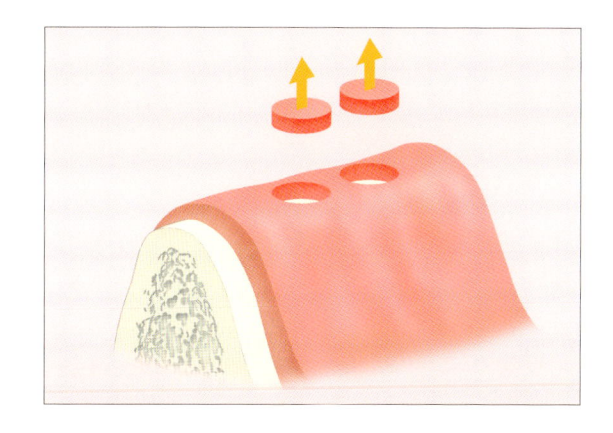

パンチアウト

2.1. パンチアウト（図12〜20）

もっともシンプルで低侵襲な方法が「パンチアウト」である．アストラテックインプラントにおけるインプラントとアバットメントの結合様式は，「インターナルスリップジョイント」であるが，この様式は最小限の切除でコンポーネントの交換が可能である．「Conical Seal Design™」により，カバースクリューを取り外すスペースさえあれば，後は歯肉の伸展の量に応じてコンポーネントの交換が可能である．元来，パンチアウトとは，角化歯肉の幅が十分にある場合に，インプラントの直上の歯肉をインプラントの直径に合わせて，同心円状にパンチアウトする（くり抜く：図12）テクニックであ

図12　図13

図12　パンチアウト．
図13　ヒーリングアバットメントユニの接続．

図14a　図14b

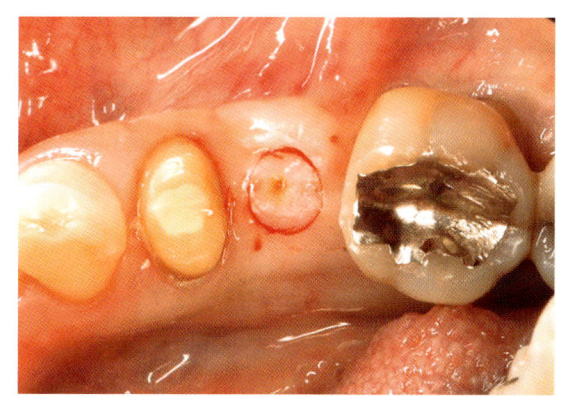

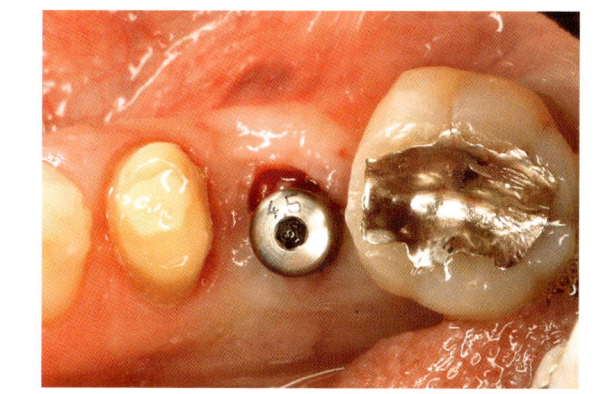

図14a　歯肉頬移行部に連続性があり，角化歯肉の幅が十分存在する場合には，このように同心円状にパンチアウトすることも可能である．
図14b　ただし，インプラントの直径に近似した角化歯肉の幅を欠損してしまう．

る．アストラテックインプラントでは最小限の切開でアバットメントのコネクションができる（図13）．角化歯肉を少しでも温存したい場合には，点状の切開，直線切開，弧状切開などにより，インプラントの頭出しを行うことができる．

ここでは，これらのテクニックも広義のパンチアウトとして解説する．

歯槽頂における角化歯肉の幅が十分（5 mm以上）ある場合には，頰舌的に切開線をズラすことにより，角化歯肉の幅をインプラントの頰側と舌側で調整することも可能である．結果的に移動量は少ないものの，アバットメントをアンカーとして歯肉弁根尖側移動術を低侵襲で行うことができる．

インプラントの埋入が多数歯に及ぶ場合には，歯間乳頭部での組織の陥没を防ぐため，縫合をできるだけ避けたい．そのため，切開線が連続しないように1歯単位で行えるように留意する必要がある．インプラントが近接していて切開線が連続してしまう場合には，後述する有茎弁の移動などを応用する必要がある．

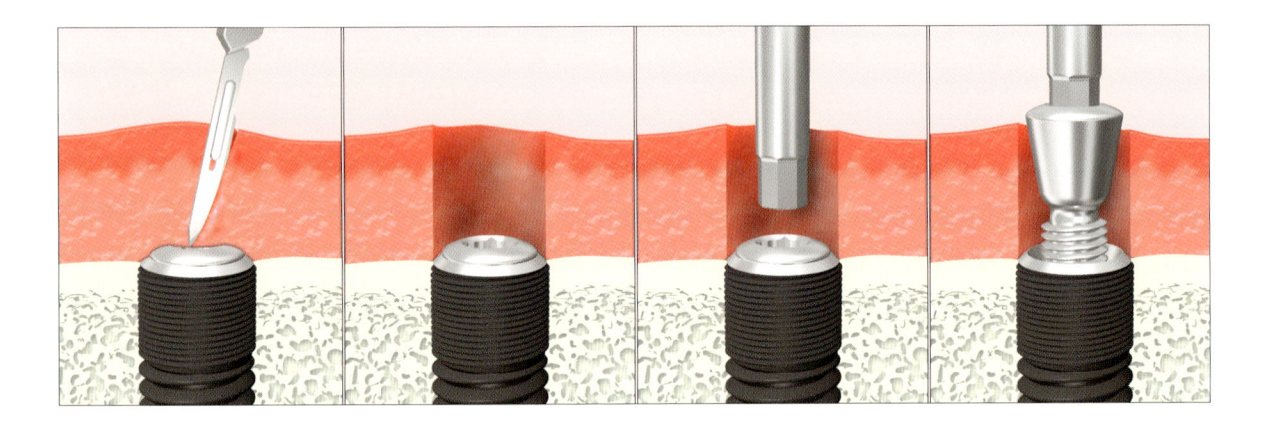

図15 カバースクリューを取り外すスペースさえあれば，後は歯肉の伸展の量に応じてコンポーネントの交換が可能である．

CHAPTER 5 基本二次外科術式

図16a｜図16b｜図16c

図16a インプラント埋入時にサージカルインデックスを採取する．
図16b 模型上にトランスファーされたインプラントのプラットホームの位置を過不足なく明示できるように，パンチアウト用のドリルを位置決めする．
図16c ガイドにそってインプラント直上の軟組織をパンチアウトする．

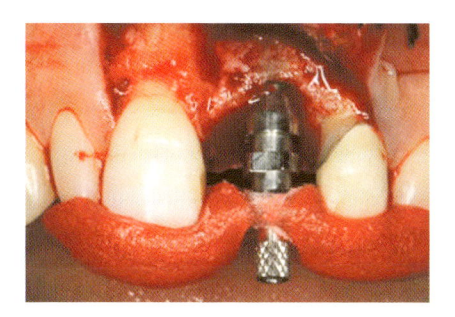

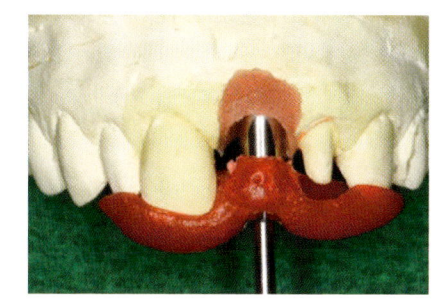

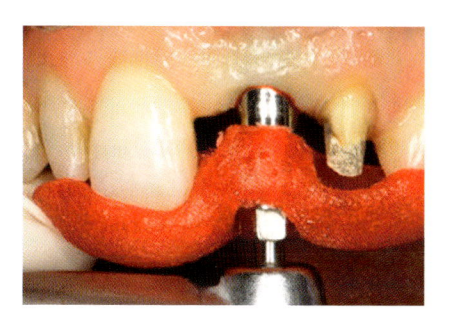

図16d｜図16e｜図16f

図16d このようにインプラント直上の組織が過不足なくくり貫かれる．
図16e 最終カスタマイズドアバットメントが装着される．
図16f サブジンジバルカントゥアのティッシュスカルピングが行なわれる．

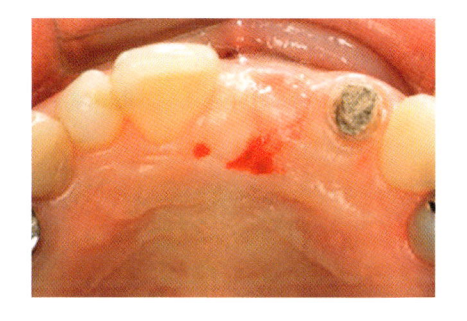

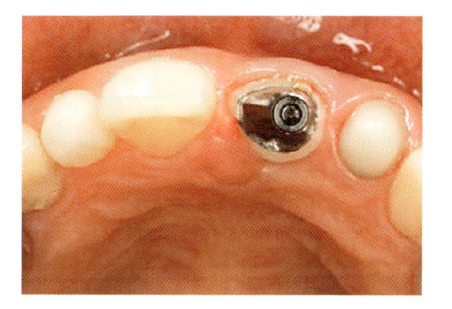

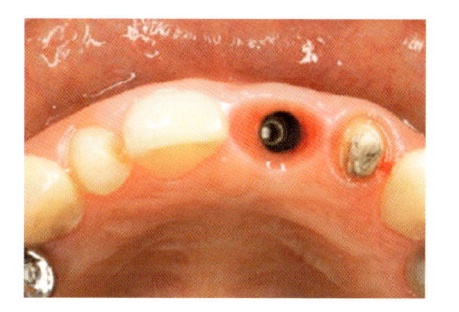

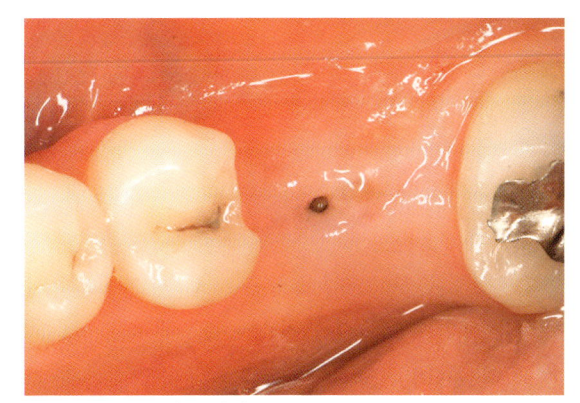

図17a 頬側の角化歯肉が不足している．レーザーでカバースクリューの中心部を印記し，最小限のアクセスホールを形成する．

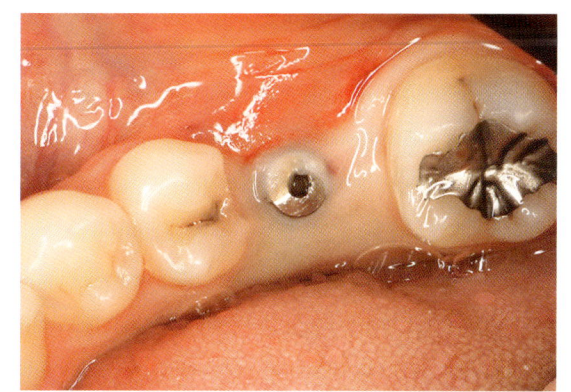

図17b 歯肉を損傷させないように，慎重にカバースクリューを緩め，除去する．

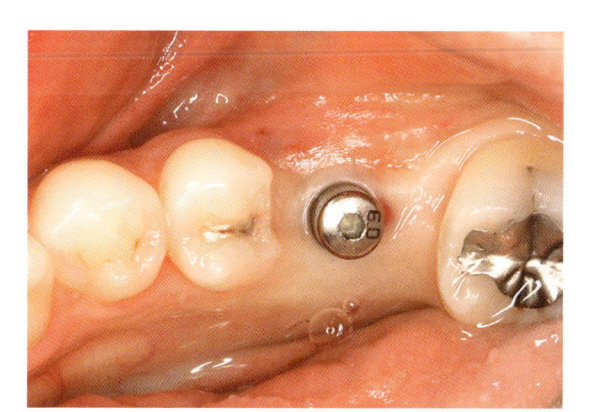

図17c 歯肉の伸展（ストレッチング）を利用して，角化歯肉を頬側に移動させる．

99

図18a｜図18b｜図18c｜図18d

図18a　頬粘膜が引っ張られ，軽度の緊張がある（矢印）．
図18b　歯肉が厚く硬い場合には，やや口蓋側寄りにカバースクリューの直径より大きめの直線状の切開を加える．
図18c　カバースクリュー上の結合組織を可能ならば骨膜状に剥離していく．
図18d　ヒーリングアバットメントをアンカーとして角化歯肉がわずかながら移動しているのがわかる．その結果，頬粘膜の緊張も改善している．

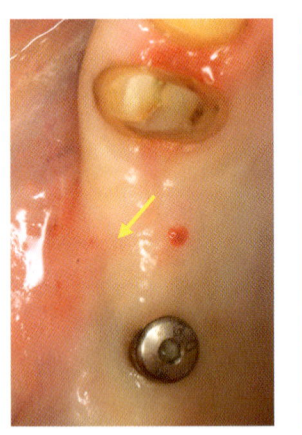

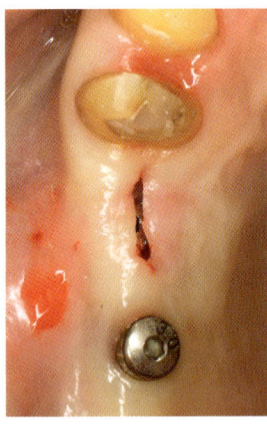

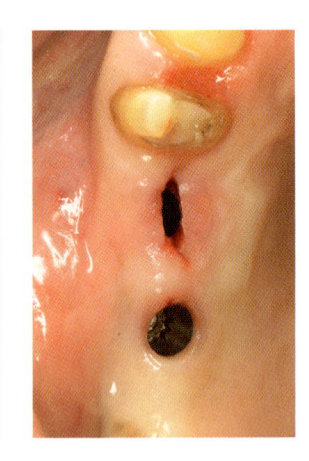

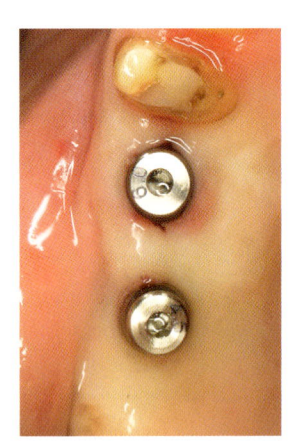

図19a｜図19b

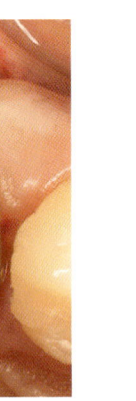

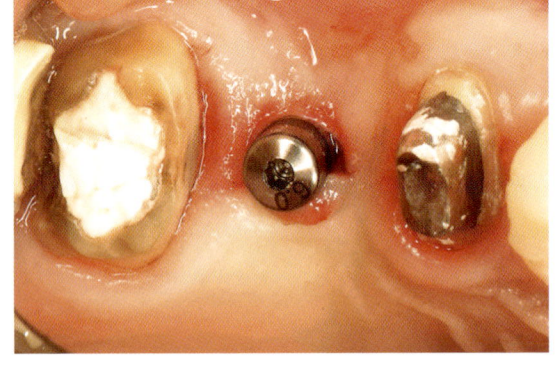

図19a　歯肉が厚く，なおかつ直線状に減張ができない場合には弧状切開を応用する．
図19b　両隣在歯の歯間乳頭部を避けて，アバットメント周囲の角化歯肉だけ頬側寄りに移動している．

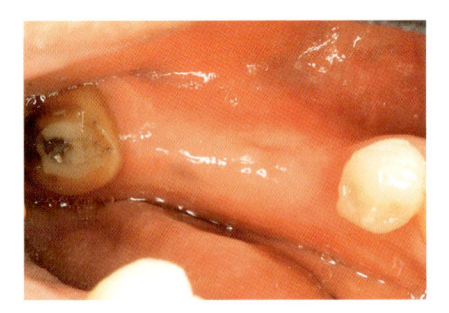

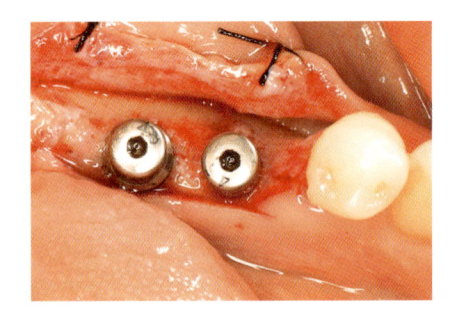

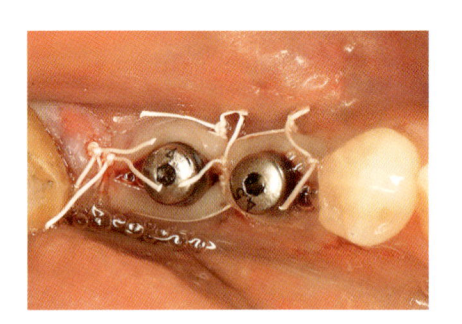

図20a｜図20b｜図20c

図20a　角化歯肉の幅は5 mm以上存在する．
図20b　全層弁にて剥離．
図20c　アバットメントがアンカーとなり，角化歯肉が根尖側に移動する．歯間部もできるだけ緊密に縫合する．

2.2. 有茎弁の移動

インプラント埋入時に骨造成や，何らかのサイトディベロップメントが行われた場合には，歯肉弁が縮縮されるため，角化歯肉の減少や口腔前庭の狭少といった，歯肉‐歯槽粘膜の問題が生じることも少なくない．このような場合，二次外科手術時に有茎弁の移動や遊離歯肉移植による，インプラント周囲環境の改善が必要になる．

有茎弁の移動には，歯肉弁根尖側移動術(Apically Positioned Flap：APF)，歯肉弁歯冠側移動術(Coronally Advanced Flap：CAF)，ローテーションフラップ，ロールテクニックなどがある．

①歯肉弁根尖側移動術(APF：図21)

インプラント周囲の角化歯肉は，ラフサーフェイスインプラントにおいてはインプラント周囲組織の抵抗性を高め，インプラント周囲炎を生じさせないためにも必要不可欠である．審美性・メインテナビリティの観点から，インプラントの周囲にできれば 5 mm 程度の角化歯肉は確保されることが望ましい．

角化歯肉獲得を目的に行われる二次外科手術のなかで，もっとも頻度が高いのが APF である．アバットメントを固定源とする全層弁による方法と，骨膜に固定する部分層弁による方法がある．インプラントの骨頂部の骨を露出させない部分層弁のほうが望ましいが，歯肉の厚みがない場合には全層弁でもよい．稀ではあるが，舌側に角化歯肉を移動する場合もある．

②歯肉弁歯冠側移動術(CAF)

CAF とは意図的にアバットメントにそって軟組織を誘導(Guided Soft Tissue Augmentation：GSTA)したい場合に，フラップを歯冠側に移動伸展する方法である．結合組織移植と併用することもある．軟組織のボリュームを増やすことにより，サブジンジバルカントゥアに賦形性を与えることができ，プロビジョナルレストレーションによる軟組織のティッシュスカルピングをより行いやすくなる．

③ローテーションフラップ(Palacci のテクニック：図22, 23)

Palacci により紹介された，歯間乳頭再生テクニック．歯肉の厚みと角化歯肉の幅が存在する場合に適応となる．主に上顎臼歯部で応用されることが多い．この原理を応用した各種変法もある．

④ロールテクニック(図24a〜h)

上顎において口蓋側の上皮下結合組織を有茎弁で起こし，唇側にロール状にたたみ込んで縫合固定する方法．唇側の歯肉の厚みを増やしたい場合に有効な術式である．同一術野で行えるので，患者への負担も軽減できる．

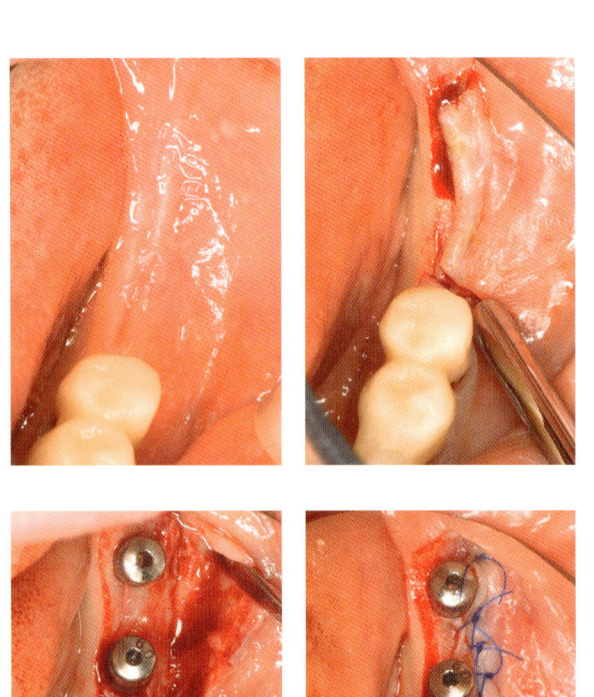

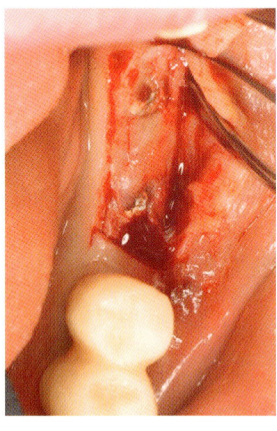

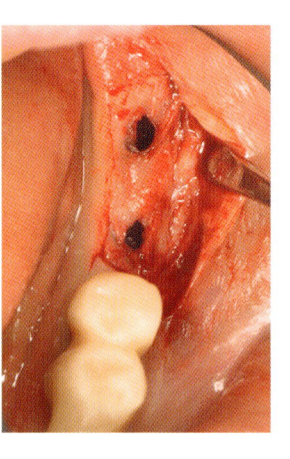

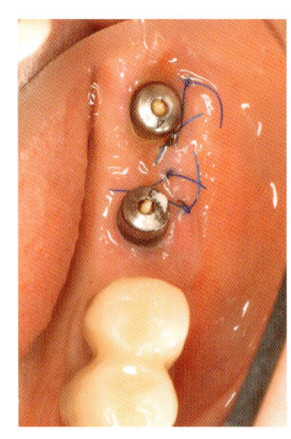

部分層弁によるAPF

図21a 図21b 図21c 図21d

図21a　角化歯肉の幅が狭い．
図21b　部分層弁で剥離を行う．
図21c　骨膜の下に，カバースクリューが透けてみえる．
図21d　インプラントの骨辺縁部の結合組織をできるだけ損傷しないように，パンチアウトの要領でカバースクリューを除去する．

図21e 図21f 図21g 図21h

図21e　ヒーリングアバットメントを接続する．
図21f　移動した角化歯肉を骨膜上にしっかり固定縫合する．
図21g　CoePak™にて10日から2週間圧迫固定する．
図21h　2週間後の抜糸時．インプラント周囲に十分な角化歯肉が獲得されている．

Palacci のテクニック

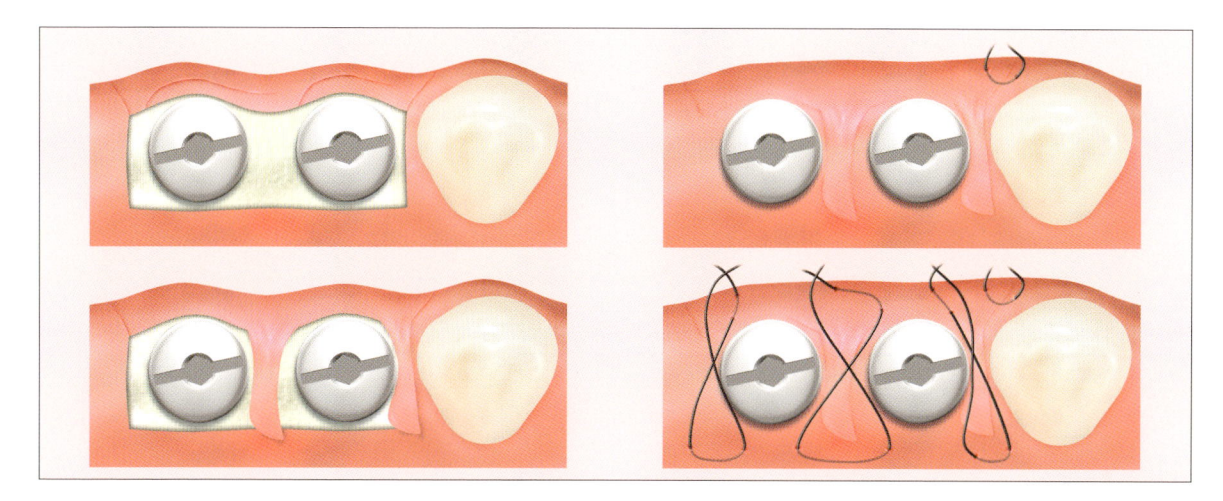

図22　Palacci のテクニック.

図23a 図23b 図23c 図23d

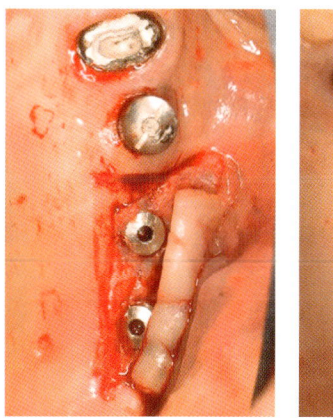

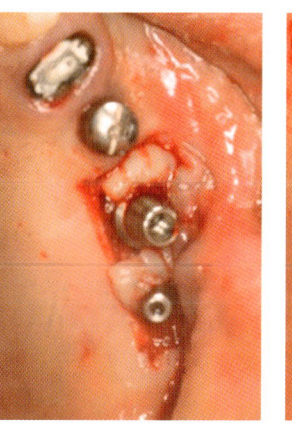

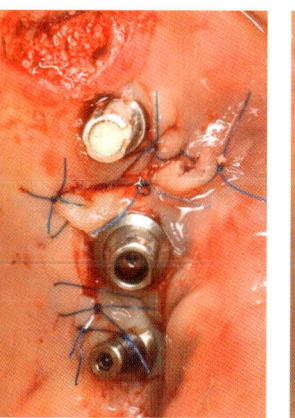

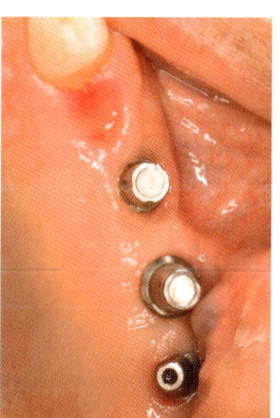

図23a〜d　Palacci のテクニックを使用した二次外科手術.

2．3．歯肉移植（図25, 26）

　APF では十分な角化歯肉が得られない場合に行う．遊離歯肉移植（Free Gingival Graft：FGG）と上皮下結合組織移植（Subepithelial Connective Tissue Graft：SCTG）がある．APF とのコンビネーションで用いられることもある．移植片を採取しなければならないので，新たにドナーサイトが必要になる．

ロールテクニック

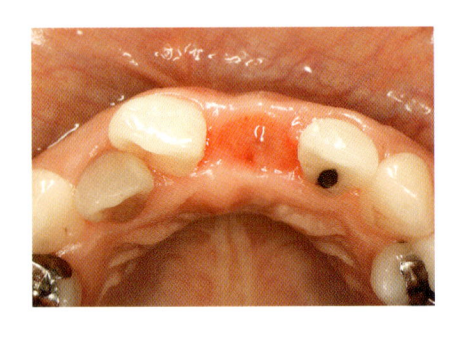

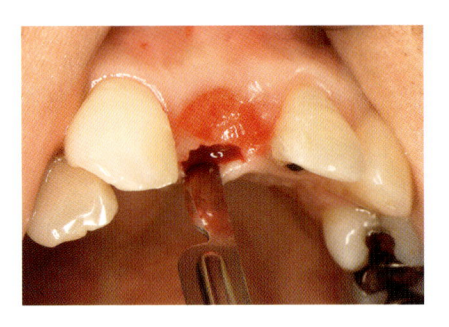

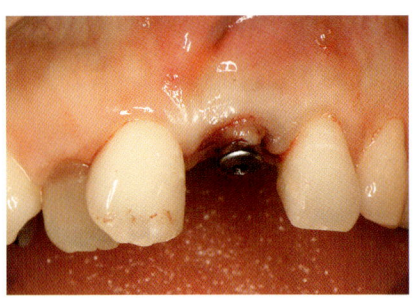

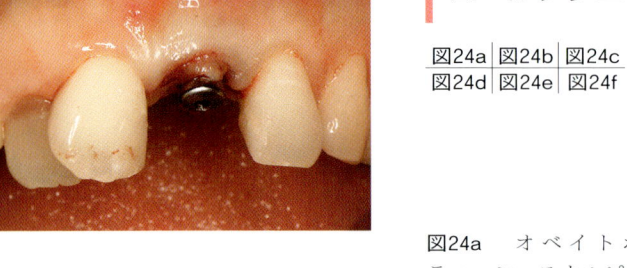

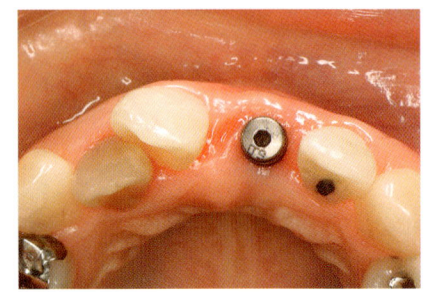

図24a｜図24b｜図24c
図24d｜図24e｜図24f

図24a　オベイトポンティックにてティッシュスカルピングが行われた．
図24b　口蓋から有茎弁にて上皮下の結合組織を起こす．
図24c　カバースクリュー除去後，ヒーリングアバットメントを接続する．
図24d　唇側の上皮下に結合組織をロール上にたたみ込んで固定する．
図24e　術後6週の唇側観．
図24f　術後6週．唇側の十分な歯肉の厚みが確保された．

図24g｜図24h

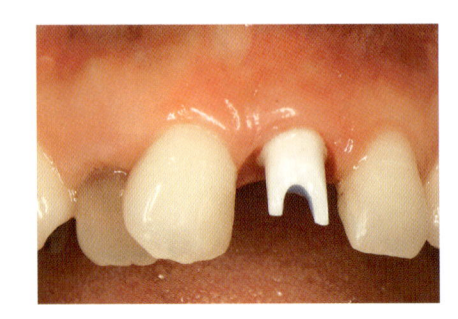

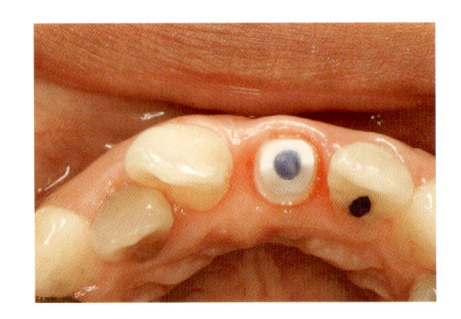

図24g　セラミックアバットメント装着時の唇側観．
図24h　カスタムメイドのセラミックアバットメントが装着された．歯間乳頭も維持されている．

　付着歯肉を確実に獲得したい場合には，FGGが適応となるが，瘢痕性の治癒形態や歯肉の色のミスマッチが生じる可能性もあり，審美領域では注意が必要である．CTGは，露出根面の被覆や歯槽堤増大術などの歯周形成外科では頻繁に用いられるが，移植片の吸収量や安定するまでの治癒期間などに個人差もある．

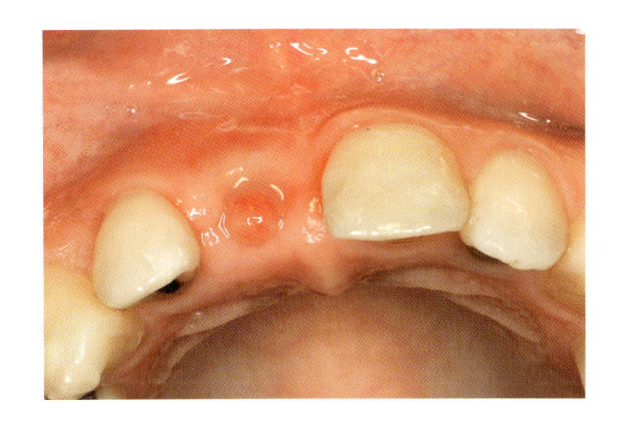

上皮下結合組織移植①

図25a	図25b	図25c
	図25d	図25e
	図25f	図25g

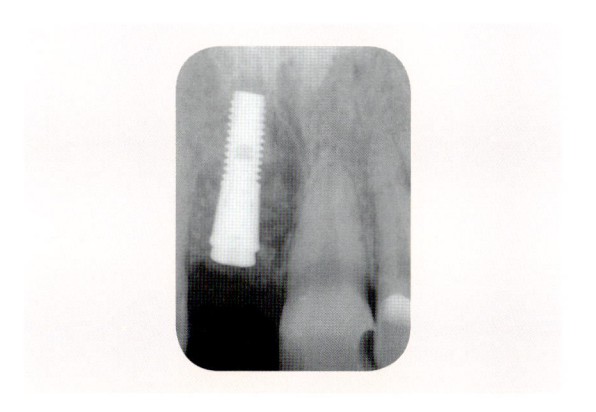

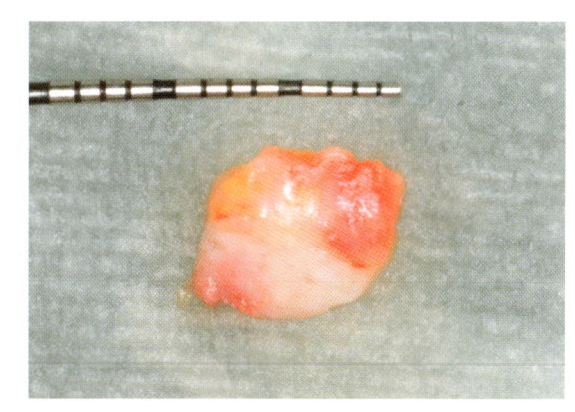

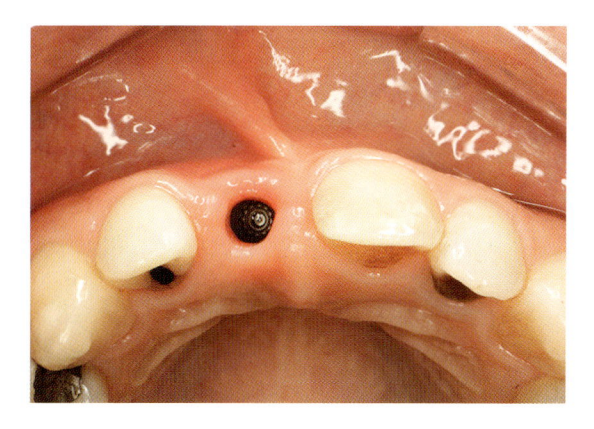

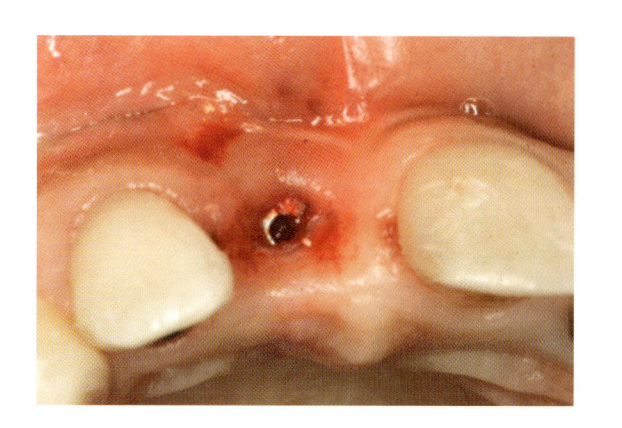

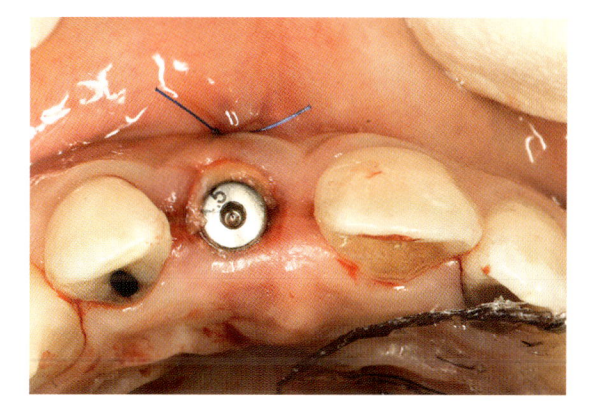

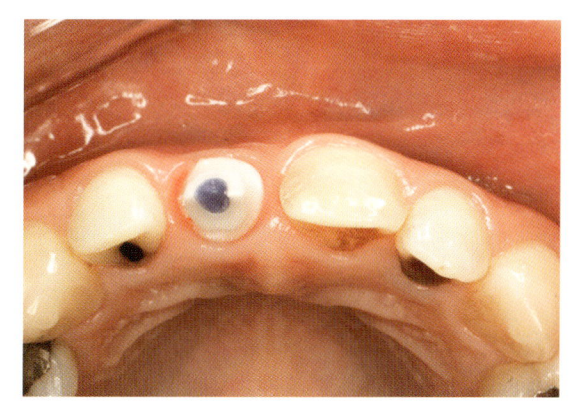

図25a　二次外科手術時．創は一次閉鎖している．
図25b　垂直的な組織のボリュームを獲得するために，一次手術時にカバースクリューの代わりに1.5mmのヒーリングアバットメントを装着する．
図25c　パンチアウトにてアバットメントを露出させる．
図25d　口蓋より採取された結合組織．
図25e　唇側に形成されたエンベロップの上皮下に遊離結合組織を移植する．
図25f　唇側の歯肉の厚みが維持されている．
図25g　カスタムアバットメント装着時．

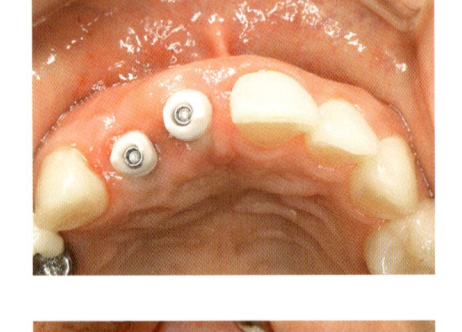

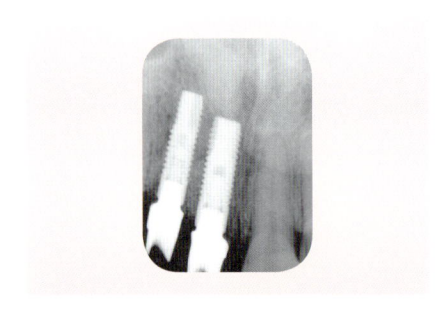

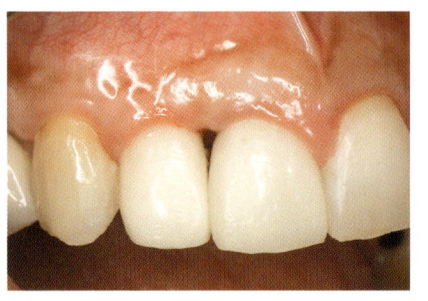

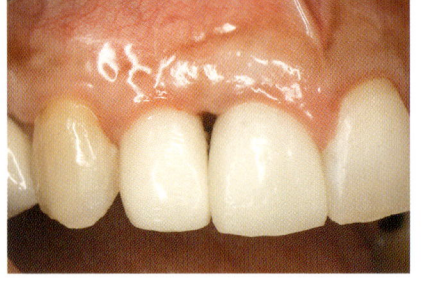

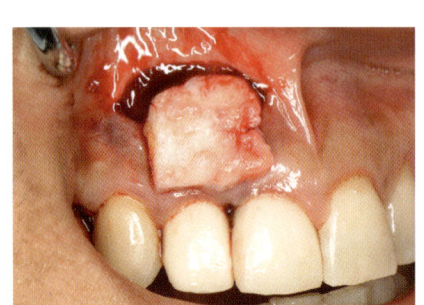

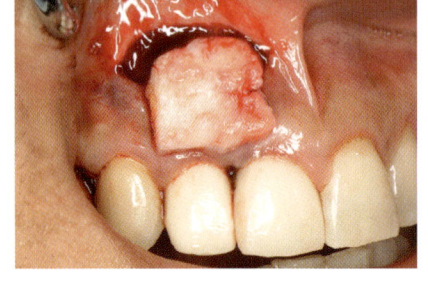

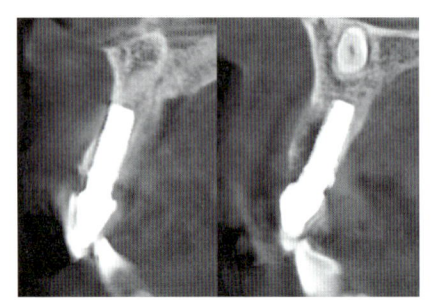

上皮下結合組織移植②

図26a│図26b│図26c

図26a〜c インプラント間の歯間乳頭が欠落している．

図26d│図26e│図26f

図26d 上皮下結合組織移植のためにトンネルを形成する．
図26e 採取する結合組織の大きさをあらかじめ型紙にとっておく．
図26f 口蓋より採取された結合組織．

図26g│図26h│図26i

図26g 形成されたトンネルの下に上皮下結合組織移植が完了した．
図26h 術後5年の口腔内写真．
図26i 術後5年のクロスセクションのCBCT像．

　アストラテックインプラントは，二次外科手術において，フラップを新たに起こす必要のある有茎弁の移動や遊離歯肉移植を行うことが，比較的少ないシステムである．これは「Astra Tech Bio-Management Complex™」の構成要素である「Connective Contour™」（図27）が，インプラントネック部の可動性粘膜に対して，抵抗性を有している可能性を示唆している．MI

(Minimal Invasive)な立場からも，特筆すべき点といえる．逆に，フラップを起こすことによって，Connective Contour™ を破壊する可能性もあるので，二次外科手術時の術式の選択には注意を要する．

インプラントの周囲には最低でも1 mm，できれば2 mmの骨を確保したいところではあるが，萎縮した顎堤では，ロールテクニックやCTGにより歯肉の厚みを増やすことにより，辺縁骨の吸収や歯肉退縮に対応することが多い．しかし，早期に歯周組織の改善を行っておくことによって，二次外科手術をよりシンプルで低侵襲に終えることができる．このことが「Astra Teck Bio-Management Complex™」の長期的安定性にも寄与するものと考える．また，メインテナンスに問題が残るとしても，患者のコンプライアンスや清掃性を確認したうえで，追加的な軟組織の改善も可能なので，侵襲性のある手術を急ぐ必要はない．check 2

> **check 2**
> アストラテックインプラントではより低侵襲な二次外科手術が可能である．

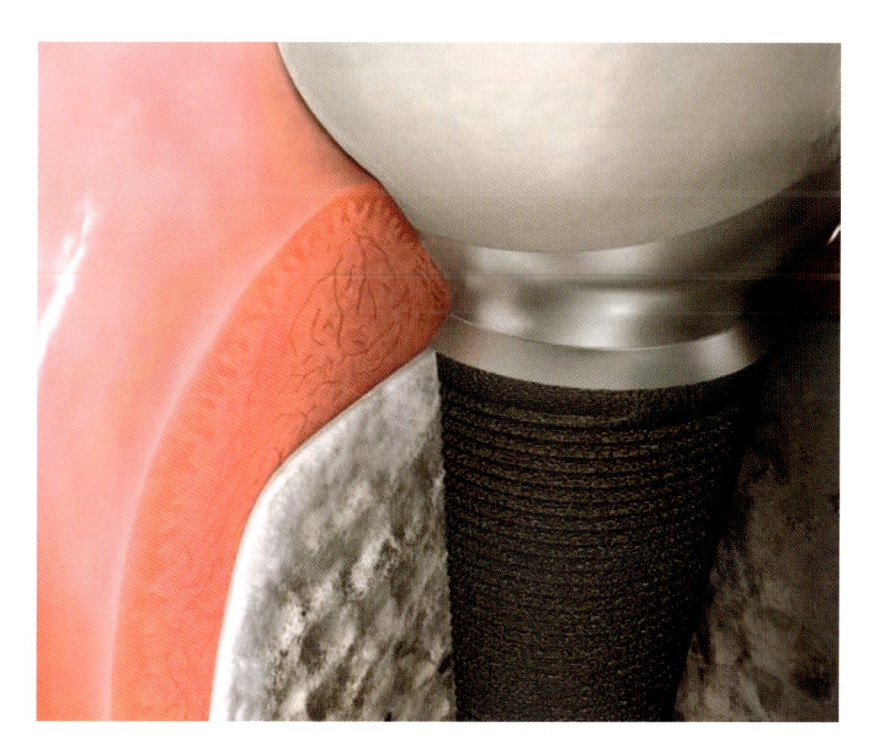

図27　Connective Contour™.

Longevity in implant surgery: 2nd surgery

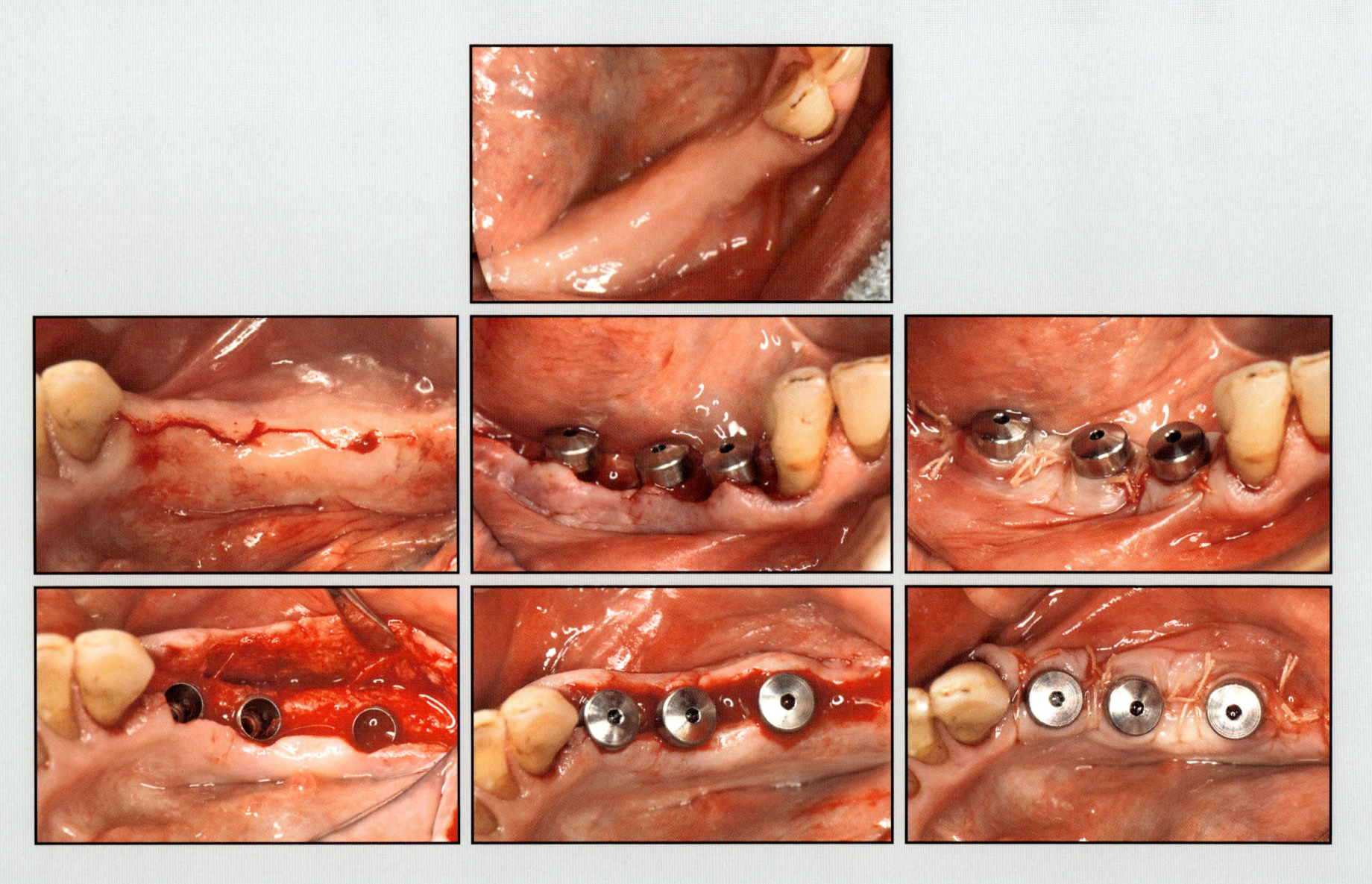

108

CHAPTER 6
アストラテックインプラントの基本補綴術式

解説：
寺西邦彦　●東京都開業・寺西歯科医院
● O.S.I. 東京主幹
伊藤雄策　●大阪府開業・伊藤歯科医院
● O.S.I. 大阪主幹

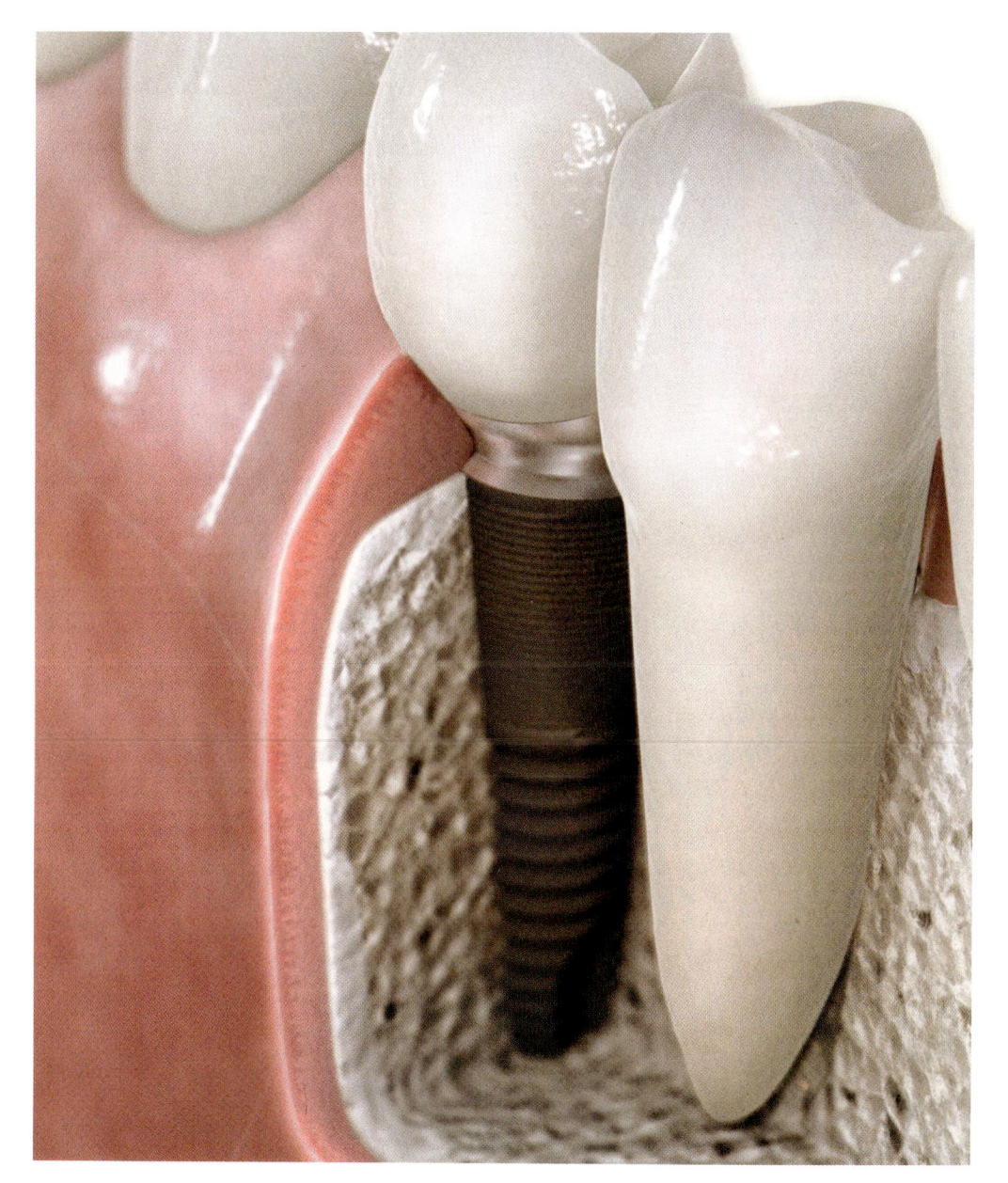

1. アバットメントの種類と選択

アストラテックインプラントシステムから提供されるアバットメントには，大別して，

①スクリュー固定アバットメント
②セメント固定アバットメント
③アタッチメント固定式アバットメント
④テンポラリーアバットメント

が存在する（図1）．

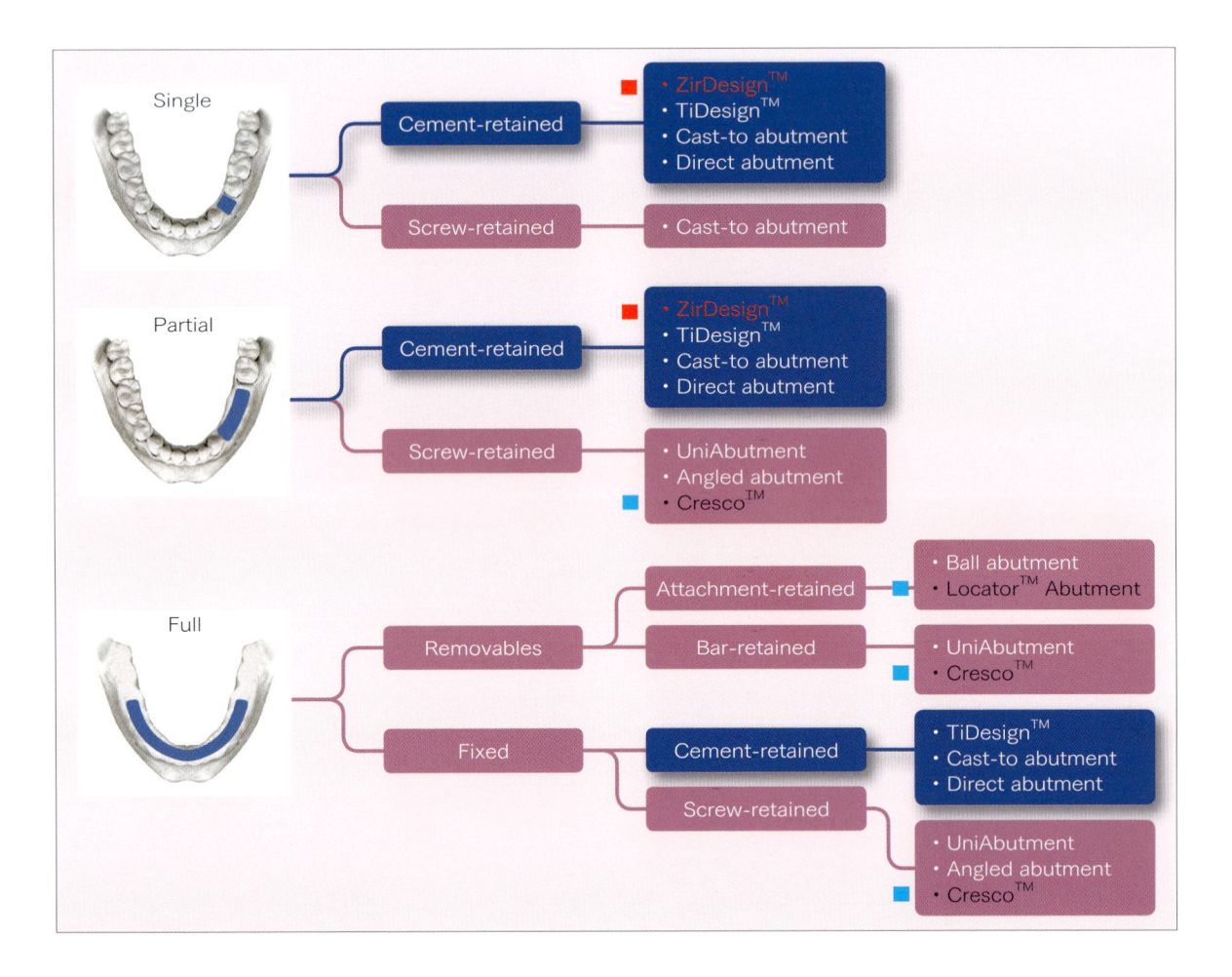

図1　アバットメントの選択．■，■は，日本未発売．

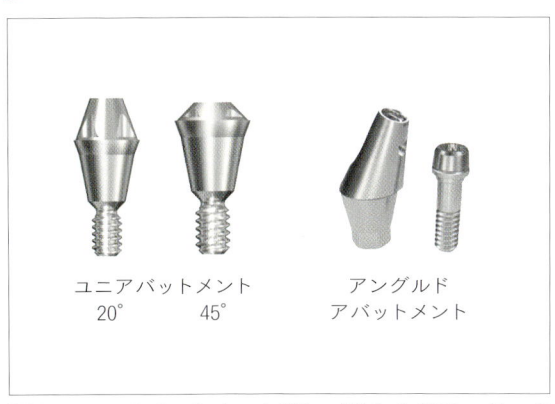

スクリュー固定アバットメント

図2 ユニアバットメント20°、45°およびアングルドアバットメントが用意される。アングルドアバットメントは20°のフィクスチャー埋入角度の修正を行うことが可能となる。

ユニアバットメント3.5/4.0と4.5/5.0のカフの種類

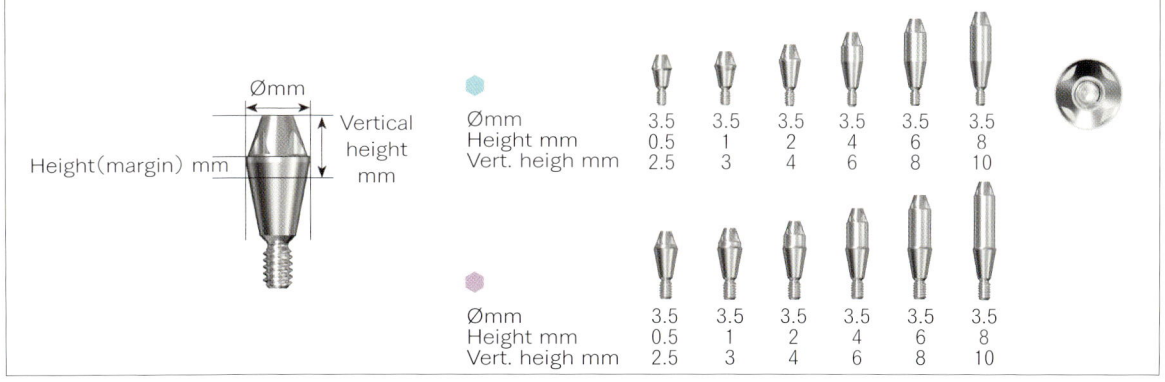

図3 写真は20°ユニアバットメントである。45°においても同様のカフが用意されている。それぞれに0.5mmから8mmまでの6種類のカフが用意される。

1.1. スクリュー固定アバットメント

　製作される上部構造をリテーニングスクリューにて締結し、メインテナンスやトラブル発生時に必要があればこれを緩めて除去することにより、術者可徹が可能となるアバットメントシステムである。

　このスクリュー固定式アバットメントには図2のものがデリバリーされている。ユニアバットメントは、ワンピースアバットメントでConical Seal Design™ をもつことにより、微小漏洩およびマイクロムーブメントを完璧に排除している。そのラインナップは、インターナルジョイント部のテーパードの違いにより、3.5/4.0用と4.5/5.0用の2ラインに分けられる。そして、そのカフ（粘膜貫通部の長さ）は0.5から8mmまで6種類が用意されている（図3）。

①ユニアバットメント

　ユニアバットメントは、ワンピースアバットメントゆえ、回転防止機構をもたないため、シングルスタンディングには用いることができず、基本的に複数本埋入されたインプラントに上部構造を連結して用いられる。

　ユニアバットメント20°は、コニカル部が長いため、側方圧に強く、フィクスチャーの埋入方向が悪くても40°以内であれば使用可能となる。ユニアバットメント45°は、コニカル部が低いため、側方圧に弱く、このアバットメントのみでの補綴は、リテーニングスクリューの破折を招く危険性がある。しかし、フィクスチャーの埋入方向が過度に悪くとも、その角度が90°以内であれば、上部構造の製作が可能となる（図4〜7）。

ユニアバットメント

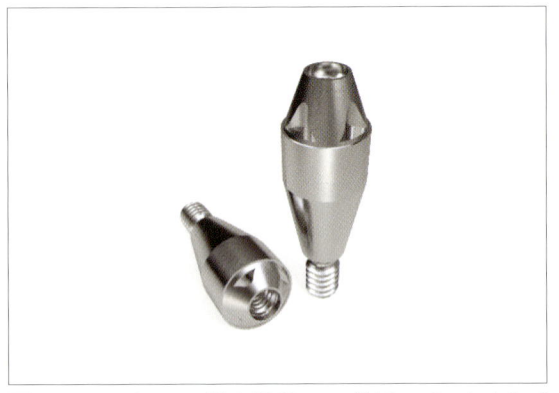

図4　ワンピース．撤去用グルーブ付き．Conical Seal Design™．20°と45°のテーパードトップ．3.5/4.0，4.5/5.0のそれぞれの連結サイズに対応．前歯部と臼歯部に対応．無歯顎と部分欠損に使用．

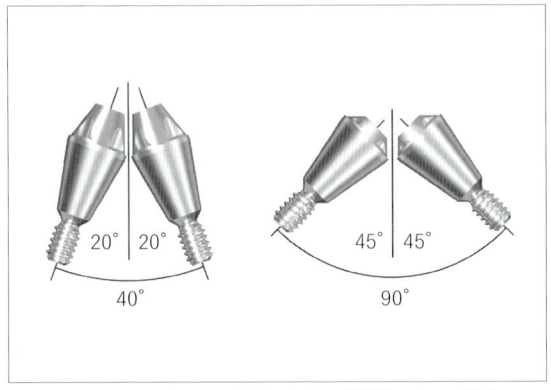

図5　フィクスチャー埋入方向に問題のある場合，ユニアバットメント20°では内外角40°，ユニアバットメント45°では内外角90°まで対応が可能となる．

プロヒールキャップ

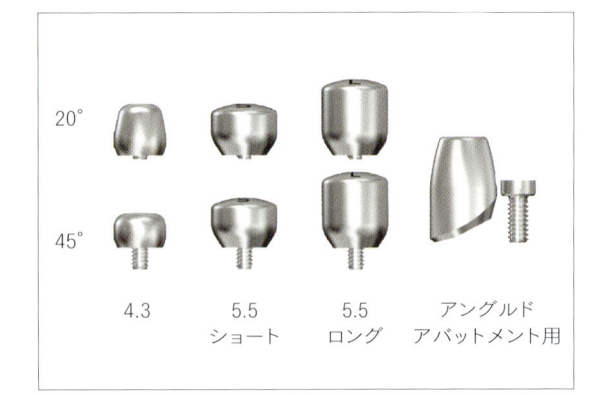

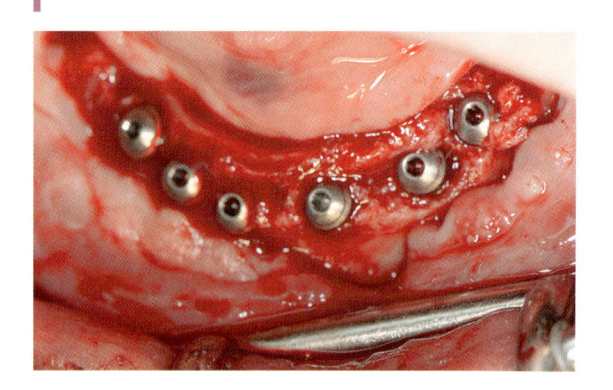

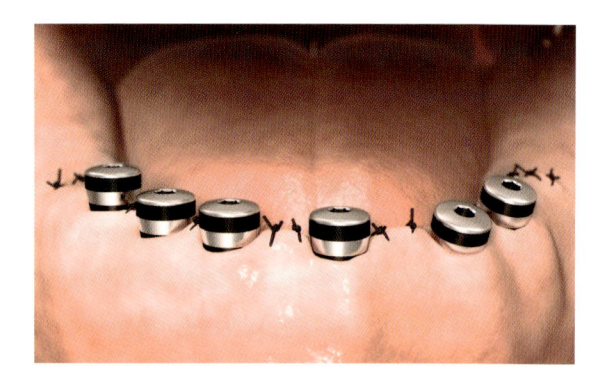

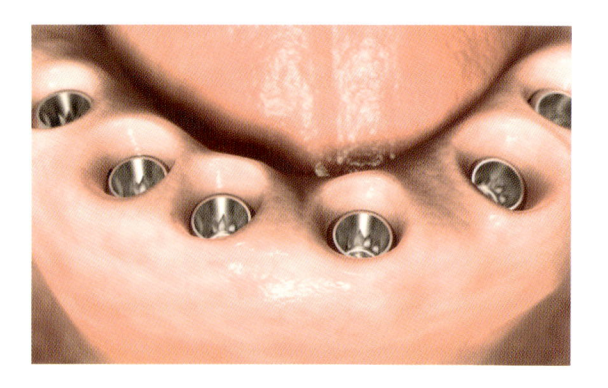

図6　ユニアバットメントの保護とともに審美的な軟組織形態を付与するために，プロヒールキャップが用いられる．これには，20°用と45°用が用意され，それぞれレギュラー，ショート，ロングの3サイズが用意されている．アングルドアバットメント用は，スクリューと別々の2ピースとなる．

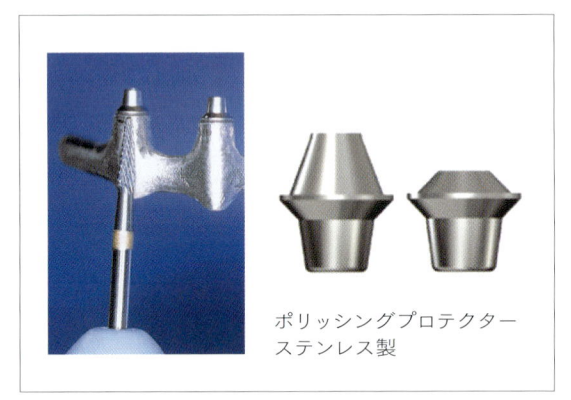

図7　上部構造製作時において，ブラスティングや研磨作業中にシリンダーのマージンや内側が傷つかないように保護するポリッシングプロテクターが用意されている．

ユニアバットメントの臨床手順

①アバットメントの選択

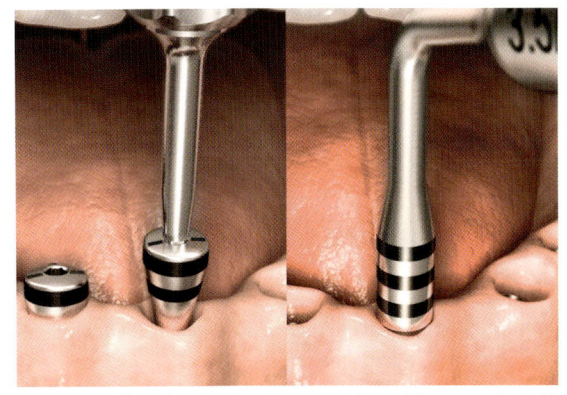

ヒーリングアバットメントユニのレーザーマークを参考に適切なアバットメントを選択する．または，アバットメントデプスゲージを使い，粘膜貫通部の厚みを測定してアバットメントを選択する．

・計測システム

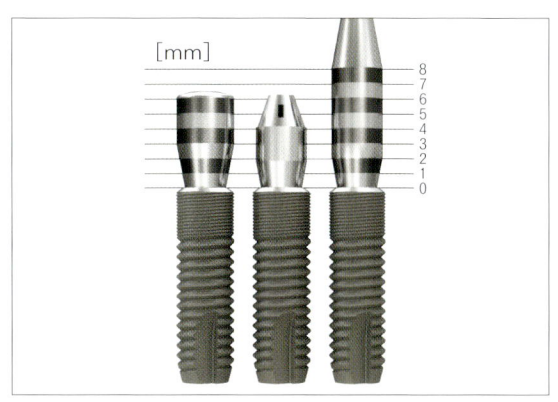

アバットメントのカフはヒーリングアバットメントユニ，デプスゲージのミリ単位のレーザーマークと連動する．

・アバットメントカフ

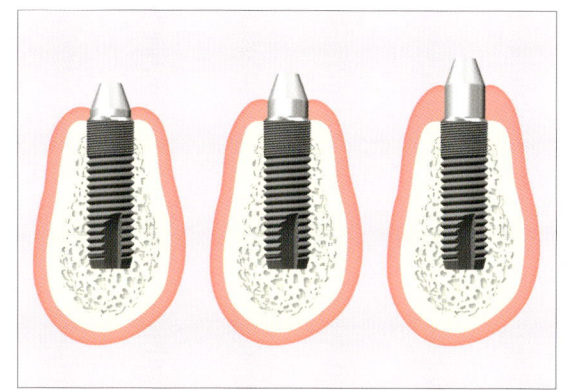

アバットメントカフは粘膜の厚みにより選択される．粘膜が厚い場合は短めのカフを選択し，粘膜形態を付与することも可能となる．

②ユニアバットメントの装着

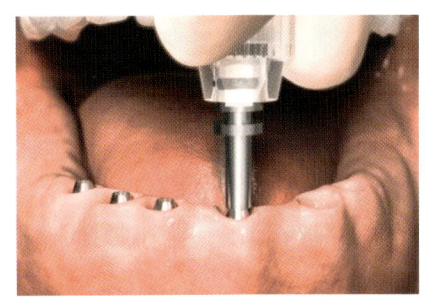

①プリマウントされたユニアバットメントをコンポーネントより取り出し，手指にてフィクスチャーに装着する．

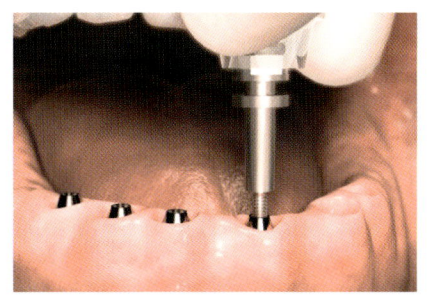

②手指でキャリアーを緩め，キャリアーを除去する．

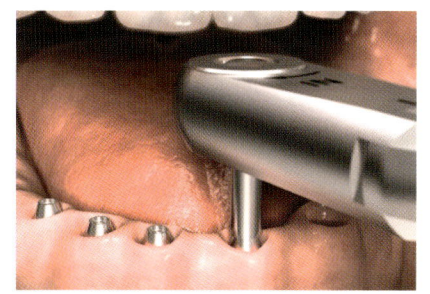

③最終装着は，トルク15Ncmに設定したトルクレンチで締結する．

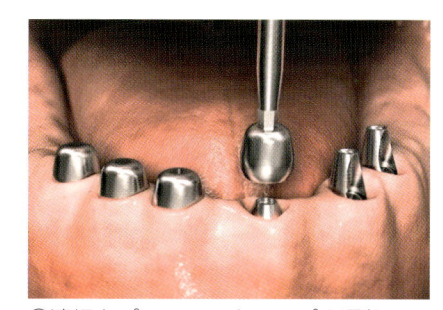

④適切なプロヒールキャップを選択し，ヘックスドライバーにて装着する．

②アングルドアバットメント

　フィクスチャーの埋入方向が，前歯部や小臼歯部のように解剖学的に傾斜埋入を余儀なくされる場合に，頬側にスクリューアクセスホールが開口するのを避けるため，また，先に述べた20°，45°のユニアバットメントでは平行性に問題があり，対応しきれない場合などに，このアングルドアバットメントが用いられる．アングルドアバットメントにはインターナルヘックスが付き，アバットメントの回転を防止するとともにアバットメント装着時の位置の再現性がさらに高められている．

アングルドアバットメントのカフの種類

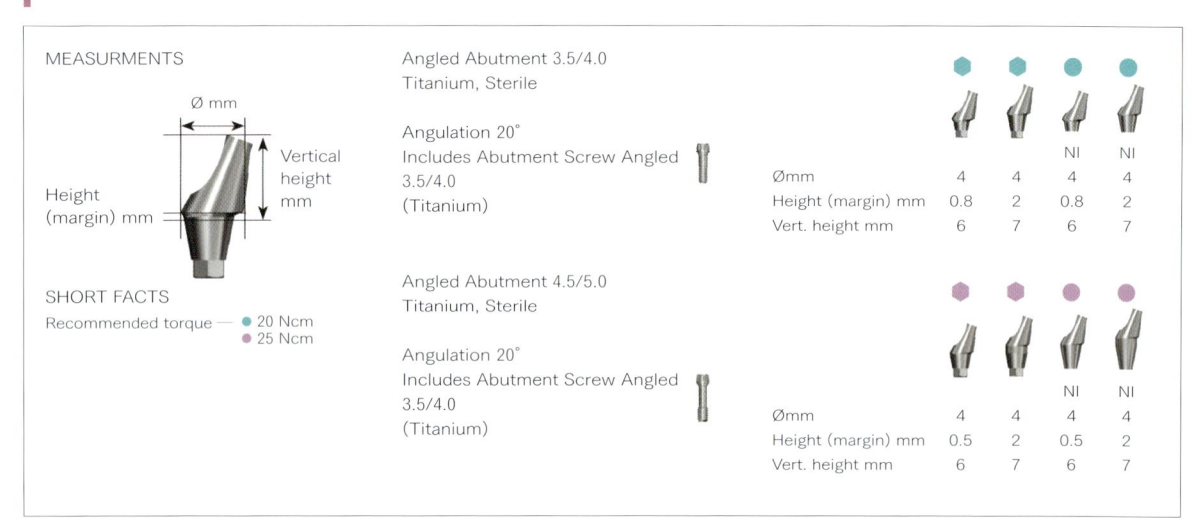

MEASUREMENTS

Height (margin) mm
Ø mm
Vertical height mm

SHORT FACTS
Recommended torque ● 20 Ncm
● 25 Ncm

Angled Abutment 3.5/4.0
Titanium, Sterile

Angulation 20°
Includes Abutment Screw Angled 3.5/4.0
(Titanium)

			NI	NI
Ømm	4	4	4	4
Height (margin) mm	0.8	2	0.8	2
Vert. height mm	6	7	6	7

Angled Abutment 4.5/5.0
Titanium, Sterile

Angulation 20°
Includes Abutment Screw Angled 3.5/4.0
(Titanium)

			NI	NI
Ømm	4	4	4	4
Height (margin) mm	0.5	2	0.5	2
Vert. height mm	6	7	6	7

前歯部，小臼歯部などに傾斜埋入されたフィクスチャーの傾斜角を360°の自由度をもって20°変換し，スクリューとアバットメントの2ピースで構成されるスクリュー固定アバットメントである．そのカフは3.5/4.0で0.8，2.0mm，4.5/5.0で0.5，2.0mmのそれぞれ2種類にインターナルヘックス付きとノンヘックスのそれぞれ計4種類が用意されている．

③アングルドアバットメントの装着

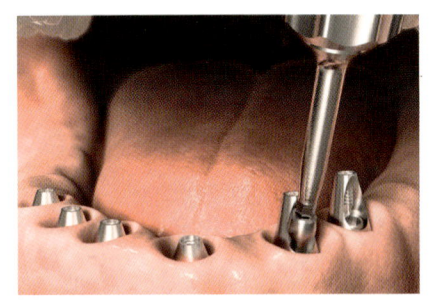

①トップコーンを最適の方向に向けて位置を決め，アングルドアバットメントを装着する．

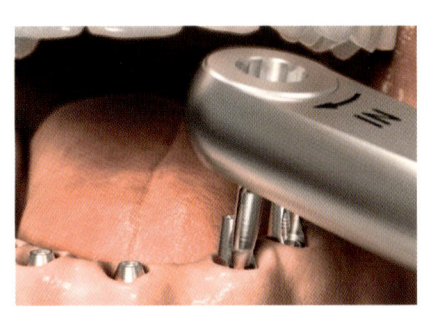

②トルクレンチを用い，トルク25Ncmにてアングルドアバットメントを固定締結する．

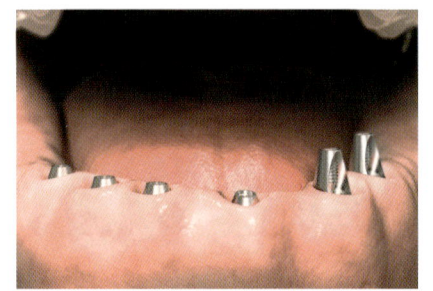

③フィクスチャーの埋入角度を修正し，締結されたアングルドアバットメント．

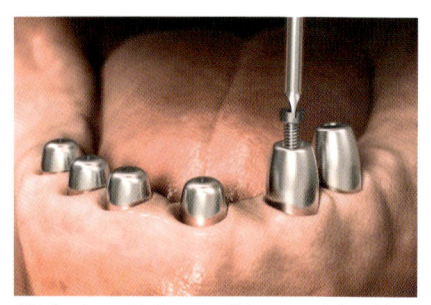

④プロヒールキャップを，マイナスドライバーを用いてスクリューにて装着する．

④アバットメントレベルの印象

・クローズドトレー印象法

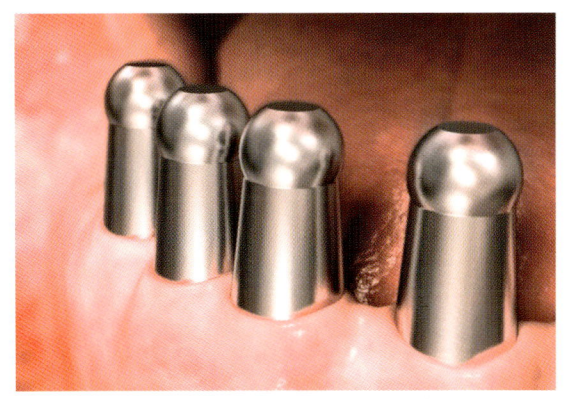

口腔内のユニアバットメントには，手指でトランスファー印象用コーピングを取り付ける．

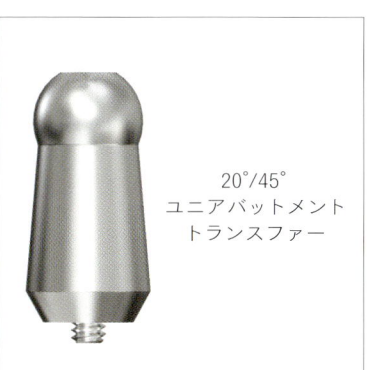

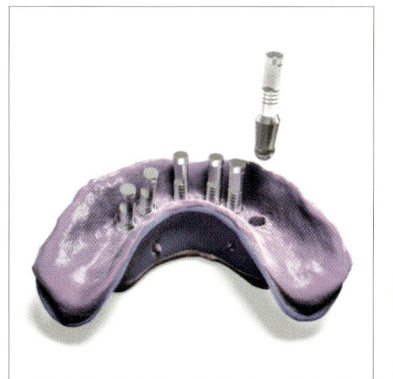

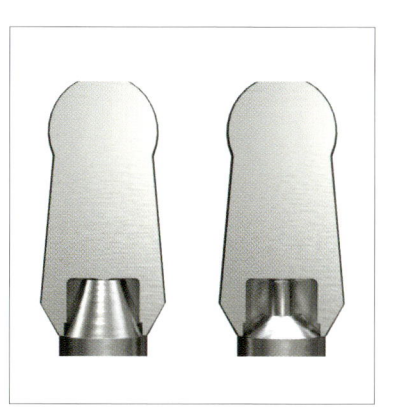

20°/45°
ユニアバットメント
トランスファー

クローズドトレー印象法は，トランスファー印象用コーピングを用いてシリコーンラバーにて印象し，印象撤去後にトランスファーコーピングにアバットメントレプリカを連結して印象内に戻し，石膏を流して模型を製作する．トランスファー印象用コーピングは，20°，45°ユニアバットメントに共用であるため，正しいアバットメント情報を歯科技工士に伝え，正しいアバットメントレプリカを選択することが重要である．このクローズドトレー印象法は，アバットメントポジションを再現するにはきわめて不正確あるため，スタディモデル，プロビジョナルレストレーションの製作，各個トレーの製作などにのみ使用し，最終補綴物を製作するための最終印象に使用してはならない．最終補綴物を製作する場合は，後述するオープントレー印象法＝ピックアップ印象法を用いなければならない．

・オープントレー印象法

オープントレー印象法には，ピックアップ印象用コーピングを用い，それぞれのアバットメントの種類に応じたコーピングが用意されている．アングルドアバットメントには正確なポジショニングを保証するためのインデックスが付与されている．

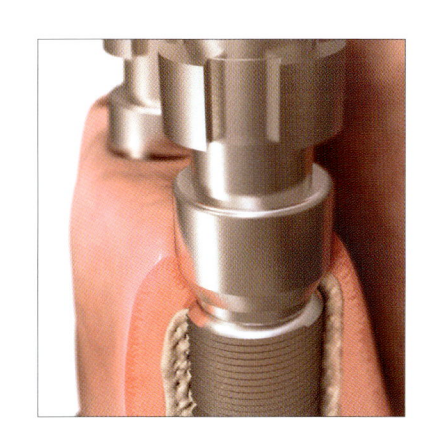

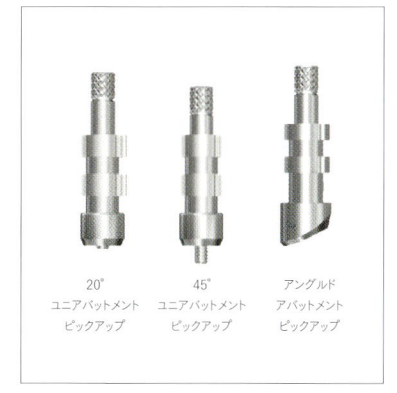

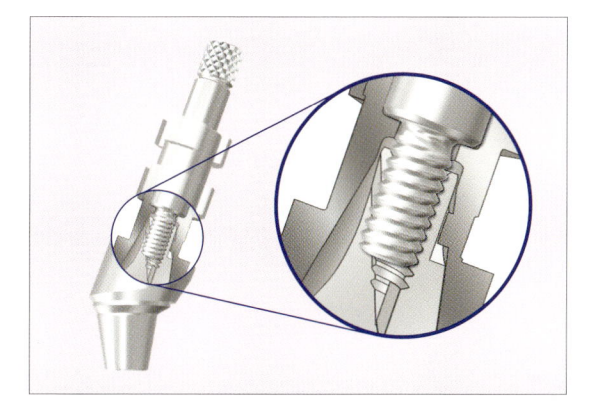

20°
ユニアバットメント
ピックアップ

45°
ユニアバットメント
ピックアップ

アングルド
アバットメント
ピックアップ

・スクリュー固定アバットメントにおける印象,補綴術式

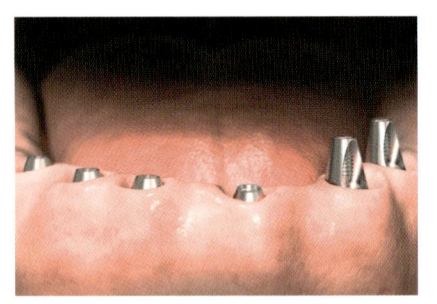

①プロヒールキャップの除去.

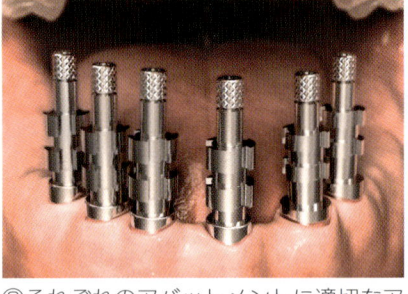

②それぞれのアバットメントに適切なアバットメントピックアップ印象用コーピングを選択する.ガイドピンは,10Ncmまたは15Ncmのトルクで締める.

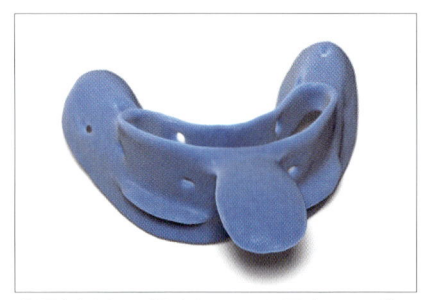

③既製または個人トレーを用意し,ガイドピンがトレーより頭が出るように調整し,開口部はワックスにて封鎖しておく.

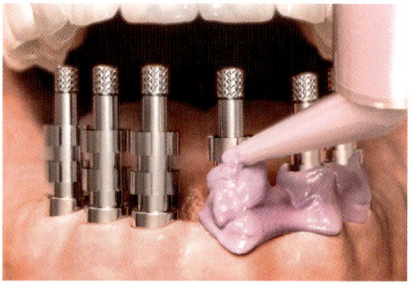

④付加重合型シリンジタイプシリコーン印象材をピックアップコーピングの周囲に流し,トレーには,トレータイプの印象材を盛り付けておく.

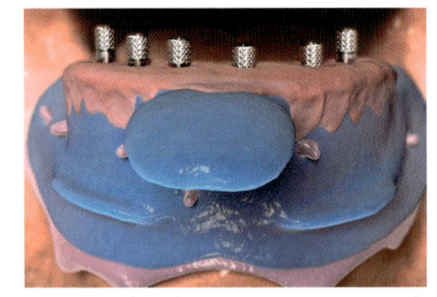

⑤ガイドピンがトレー開口部より頭を出すようにトレーを設置する.

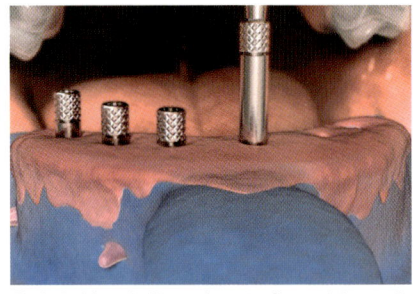

⑥印象材硬化後,ガイドピンを緩め,印象を撤去する.

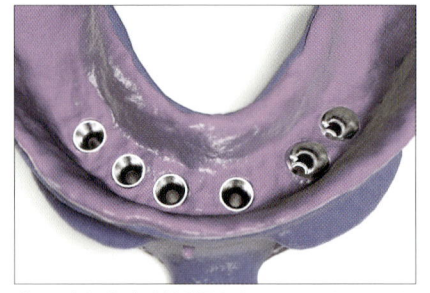

⑦正確な印象が採得されているかどうかをチェックし,それぞれのアバットメントレプリカを用意する.

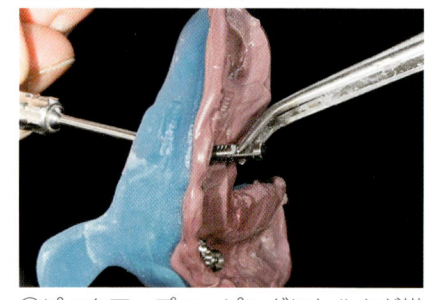

⑧ピックアップコーピングにトルクが掛かり,印象が変形しないようにアバットメントレプリカをモスキット等にて把持をしたうえでガイドピンを閉める.

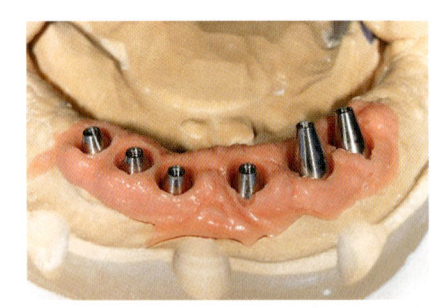

⑨ガムシリコーンを用いてガム模型を完成さす.

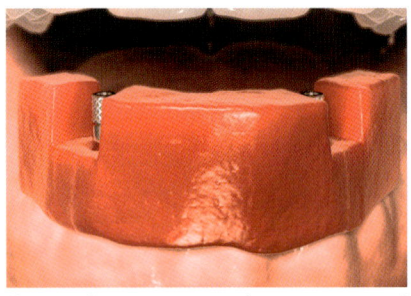

⑩テンポラリーシリンダーを2～3か所用い,咬合採得のための咬合床を製作する.

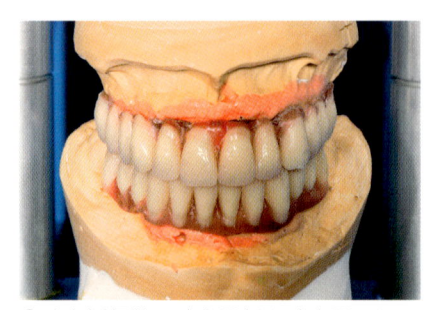

⑪咬合採得後,咬合関係を咬合器にトランスファーし,硬質レジン歯の排列を行う.

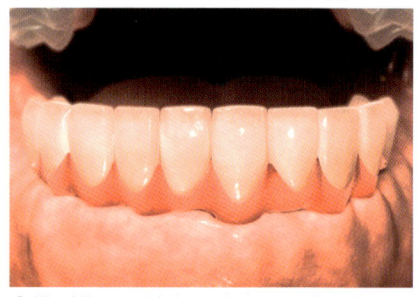

⑫排列後,口腔内に試適し,咬合状態,歯の形態,審美性等の考察を行う.

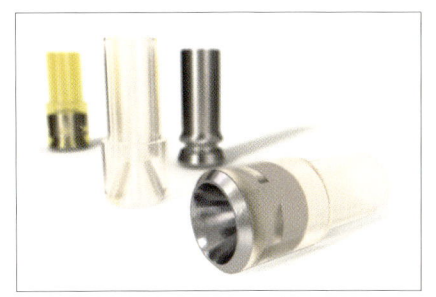

⑬基本的に最終補綴物の製作には，セミバーンナウトシリンダーを使用する．

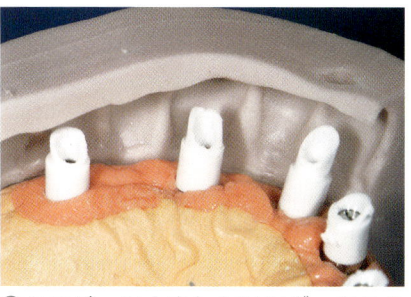

⑭セミバーンナウトシリンダーをスクリュー固定し，メタルフレームのワックスアップを行う．

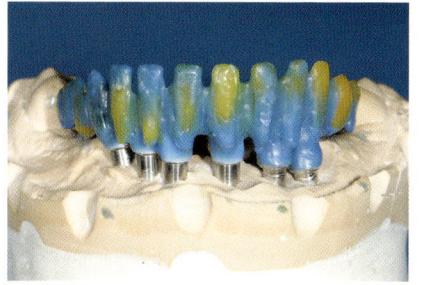

⑮硬質レジン歯排列よりコアを採得し，メタルフレームカットバックを行う．

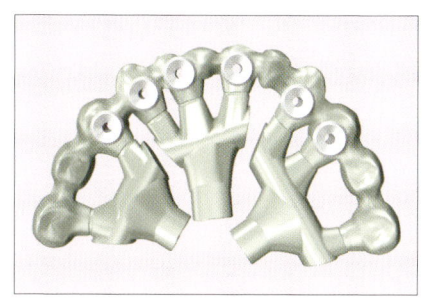

⑯セグメントに分けて鋳造を行う．

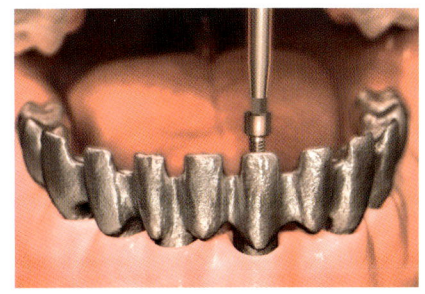

⑰セグメントに分けられたフレームをろう着し，適合の確認を行う．

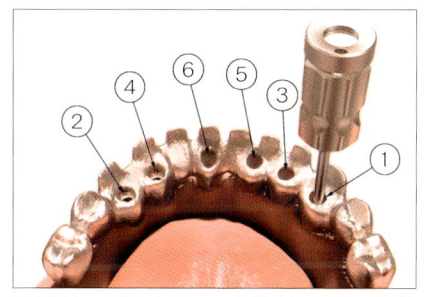

⑱ブリッジスクリューは図のように対角線状に所定のトルク15Ncmで締結する．

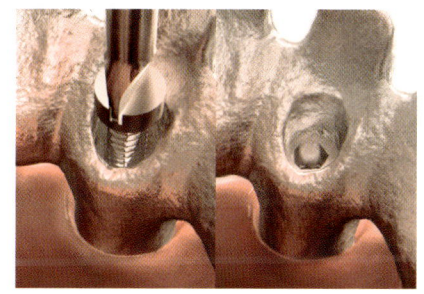

⑲補綴スペースのない場合にはスロット型のブリッジスクリューを使用する．

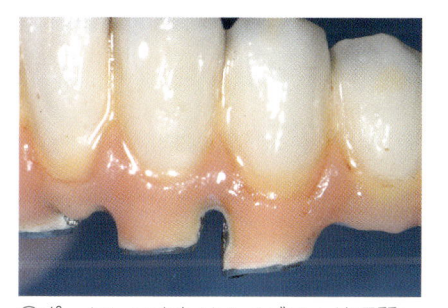

⑳ポーセレンまたはハイブリッド硬質レジンの築成．

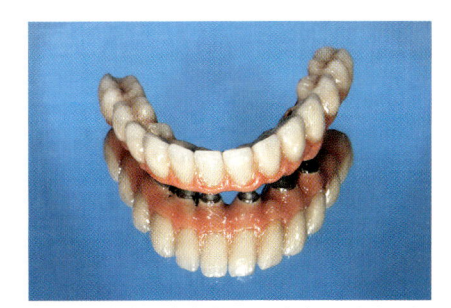

㉑上部構造の完成後に口腔内に試適を行い，咬合の調整を行う．

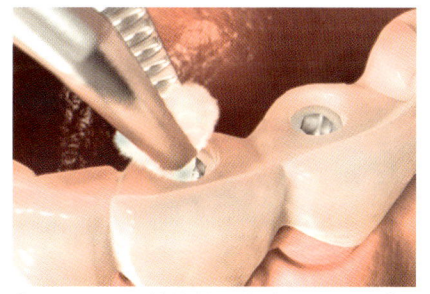

㉒スクリュー締結後，綿球，ストッピング，即時重合レジンにて，スクリューホールを仮封鎖する．

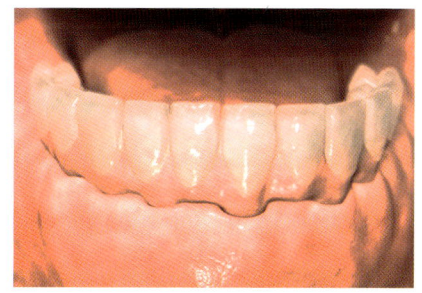

㉓上部構造が口腔内に装着される．スクリューの緩み等がないことを確認し，スクリューホールをCRで封鎖する．

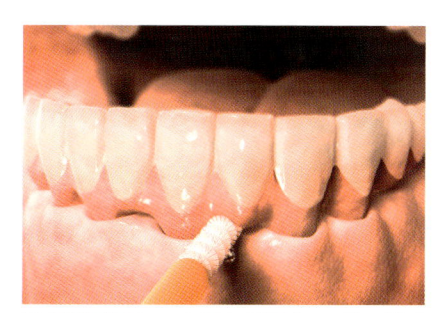

㉔歯間ブラシ，タフトブラシ，ガーゼフロッシングなど，患者の状況にて，効果的なメインテナンスを指導する．

ブリッジスクリュー

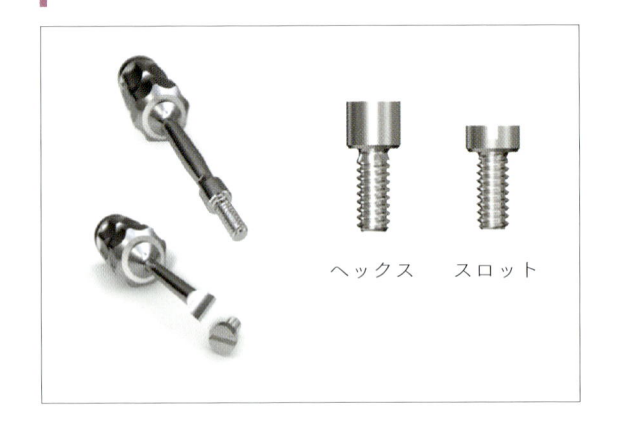

ヘックス　スロット

ラボアバットメントスクリュー，ラボブリッジスクリュー

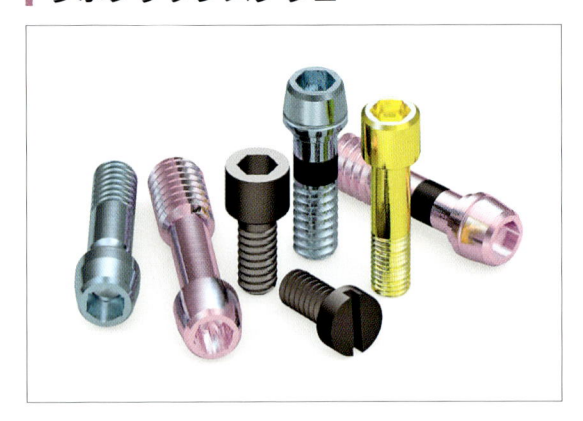

・ブリッジスクリュー
ブリッジスクリューは，ヘックスドライバーを使用するヘックスと，マイナスドライバーを使用するスロットルの2種類が用意されている．補綴物にクリアランスが十分にない場合にスロットルが選択される．

・ラボスクリュー
補綴物製作時にはラボスクリューを使用することにより，臨床用スクリューの摩耗と傷等を避ける．それにより臨床できれいなスクリューを使用することが保証され，スクリューの破折などのトラブルを防止できる．

⑤ユニアバットメントの除去システム

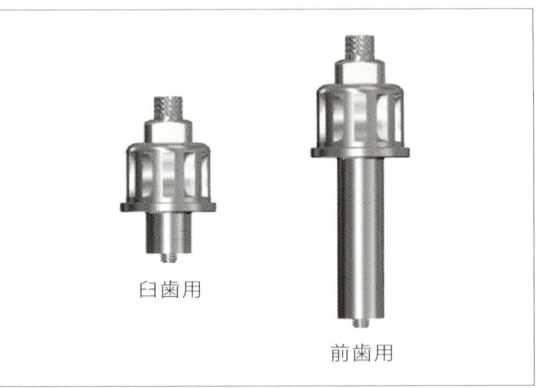

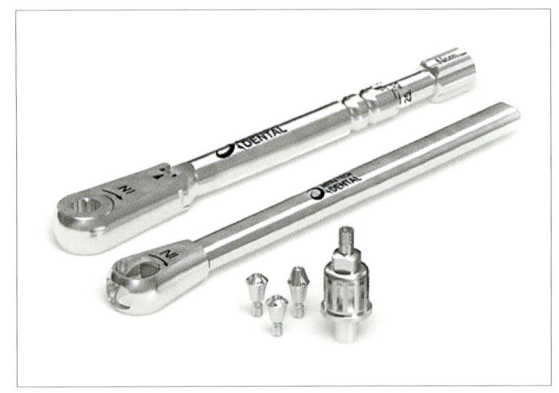

臼歯用　前歯用

新たにユニアバットメントにグルーブが付与されたため，アバットメントに損傷を与えずに簡単な除去が行えるようになっている．リムーバブルツールは，臼歯用と前歯用の2種類の長さが用意されている．ユニアバットメントを除去する場合，リムーバブルツール M1.4 をラチェットレンチかトルクレンチ（ラチェット機能）と一緒に使用する．

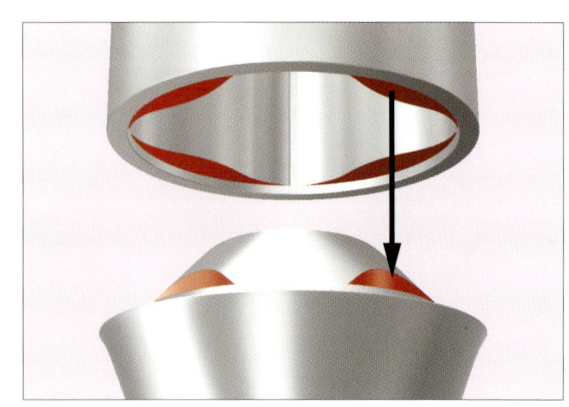

リムーバブルツールはユニアバットメントのグルーブに連結される．

CHAPTER 6 アストラテックインプラントの基本補綴術式

・グループ付きのアバットメントの場合

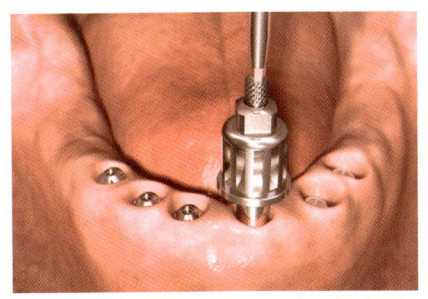

①リムーバブルツールをアバットメントに設置し，ヘックスドライバーを使ってスクリューを締める．

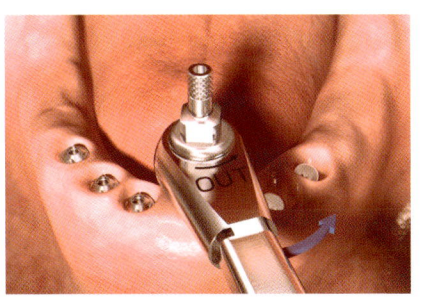

②ラチェットレンチを反時計回りに回し，アバットメントを緩める．

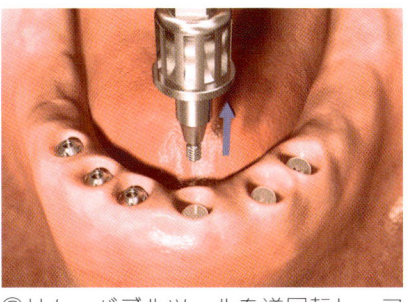

③リムーバブルツールを逆回転し，アバットメントをインプラントから取り外す．

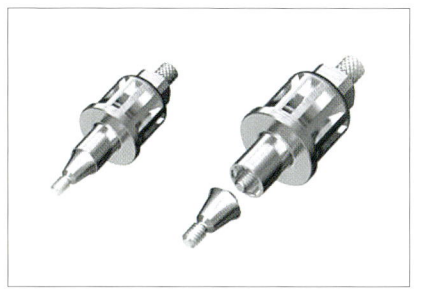

④アバットメントをリムーバブルツールから外すためにスクリューを緩め，パーツを分離する．

・グループなしのユニアバットメントの場合

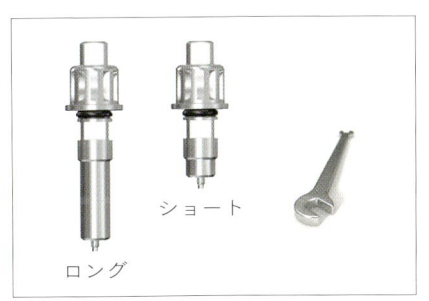

⑤グループなしのユニアバットメントの場合，アバットメントアダプターとスクエアーレンチを使用する．

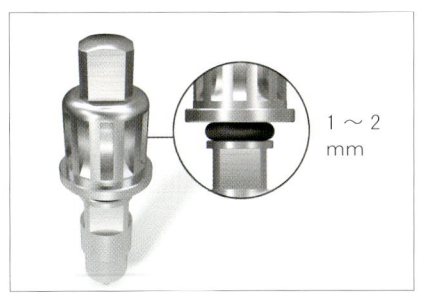

⑥アダプターのOリング部に1〜2mmギャップを確保する．

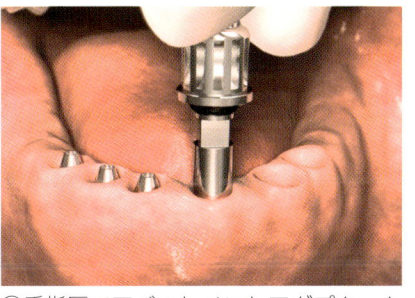

⑦手指圧でアバットメントアダプターをユニアバットメントに装着する．

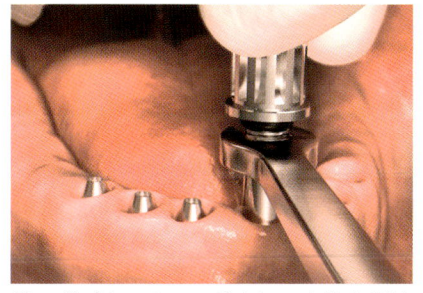

⑧アダプターのヘッドをしっかりと把持し，スクエアーレンチでロックナットを反時計回りに締める．

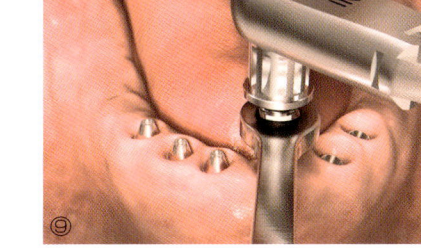

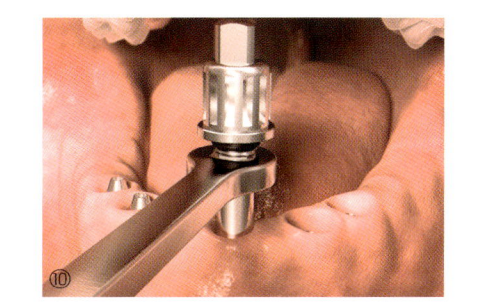

⑨アバットメントアダプターにスクエアーレンチと一緒にトルクレンチを使用する．スクエアーレンチを保持し，トルクレンチでユニアバットメントをアバットメントホルダーに締めつける．
⑩そのままレンチを逆回転させてアバットメントを緩めて除去する．

1.2. セメント固定アバットメント

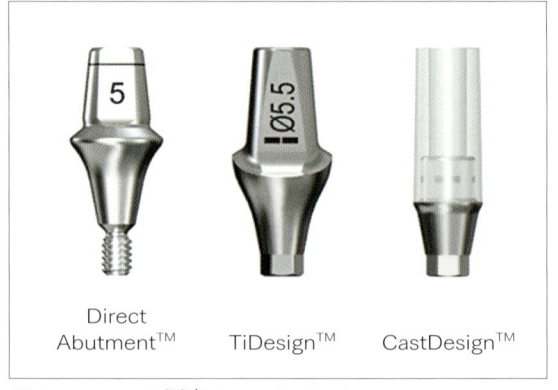

セメント固定アバットメントは，既製アバットメントとカスタムアバットメントに分けられる（図8）．

①既製アバットメント

・ダイレクトアバットメント（図9〜25，表1）

このアバットメントは，通常のクラウン・ブリッジ治療と同様の手順で治療を進めることが可能で，すばやく簡単な補綴術式をめざした1ピースアバットメントであり，補綴部位に応じたアバットメント径とカフを選択し，口腔内フィクスチャーに連結後，対合歯とのクリアランスを確認し，補綴操作に入る．症例によっては，天然歯と同様の支台形成が可能で審美的な回復も可能としている．

ダイレクトアバットメントは，3.5/4.0, 4.5/5.0の2ラインにてそれぞれに2種類の径と3〜4種類のカフにて，それぞれ7種類のアバットメントが用意されている．

Direct Abutment API™ キット

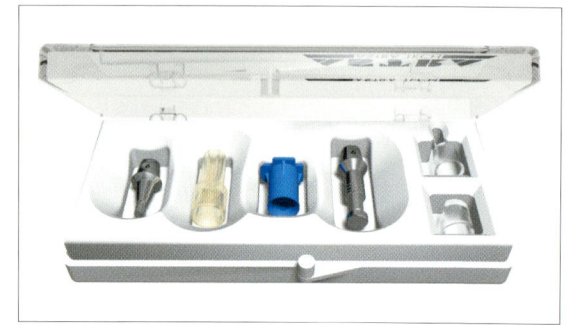

修復操作と技工操作に使用する API（All Parts Included）™キット．必要なすべてのパーツがキットに含まれている

表1　ダイレクトアバットメントシステムの利点と欠点．簡便ではあるが，欠点もよく理解しなければならず，決してオールマイティなものではない．

利点	①従来の補綴システムよりも使用するコンポーネントが少ないため，治療費を軽減できる． ②簡便かつ早期にプロビジョナルレストレーションをチェアサイドにて製作，装着が可能であり，軟組織の治癒を良好に誘導することができる． ③印象採得および修復物の製作が，従来のクラウン・ブリッジの術式に近く，さらにはそれ以上に簡便であるため，インプラント補綴の経験の少ない歯科医師，歯科技工士においても導入が比較的容易．
欠点	①インプラントの植立位置および方向が不適正な場合，応用が難しい． ②アバットメント周囲の歯肉の高さが不揃いな場合，補綴物のマージン部が一部において歯肉縁下深い位置となりやすく，合着用セメントの除去が困難となる場合がある．

図8　セメント固定アバットメント．

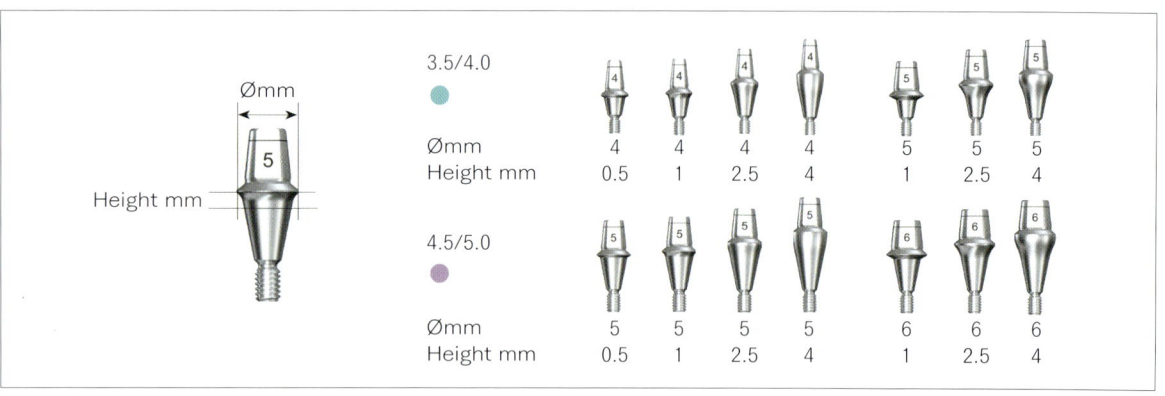

図9　ダイレクトアバットメント．

ダイレクトアバットメントの選択

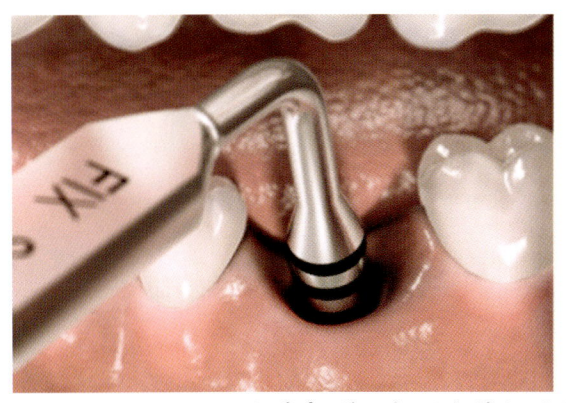

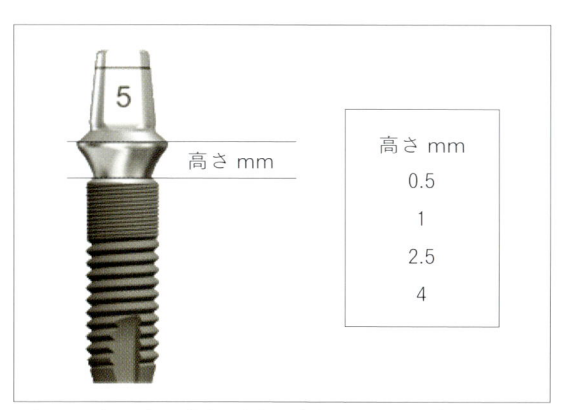

図10a, b　アバットメントデプスゲージによりダイレクトアバットメントのカフを3.5/4.0のφ4, 4.5/5.0のφ5においては0.5, 1.0, 2.5, 4.0mmの4種類より，3.5/4.0のφ5, 4.5/5.0のφ6においては1.0, 2.5, 4.0mmの3種類のカフより選択する．

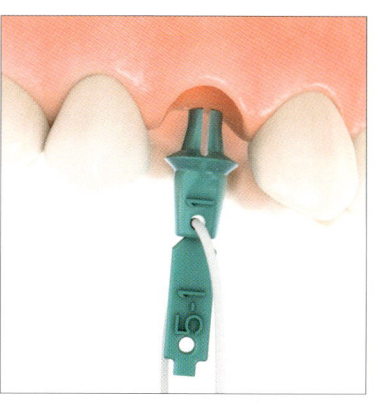

高さ mm
0.5
1
2.5
4

図11　トライインアバットメント（後述）を使用することで，より適切なアバットメントを選択することが可能となる．

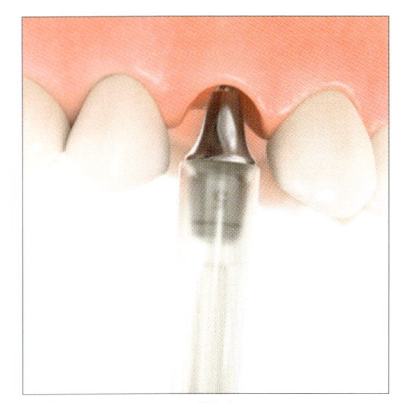

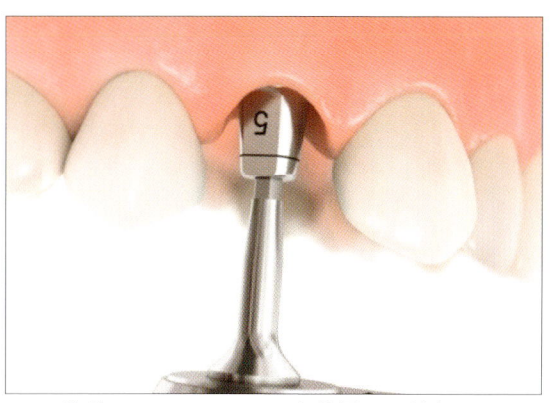

図12a, b　φ5 & 6mmの場合，キャリアーにてフィクスチャーに装着し，トルクレンチを使用して所定のトルク25Ncmにて締結を行う．

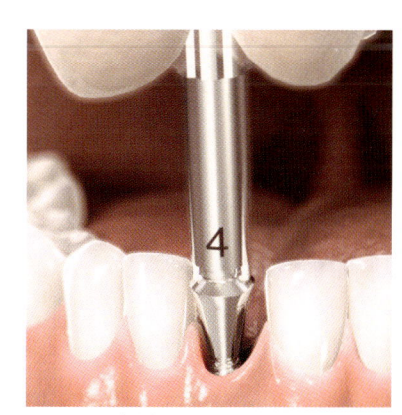

図13　φ4mmの場合，DAメタルキャリアー4を使用し，アバットメントを装着する．トルクレンチをキャリアーに設置し，所定のトルク25Ncmにて締める．

・アバットメントレベルの印象

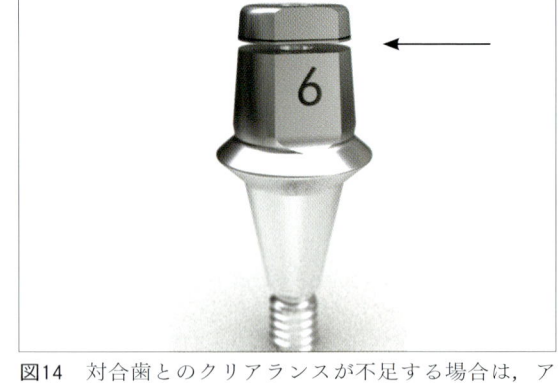

図14　対合歯とのクリアランスが不足する場合は，アバットメントレーザーマークにてカットすることにより1mmのクリアランスを得ることができる．

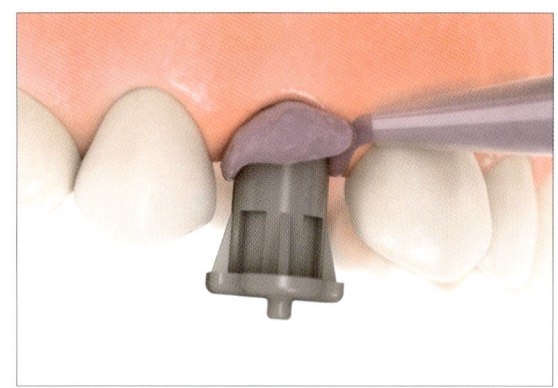

図15　アバットメントの平らな面とインプレッションピックアップの飛び出たノブを合わせてピックアップをしっかりと装着し，ピックアップ印象を採得する．

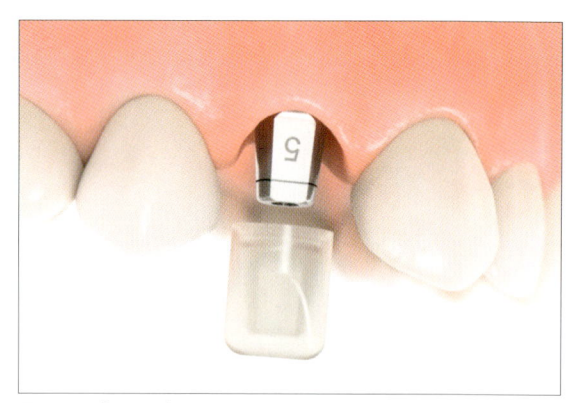

図16　プロビジョナルレストレーションは，ヒーリングキャップをベースとして使用し，即時重合レジンを用いてカスタマイズにて製作する．

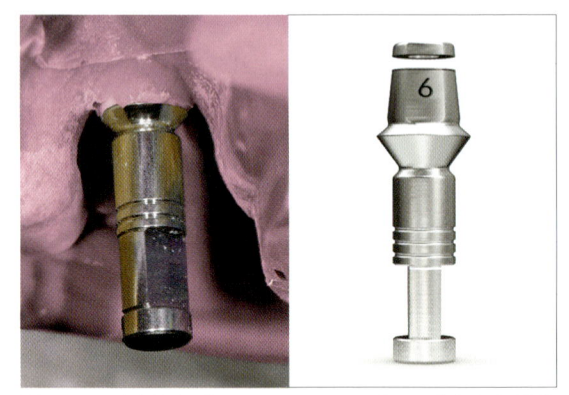

図17a, b　同サイズのアバットメントレプリカを印象内のインプレッションピックアップに装着し，石膏を流す．レーザーラインでカットした場合は，アバットメントレプリカも，口腔内同様にカットする．
図17a｜図17b

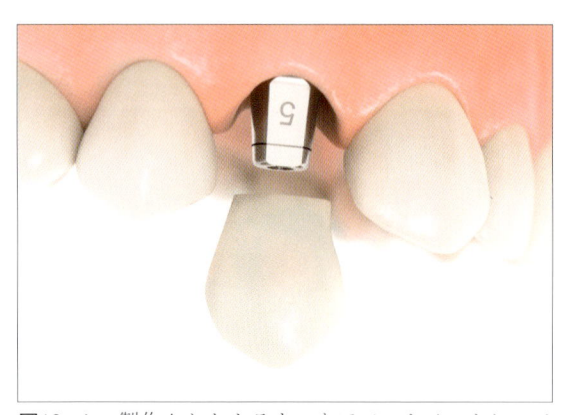

図18a, b　製作されたクラウンをアバットメントにセメント固定する．
図18a｜図18b

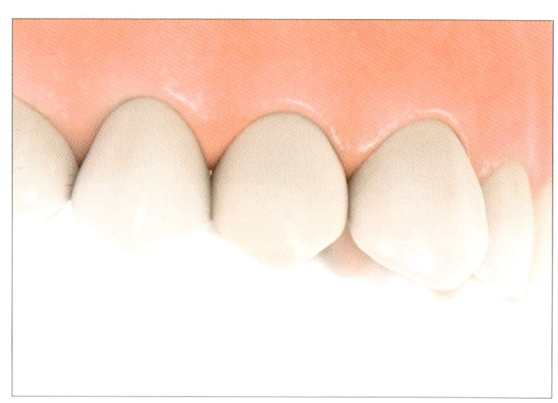

ダイレクトアバットメントの臨床

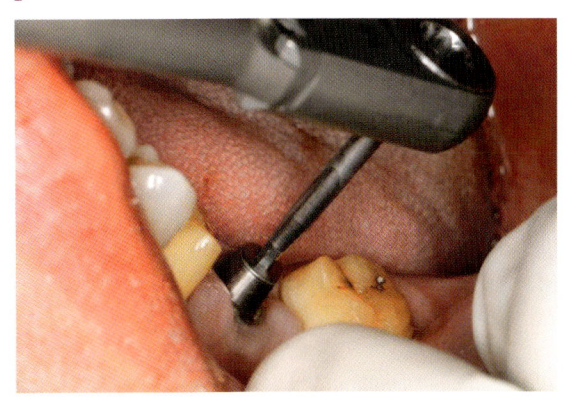

図20 単独歯修復の場合，25Ncm のトルクで装着される．

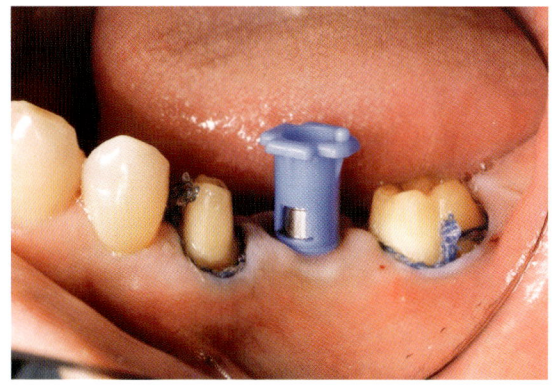

図21 印象用ピックアップをダイレクトアバットメントにスナップオンにて装着し，通常のクラウン・ブリッジにおける術式同様クローズドトレー印象法を用い，シリコーン系印象材にて印象採得が行われる．

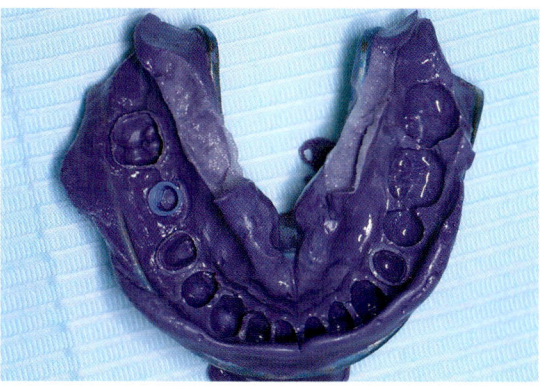

図22 印象用ピックアップが印象に取り込まれている（印象材はインプレガム™ ペンタ™ ソフト）．

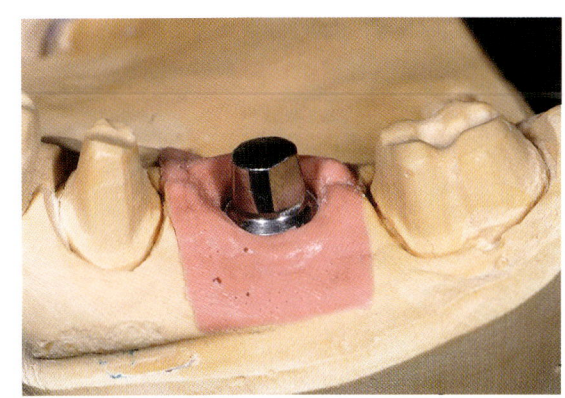

図23 DA レプリカを用いて完成した作業模型．アバットメントレプリカ周囲はシリコーンソフトガムにて製作されている．

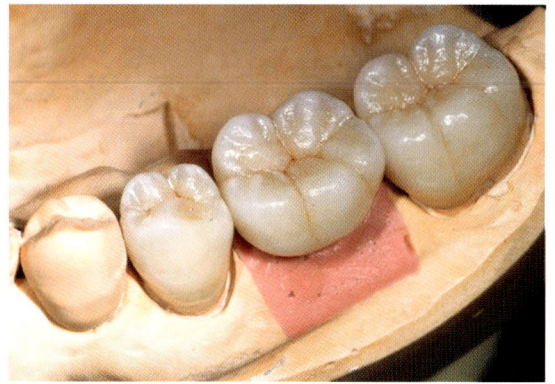

図24 従来のクラウン・ブリッジの技工と同様あるいはそれ以上に簡便であるため，インプラント補綴の経験の少ない歯科技工士においても導入が比較的容易と考えられる．

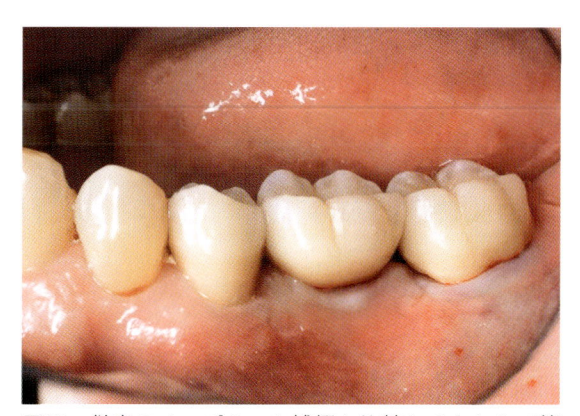

図25 従来のインプラント補綴と比較してきわめて簡便であるため，インプラント補綴の経験の少ない歯科医師においても導入が容易である．しかし，補綴物マージンラインが単一平面であるため，ガムラインの調和をコントロールすることは難しい．

TiDesign™ アバットメントの臨床

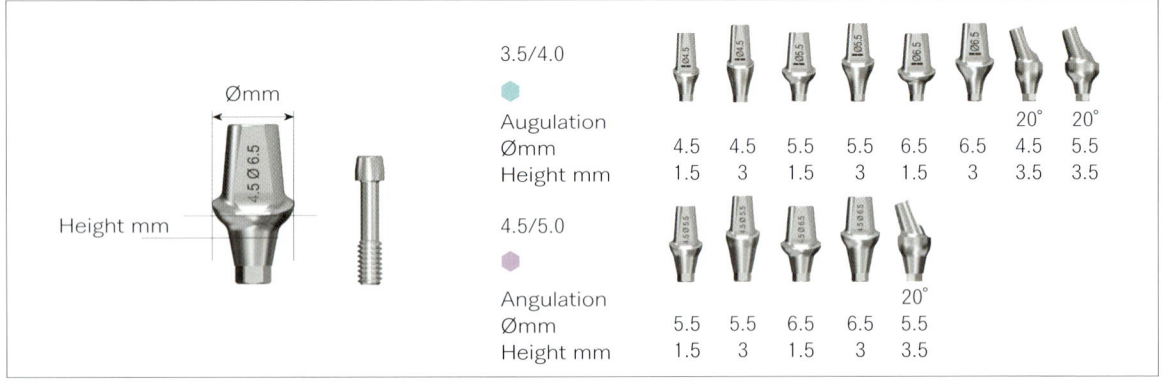

図26 TiDesign™ アバットメント．

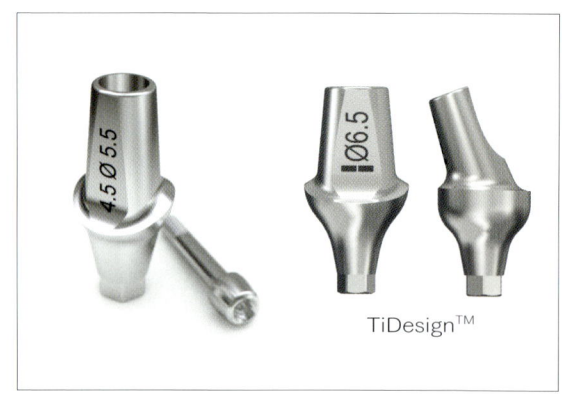

図27 TiDesign™ アバットメント．

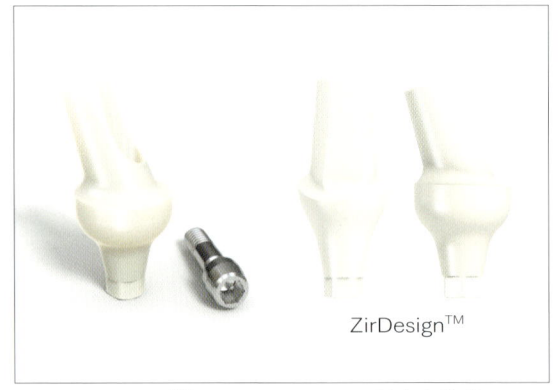

図28 ZirDesign™ アバットメント．日本未発売．

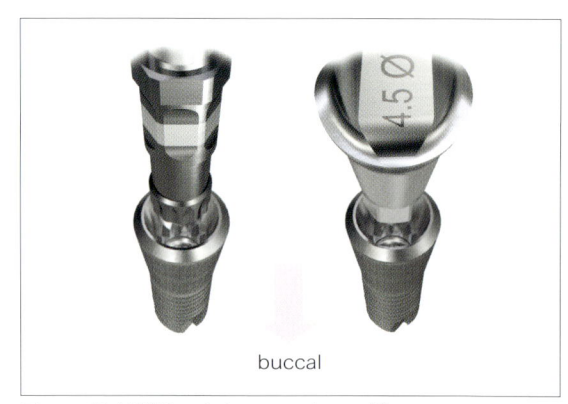

図29 歯肉形態に合わせることが可能．

・TiDesign™ アバットメント（図26）

TiDesign™（図27）は，歯頸部のスキャロップ形態やフィニッシュラインのショルダー形態，軸面のテーパー，回転防止面など，プリプレパレーションされた形態が与えられたアバットメントである．使用にあたっては，術部の歯頸線ライン，骨形態等のインプラント周囲環境に合わせて，粘膜貫通部の形態やアバットメントフィニッシュラインを整え，カスタムメイドを行う．しかし，以前のプレバブルアバットメントに比べて技工操作での形成量と時間が飛躍的に少なくなっている．

この TiDesign™ には Ø4.5，Ø5.5 ではそれぞれ2種類のカフと Ø4.5，20°アングルド，Ø5.5，20°アングルドではそれぞれ1種類のカフが用意されている．Ø 5.5，Ø6.5 ではそれぞれ2種類のカフと Ø5.5，20°アングルドでは1種類カフが用意されている．このアバットメントの素材は純チタンのため，生体親和性が高く軟組織への高いアダプテーションを得ている．

また，日本未発売ではあるが，TiDesign™ と同様のデザインにて素材をジルコニアとした「ZirDesign™」（図28）アバットメントも用意されており，審美性が要求される前歯部においては，

CHAPTER 6　アストラテックインプラントの基本補綴術式

TiDesign™ の臨床ステップ

その優位性はさらに高く，1日も早い発表が期待される．

これらの Design™ アバットメントを使用する場合，フィクスチャー埋入時にフィクスチャードライバーのヘックス平面のフェイスを唇側（頬側）に合わせることにより，Design™ アバットメントの回転防止の面を唇側（頬側）に位置させ，アバットメントのスキャロップを設置する歯肉形態に合わせることが可能となる（図29）．また，日本においても将来導入されるOsseoSpeed™ TX Profile フィクスチャー（図A）の埋入において重要な手技となる．

TiDesign™ の臨床ステップを図30～48に示す．

・インプラントレベルの印象採得

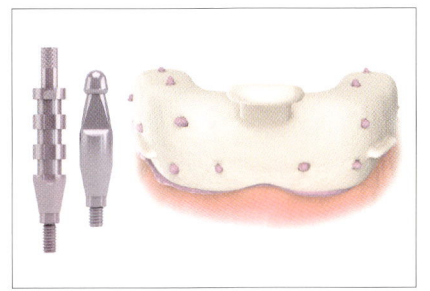

図30　オープントレーまたはクローズドトレー用フィクスチャーレベル印象コーピングにて印象採得を行う．

・作業模型の製作

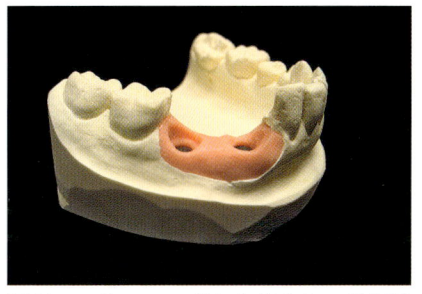

図31　シリコーンガムを填入し，歯肉模型を製作する．

・アバットメントの選択

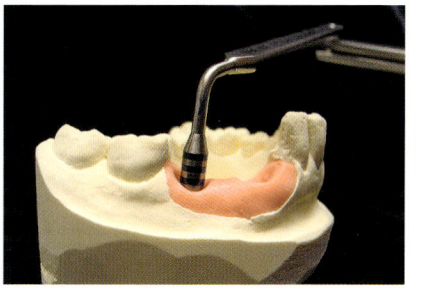

図32　アバットメントデプスゲージを使用してカフを決定し，TiDesign™ を選択する．

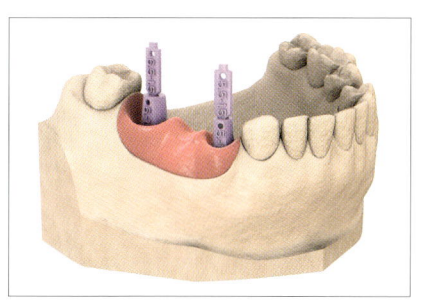

図33　または，トライインアバットメント用いて TiDesign™ を選択する．

・アバットメントの決定

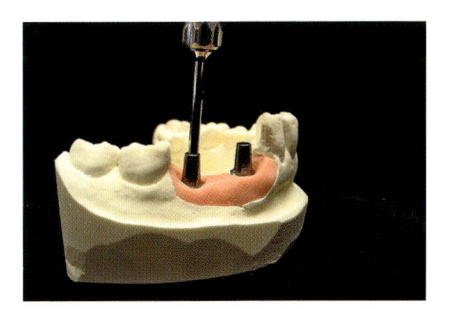

図34　選択したアバットメントを技工用ラボスクリューにて模型に締結する．

・フィニッシュラインの外形の決定

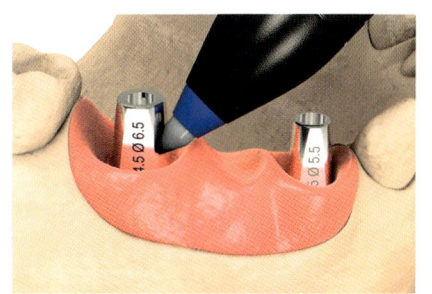

図35　軟組織マージンの輪郭と，粘膜貫通部形態を設計する．

・アバットメントのカスタマイズ

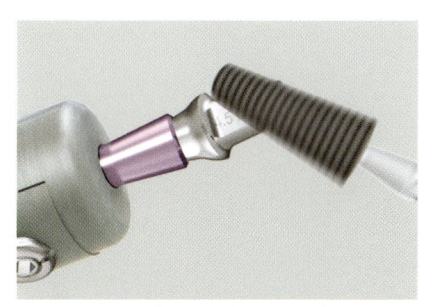

図36　チタン専用のグラインダー・カーバイドバーを使用し，アバットメントを設計した外形にカスタマイズする．

・完成

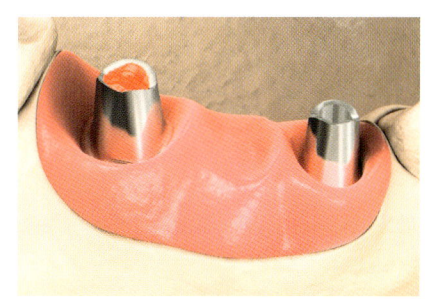

図37　完成した TiDesign™ アバットメント．

125

・トランスファーキーの製作　　・アバットメントの仕上げ　　・口腔内への装着

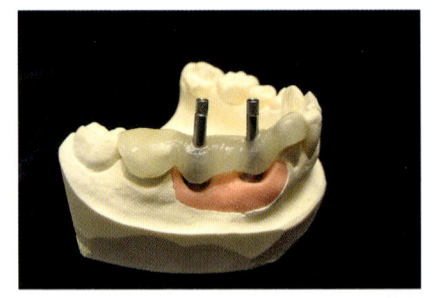

図38　製作したアバットメントを口腔内に正確な位置に戻すために，トランスファーキーをパターンレジンにて製作する．

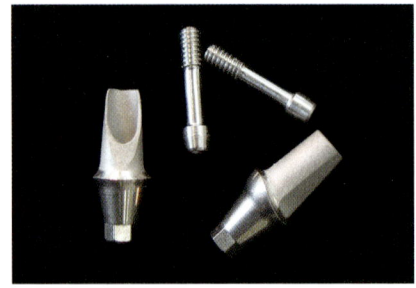

図39　口腔内に装着されるアバットメントは軸面部をサンドブラストする．

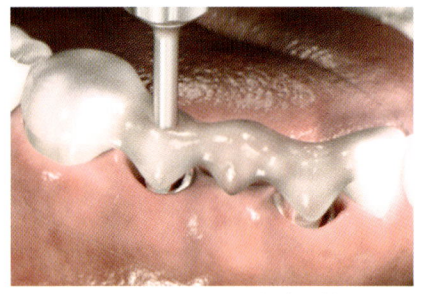

図40　トランスファージグを用いてアバットメントを装着する．

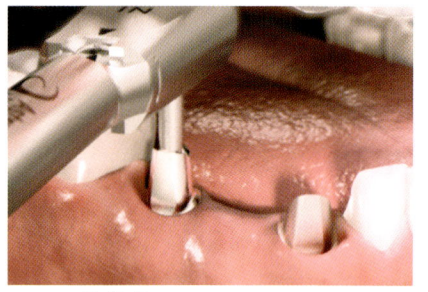

図41　最終的に，アバットメントは25Ncmのトルクでフィクスチャーに締結する．

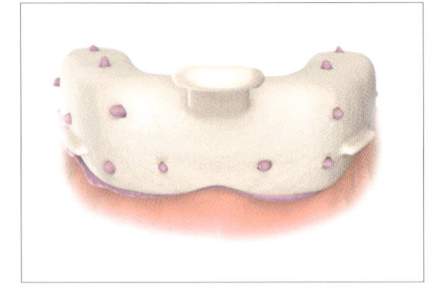

図42　アバットメント締結後，クローズドトレーにて，通常の歯冠補綴と同様に印象採得を行い，上部構造の製作用模型を起こす．

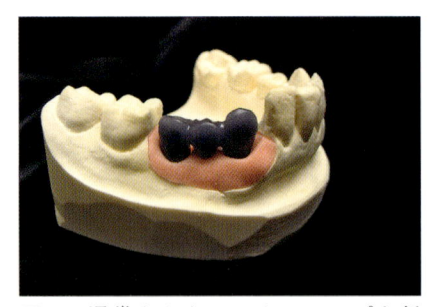

図43　通常どおりワックスアップを行い，上部構造の製作を行う．

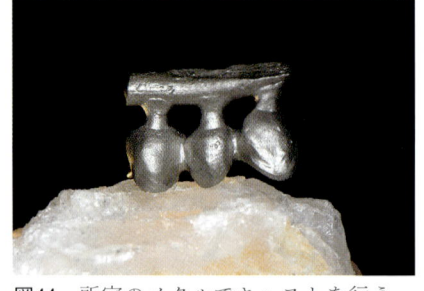

図44　所定のメタルでキャストを行う．現在では，CAD/CAMにより製作することも可能である．

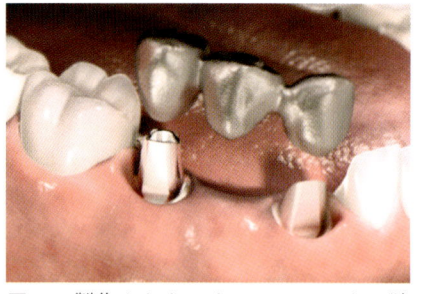

図45　製作されたメタルフレームを口腔内に試適する．模型が正確であれば，ワンピースでの製作が可能である．

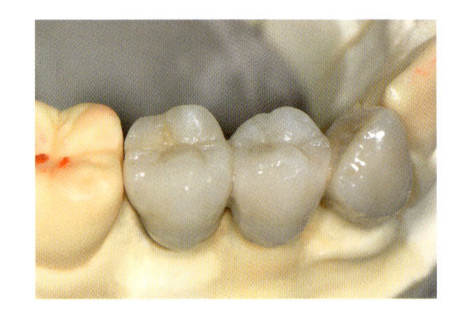

図46 図47 図48

図46　ポーセレンの築成．
図47　完成した上部構造．
図48　上部構造は，仮着セメントにてアバットメントに装着される．

②カスタムアバットメント

　カスタムアバットメントはラボサイドにおいてカスタムメイドされるもので，印象採得にあたっては口腔内のフィクスチャーの三次元的位置関係をフィクスチャーレベルで印象採得を行い，作業模型上で製作され，主にセメント固定式の補綴物が製作される．

　カスタムアバットメントの欠点としては技工操作が煩雑になることが挙げられるが，一方，最大の利点としてはその自由度が挙げられる．とくに角度の変更等は容易に行われ，また補綴物マージンラインの設定が自由に行われることから，審美領域の治療においては効果を発揮する．

・CastDesign™

　キャストデザインアバットメントは，従来のキャストトゥアバットメントを改良したものであり，アバットメント本体とアバットメントスクリューの2ピースコンポーネントで構成され，すべての部位に相応したアバットメント形態をプラスチックスリーブにワックスアップを行い，非酸化金合金製のメタルベースに金合金または金属焼き付け用合金を鋳接することにより，カスタマイズされたアバットメントの製作が可能となる．形態の付与の自由度が高いため，角度修正に関しても自由度が高く，30°までの角度傾斜を与えることが可能となる．また前歯部修復症例における歯肉が薄い場合等において，歯肉のディスカラーレーションを防止するためにポーセレンの築盛，焼成が可能であり，きわめて臨床的なコンポーネントといえよう（図49）．

　CastDesign™ の臨床ステップを図50〜56に示す．

OsseoSpeed™TX Profile

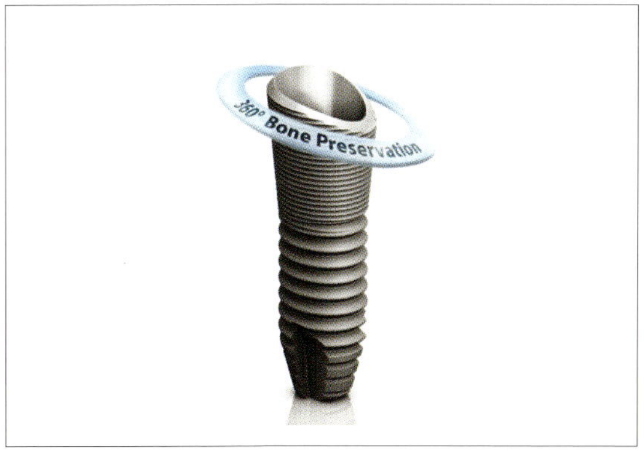

図A　2011年3月，世界で発表された解剖学的骨形態に合致し，フィクスチャーフレンジトップ部が前歯部骨形態に相応するデザインをもつ．日本未発売．

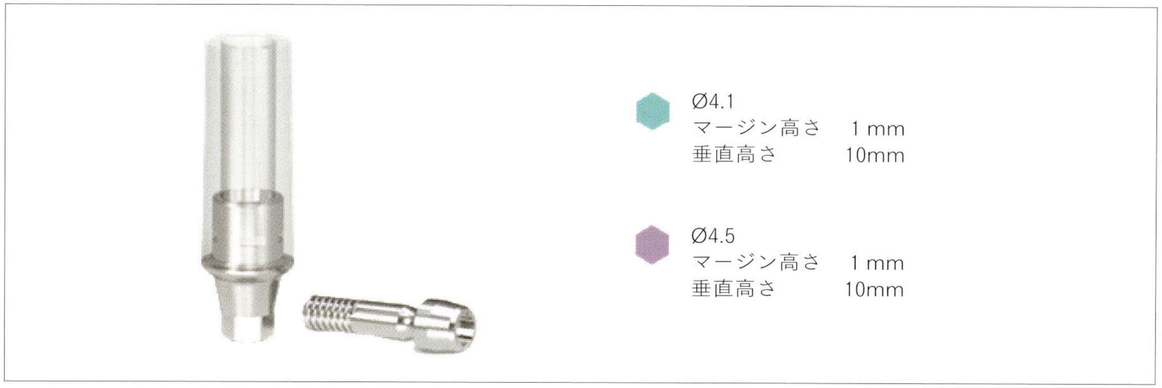

図49　CastDesign™ アバットメント．

Ø4.1
マージン高さ　1 mm
垂直高さ　　　10mm

Ø4.5
マージン高さ　1 mm
垂直高さ　　　10mm

CastDesign™の臨床ステップ

・模型用のラボスクリュー

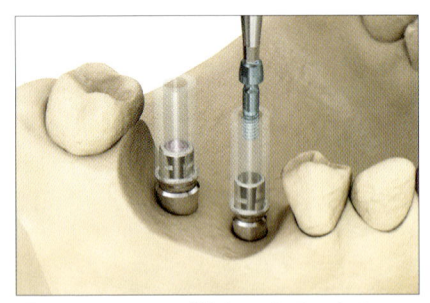

図50 CastDesign™を，ラボスクリューを使って石膏模型に装着する．

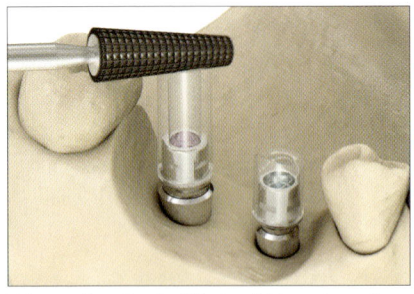

図51 CastDesign™のプラスチックスリーブを削り，修正を行う．アバットメントは十分な維持力を得られる限り角度の変更が可能である．

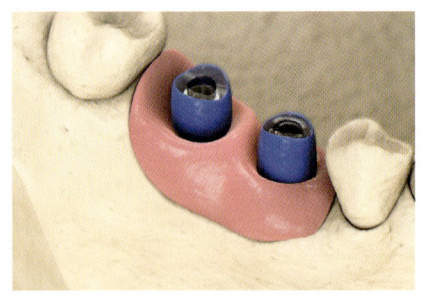

図52 ワックスアップを行ってアバットメントの形態を製作し，セメント止めするクラウンの支持に適した金属で鋳造する．

・埋没，燃尽，鋳造

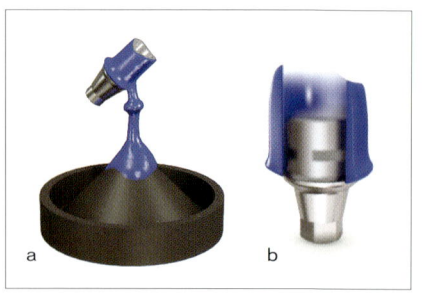

図53a, b CastDesign™ 金属の熱膨張係数と同等の合金を使用し，アバットメントを鋳造する．

・アバットメントの仕上げ

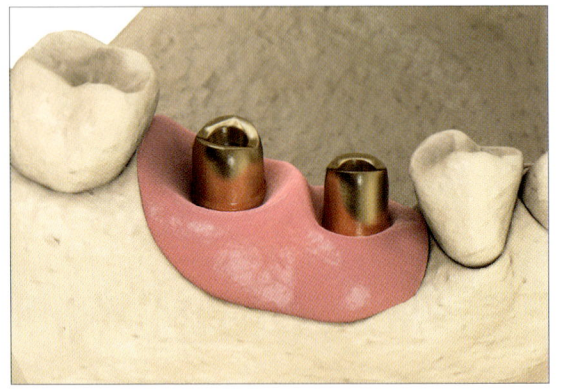

図54 粘膜貫通部はハイポリッシュを行い，軸面部はサンドブラストし，アバットメントを仕上げる．

・最終締め付け

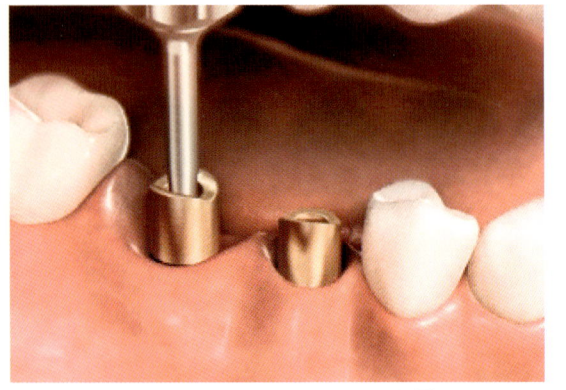

図55 ヘックススクリュードライバーを用いてトルクレンチにて締結する．推奨トルク：スモール $\phi 4.1 = 20$ Ncm，ラージ $\phi 4.5 = 25$ Ncm．

・セメント固定

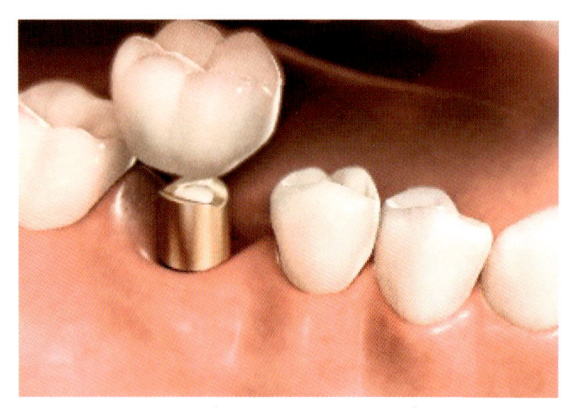

図56 シリコーンまたはストッピングでスクリューヘッドを覆った後，スクリューホールに適切なコンポジットレジンを充填し，クラウンをアバットメントにセメント固定する．

2．カスタムアバットメントの製作法

TiDesign™ あるいは CastDesign™ のどちらを用いる場合においても，まず口腔内のフィクスチャーレベルで印象採得を行い，作業模型を製作していく．

2．1．インプラントレベルの印象

インプラントレベルの印象用コーピングは，3.5/4.0用，4.5/5.0用とカラーコード化され，それぞれにクローズドトレー用とオープントレー用が用意されている．また，それぞれにショートと単独歯欠損用のロングが用意され，インプラントピックアップにおいては複数本印象用のノンヘックスの印象用コーピングも用意されている（図57）．

2．2．クローズドトレー印象法

この印象法は，インプラントトランスファーコーピングを用いて印象を行う手法である．これは，インプラントポジションの再現精度が低いため，上部構造製作のための最終印象には不適応である．アバットメントの製作，プロビジョナルレストレーションの製作等に使用されることが望ましい（図58〜64）．

2．3．オープントレー印象法

インプラントピックアップコーピングを用いて印象を行う手法である．複数本インプラントの場合は，通常のクラウン・ブリッジにおけるろう着のインデックス採得と同様に，ピックアップコーピングを金属ワイヤーを用いてパターンレジンで連結固定することにより，インプラントポジションのより精度の高い印象採得を得ることができる（図65〜72）．

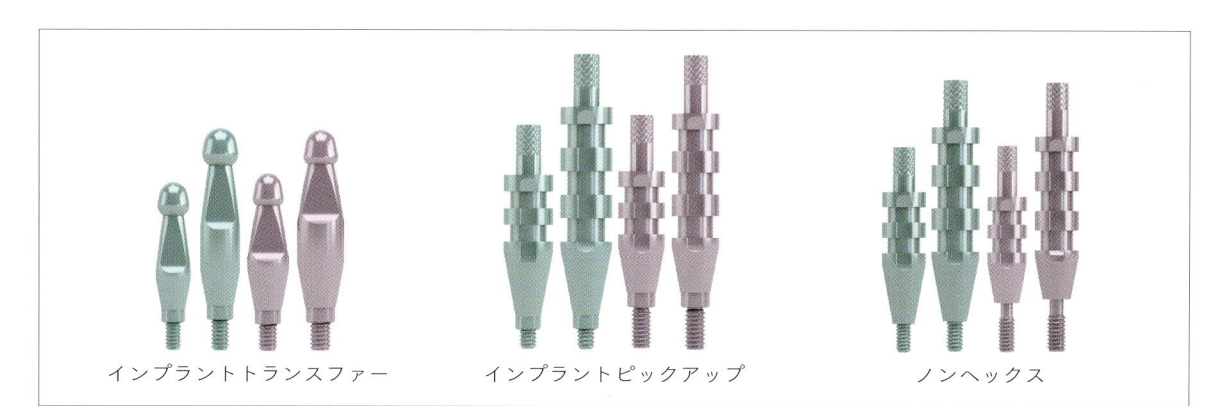

図57　フィクスチャーレベル印象用コーピング．
インプラントトランスファー　インプラントピックアップ　ノンヘックス

クローズドトレー印象法の手順

・インプラントトランスファーの装着

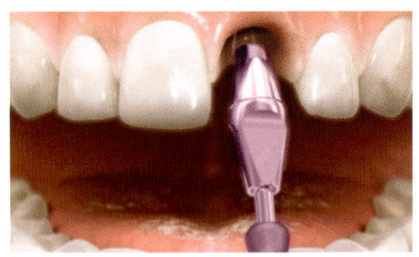

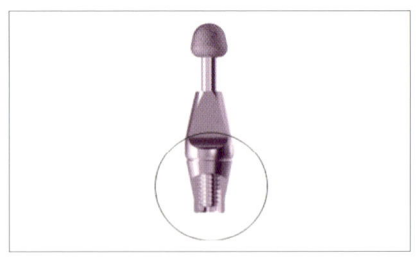

図58a, b　トランスファーの尖端パーツにピンのスレッドがかみ合わさっていることを確認し，ピンをキャリアーとして使用してトランスファーを手指にてしっかりとインプラントに装着する．
図58a｜図58b

・インプラントトランスファーの装着

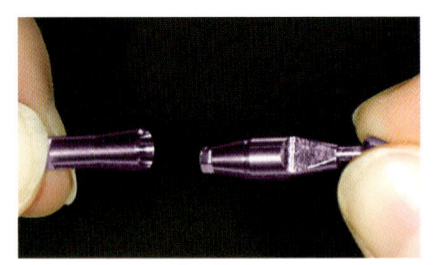

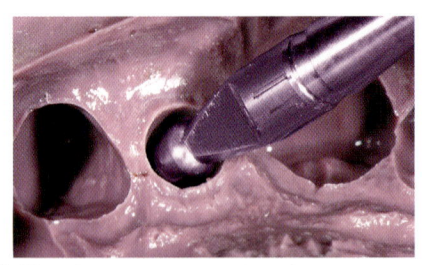

図61a, b　インプラントトランスファーの根尖部にピンのスレッドがかみ合っていることを確認し，手指圧でインプラントトランスファーをインプラントレプリカに嵌合させ，しっかりと締める．インプラントトランスファー・インプラントレプリカを印象のなかに位置させ，インプラントトランスファーが正しく安定して維持されていることを確認する．
図61a｜図61b

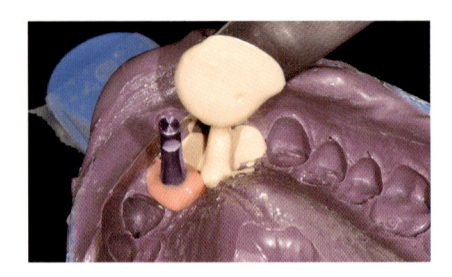

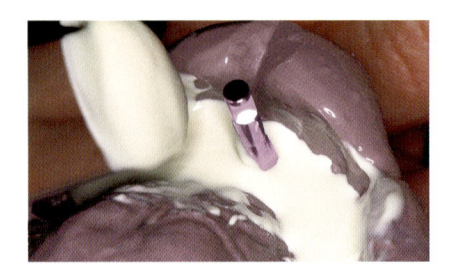

・印象採得

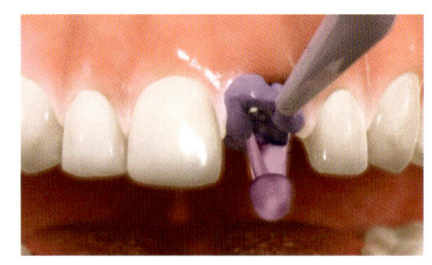

図59　シリコーンラバー印象材をインプラントトランスファーの周りとトレーに注入し，印象採得を行う．

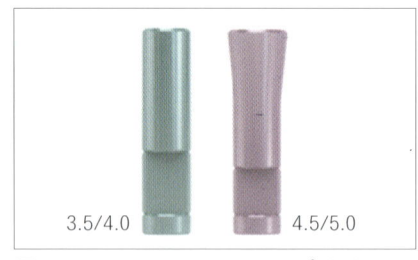

図62　アバットメントレプリカは，3.5/4.0と4.5/5.0が色分けされているので，インプレッションコーピングと同色のレプリカを使用すればよい．

・石膏の注入

図64a｜図64b

・印象の取り外し

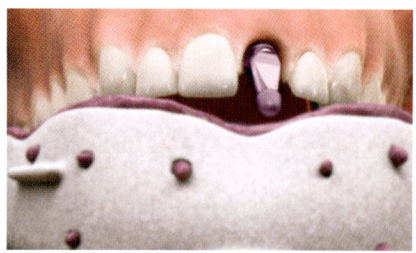

図60　印象材が固まったら印象を取り外す．このとき，インプラントトランスファーは口腔内に残ったままである．

・ガム模型材の填入

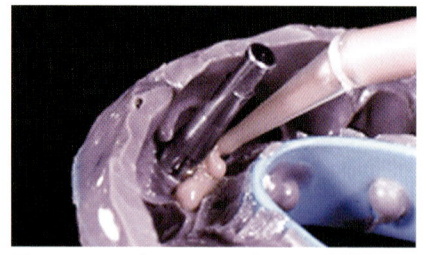

図63　インプラントレプリカの周囲にガムシリコーンを流し込み，シリコーン硬化後余剰部分をトリミングし，再度印象のなかにしっかりと戻す．

図64a, b　ガムシリコーンの硬化後石膏を注入し，作業模型を製作する．石膏の注入を一気に行うと石膏の重みでインプラントレプリカが動く可能性があるため，レプリカの半分ぐらいを一次的に注入し，パスカルの原理でレプリカが動かないように注入してある程度石膏が硬化した段階で，残りの部分に二次的に石膏を注入する．

オープントレー印象法の手順

・インプラントピックアップの装着

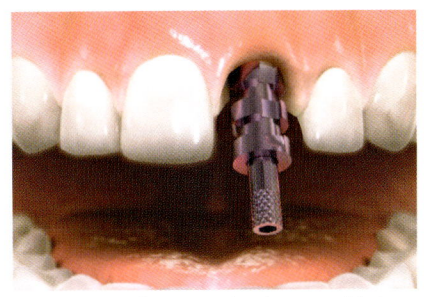

図65 インプラントピックアップをしっかりとインプラントに装着する．このときのガイドピンの締結トルクは10Ncmが推奨される．

・印象用トレーの試適

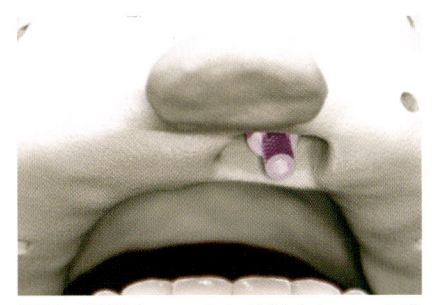

図66 既製トレーまたは個人トレーを準備し，ピックアップコーピングのヘッド部分がトレーから露出するようにトレーに開口部を設ける．開口部は，パラフィンワックスで覆い印象の準備を行う．

・印象採得

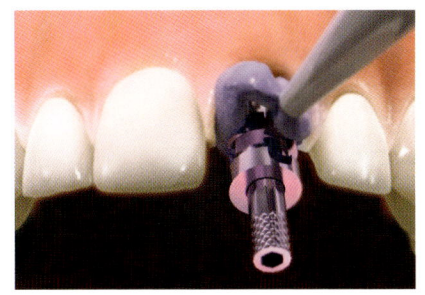

図67 シリコーン印象材をインプラントピックアップの周りとトレーに注入する．

・印象の取り外し

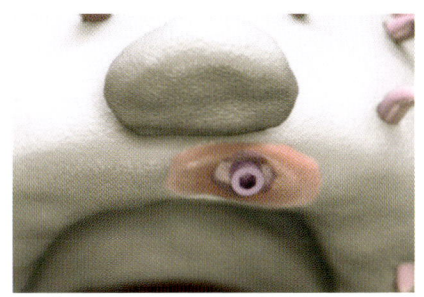

図68 印象材の硬化後，ガイドピンを緩めて印象を取り外す．ガイドピンがインプラントから完全に外れていることを確認する．

・印象の確認

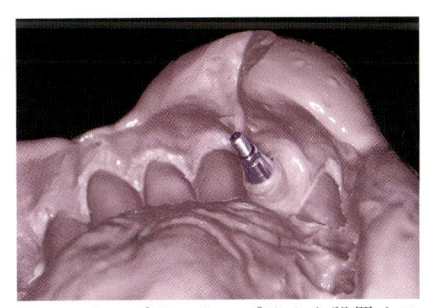

図69 インプラントレプリカを設置する前に印象を確認し，ガイドピンを引っ込める．

・インプラントレプリカの装着

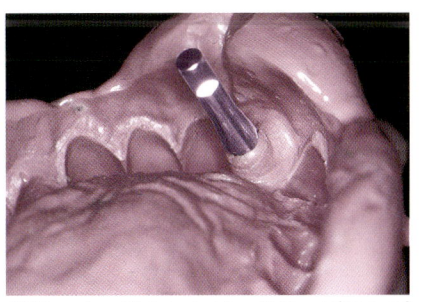

図70 インプラントピックアップにレプリカを装着する．このとき，レプリカを取り付けるトルクが印象を変形させないように，レプリカをプライヤーで把持し，ヘックスが正しく装着されていることを確かめてガイドピンを締める．

・石膏の注入，ガム模型の製作

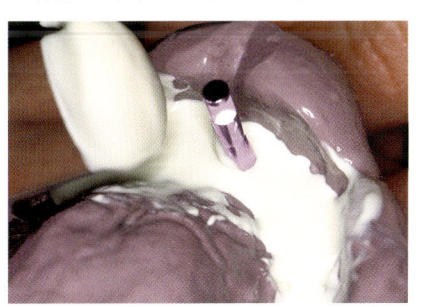

図71 ガム模型のガムシリコーンを注入し，シリコーンの硬化後，石膏を注入し，作業模型を製作する．

・作業模型の完成

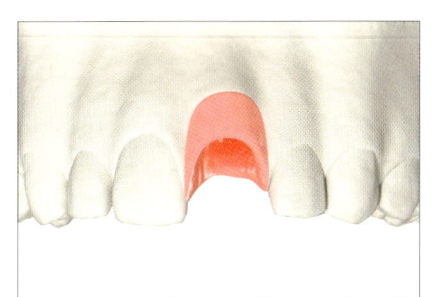

図72 石膏材硬化後，ガイドピンを緩めて模型とトレーを分離し，模型を完成させる．

3．トライインアバットメント

アバットメントの選択方法として，アバットメントデプスゲージを用いずに，直感的にアバットメントを選択するトライインアバットメントが用意されている．これは，3.5/4.0のアクアと4.5/5.0のライラックにそれぞれ Direct Abutment と TiDesign™ の2種類のすべてのプラスティック製アバットメントが用意され（図73），印象採得された歯肉模型上で直接インプラントレプリカに装着し，粘膜貫通部の高さ（歯肉の厚み）を計測し，最終アバットメントのカフを決定するものである（図74）．

トライインアバットメントには，専用スタンドが用意されている（図75）．

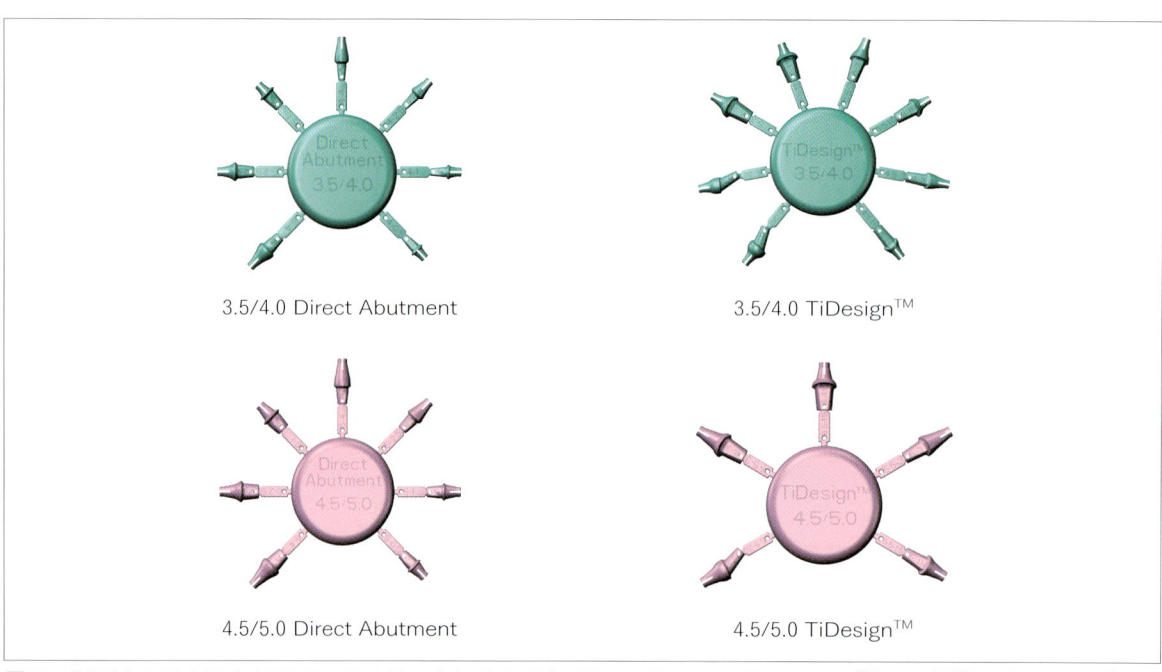

図73　3.5/4.0のアクアと4.5/5.0のライラックにそれぞれ Direct Abutment と TiDesign™ の2種類のすべてのプラスティック製アバットメントを用意．

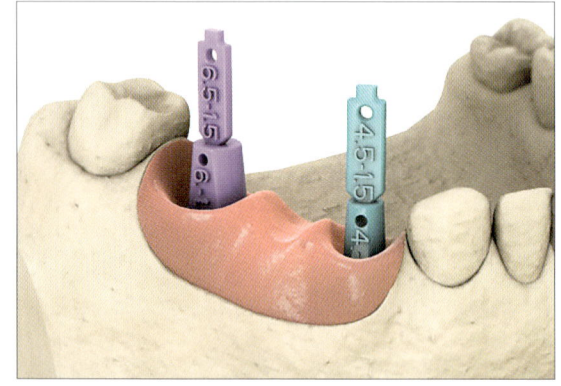

図74　印象採得された歯肉模型上で直接インプラントレプリカに装着し，粘膜貫通部の高さ（歯肉の厚み）を計測し，最終アバットメントのカフを決定する．

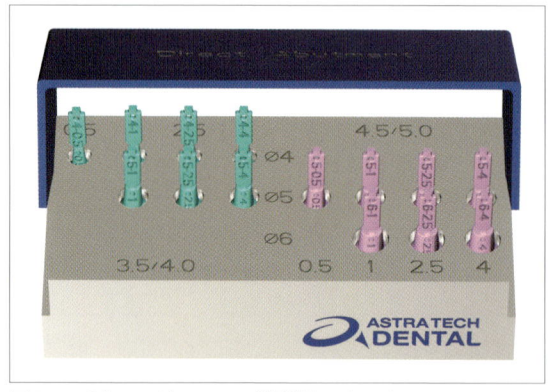

図75a　Direct Abutment 用専用スタンド．

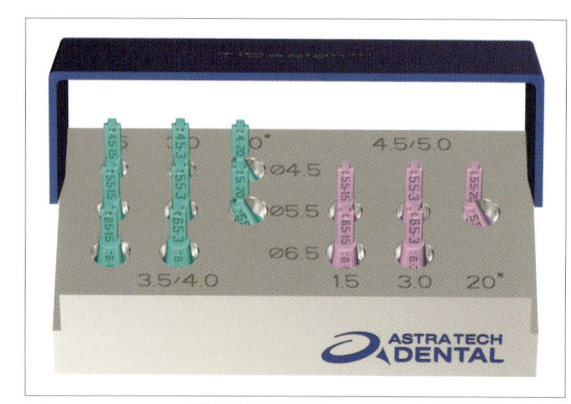

図75b　TiDesign™ 用専用スタンド．

CHAPTER 6 アストラテックインプラントの基本補綴術式

CastDesign™ アバットメントの臨床

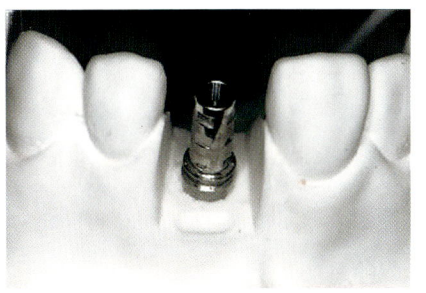

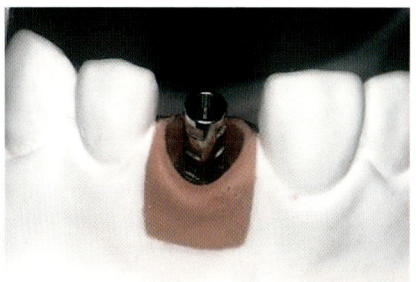

①通法にしたがいソフトガム模型を製作し，頬舌的位置関係をアバットメントへ印記する．

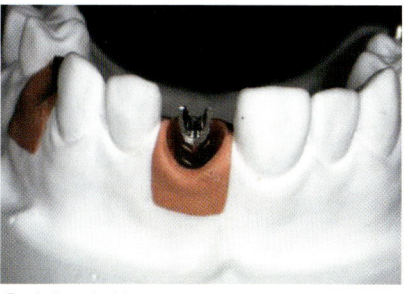

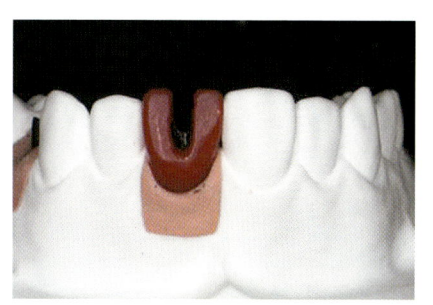

②咬合関係等クリアランスを確認し，CastDesign™ の余剰部を削除する．その後，歯冠外形のワックスアップを行う．

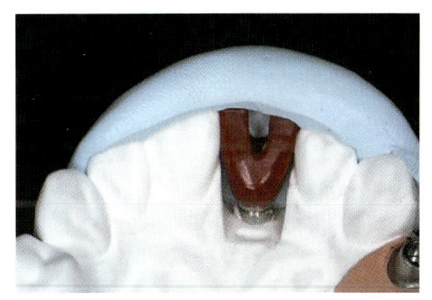

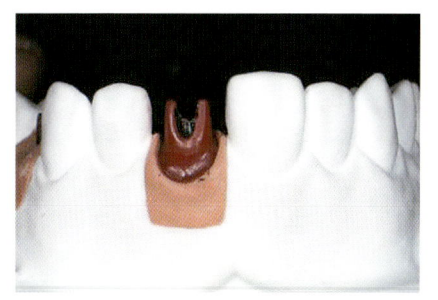

③歯冠外形の唇面，切縁コアを採得し，これを参考にアバットメントのワックスアップを行い，その後，埋没鋳接を行う．

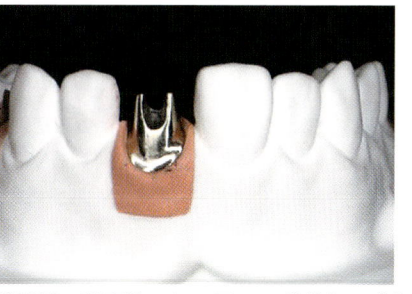

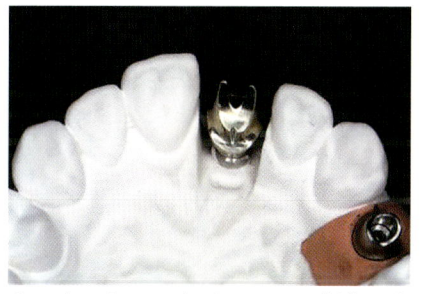

④鋳接，研磨後，シーティンググルーブを付与し，カスタムアバットメントの製作を完了する．

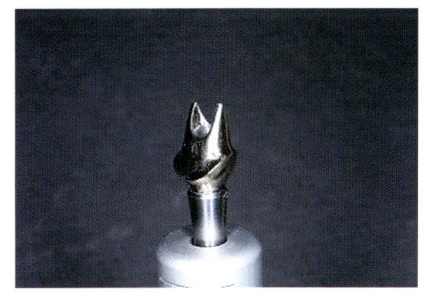

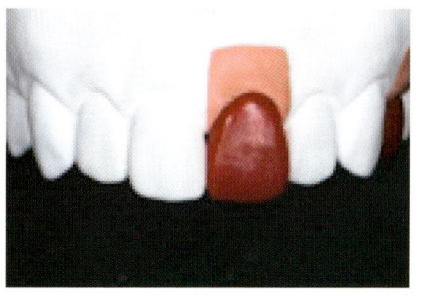

⑤補綴物を同時に製作する場合は，アバットメント完成後，歯冠外形のワックスアップを行う．

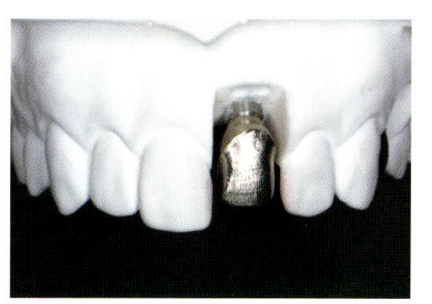

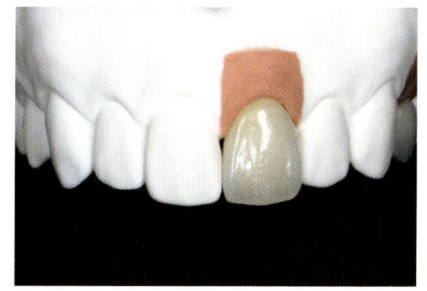

⑥通法にしたがいカットバックを行い，埋没，鋳造を行い，メタルコーピングを製作する．その後，ポーセレンを築盛，焼成し，金属焼付ポーセレンクラウンを完成する．

133

スクリューリテーニングとセメントリテーニングの利点・欠点

	スクリューリテーニング	セメントリテーニング
インプラントの埋入方向	スクリューホールの開口を考慮したインプラントの埋入方向が要求される．	解剖学的な制約により生じるインプラントの埋入ポジションの誤差は，アバットメントで修正が可能となる．
咬合の安定	スクリューホールが咬合面に開口するため，ABCコンタクトを与えにくく，咬合の安定を得にくい場合がある．	スクリューホールが咬合面に存在しないため，正確なオクルーザルポイントを付与することが可能となる．
マイクロリーケージ	スクリューホールの封鎖が不完全であればマイクロリーケージを起こす原因となるが，ユニアバットメントのワンピースアバットメントの場合には，その心配はない．	基本的には，スクリューホールが存在しないため，マイクロリーケージを生じない．アバットメントスクリューの正確な締結が重要となる．
上部構造のメインテナンス	スクリューを外すことによりメインテナンスは可能である．	仮着であれば，これを外し，メインテナンスを行うことは可能である．
アバットメントスクリューの破折	上部構造を壊すことなく交換が可能である．	仮着の場合は，上部構造を除去し，これを交換する必要がある．永久合着の場合は，上部構造を壊して再製を余儀なくされる．
適合精度	多数本の連結上部構造では，金属量・熱量等の技工段階のエラーから不適合が生じやすい．しかし，CAD/CAMを用いれば適合のよい上部構造の製作が可能となる．	上部構造の金属量は，通常のクラウン・ブリッジと同等であり，金属量・熱量による技工的要因のエラーは生じにくい．
エマージェンスプロファイル	インターナルジョイントがゆえ，アバットメントの立ち上がり径が細くなり，アバットメントカントゥアに不都合が生じやすい．	アバットメントに，部位に応じた自然な形態を付与することにより，審美性を付与しやすい．
審美性	スクリューホールが咬合面に開口するため，審美性に劣る．	スクリューホールが咬合面に存在しないため，審美的に優位である．
臨床ステップ	印象の精度・技工技術の精度が要求される．	通常のクラウン・ブリッジの臨床ステップと同様に行える．
経済性	実質的なトータルコストはあまり変わらない．	実質的なトータルコストはあまり変わらない．
その他	ブラキシズムやタッピングにより，スクリューが緩む可能性がある．	サルカスのなかに迷入したセメントの除去が行いにくく，取り残しがあると炎症を生じる原因となる．

4．オーバーデンチャー

高齢者や有病者のインプラント補綴の場合，長期メインテナンスにおける補修等を考えると，患者可徹式補綴物の意義は高い．骨吸収が大きい上顎無歯顎症例においては，咀嚼機能の回復，審美性の回復，発音障害の回避，そして良好なメインテナンスを考慮した場合，オーバーデンチャーの活用はきわめて臨床的である．

現在，日本においてデリバリーされているオーバーデンチャー用コンポーネントは，下記のものがある．

①ボールアタッチメント（ボールアバットメントを使用：図76）

連結されていないインプラントによりボールアタッチメントを用いてオーバーデンチャーを支持する，シンプルな補綴オプションであり，対費用効果が高い．

②バーアタッチメント（図78）

インプラント間をバーを用いて連結し，そこにクリップを用いることにより，オーバーデンチャーを支持するシステムで，ボールアタッチメント同様その対費用効果は高い．使用するアバットメントは，20°，45°のユニアバットメント，またはアンダルドアバットメントが使用されるが，3本あるいはそれ以下のインプラントによる修復物を支持するために45°ユニアバットメントだけを使用することは禁忌である．このような状況では，少なくとも1本20°ユニアバットメントかアングルドアバットメントを使用すべきである．

③磁性アタッチメント（愛知製鋼）

純正のものではないが，アストラテックインプラントに適合する磁性アタッチメントとキーパー用アバットメントが，汎用として愛知製鋼より発売されている．

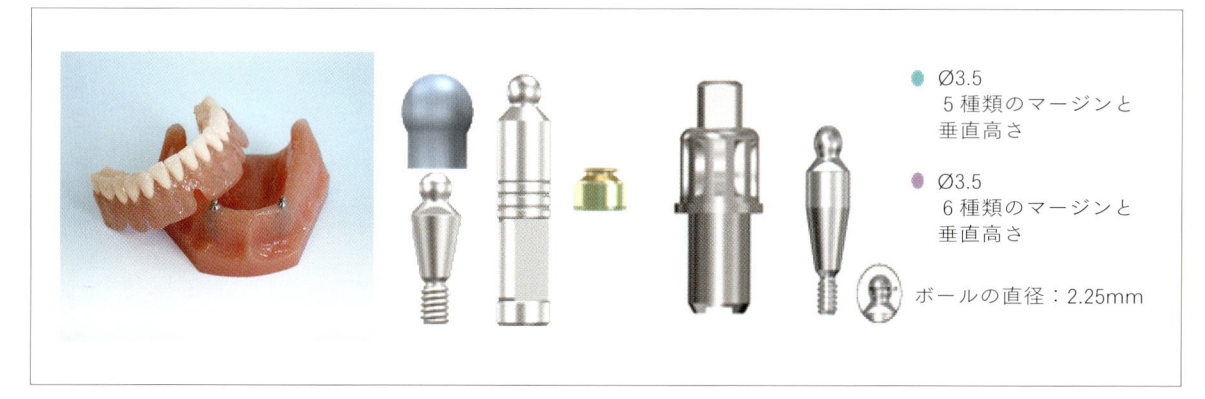

図76　ボールアタッチメント．

3.1. 無歯顎症例（インプラント支台のオーバーデンチャー）

①少数（2〜4本）のインプラントに維持力のみを期待する場合

　少数のインプラント（2本，あるいは複数本であっても植立位置が直線上にある場合）においてオーバーデンチャーを適用する場合は，インプラントに強固な咬合支持を期待するのではなく，デンチャーの維持装置として活用していく必要がある．そのため，ボールアタッチメントやドームタイプの磁性アタッチメントの適応も可能となる．バーアタッチメントを応用する場合は，デンチャーの沈下，回転の方向とアタッチメントの回転の方向を一致させる必要がある．

　バーアタッチメントにライダー（グリップ）を設けることにより，簡便で，かつデンチャースペースを阻害しないため，有用なアタッチメントといえる（図77, 78）．

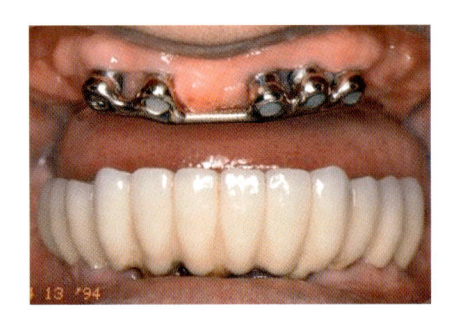

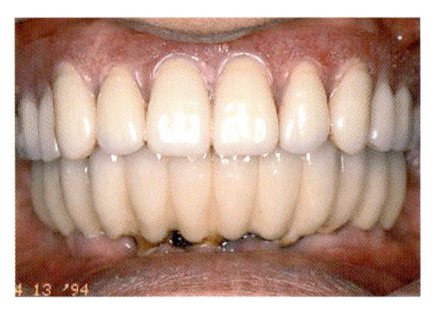

図77a, b　バーアタッチメントを応用した上顎インプラントオーバーデンチャー症例．

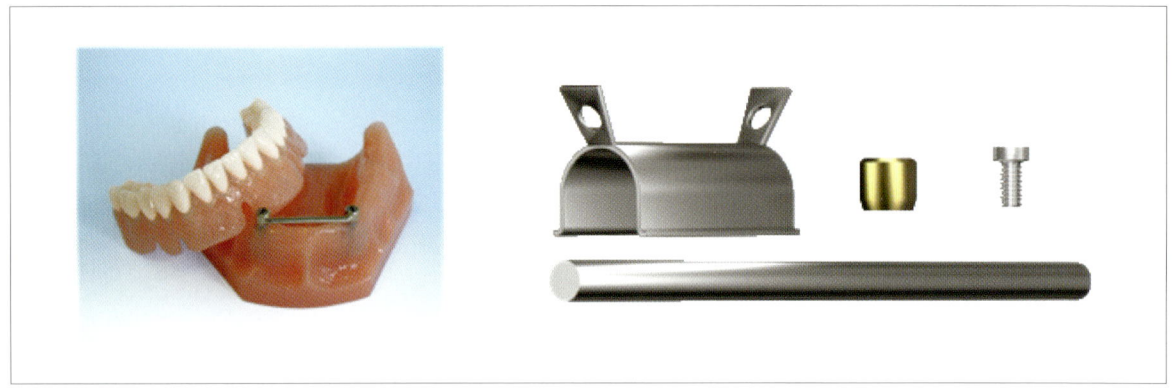

図78　バーアタッチメント．

②多数（4本〜）のインプラントに維持力および咬合支持をも期待する場合

多数（4本〜）のインプラントが力学的に有利なポジション（例：左右臼歯部および犬歯部等）に植立されている場合は，それらには維持力のみならず強固な咬合支持をも期待することができ，いずれのアタッチメントも使用可能であるが，筆者は強固なバーと磁性アタッチメントを使用している（図79）．この場合，患者可撤式となるため，メインテナンスが容易となる最大の利点が得られる．

強固な咬合支持

図79a｜図79b
図79c｜図79d
図79e｜図79f

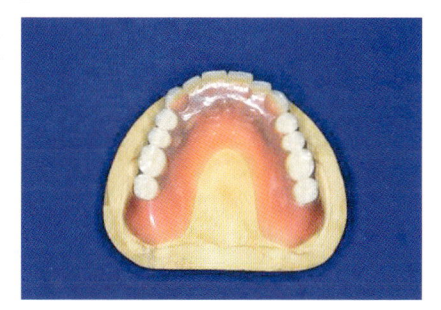

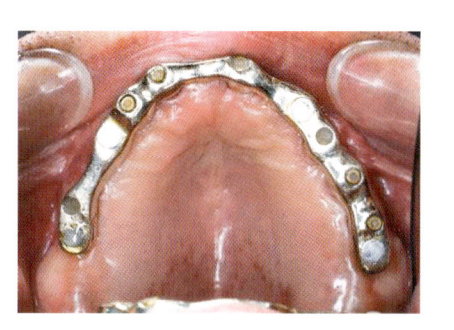

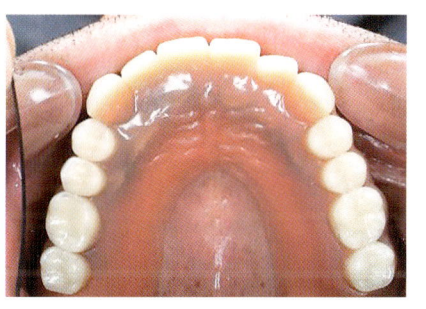

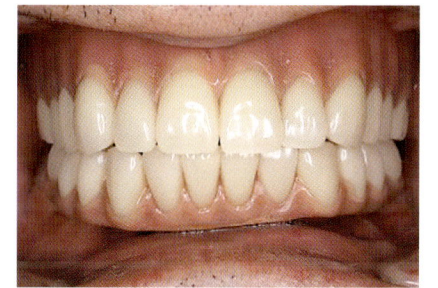

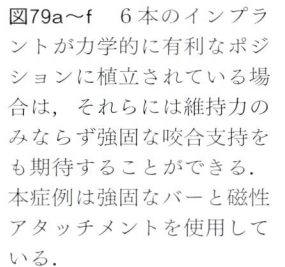

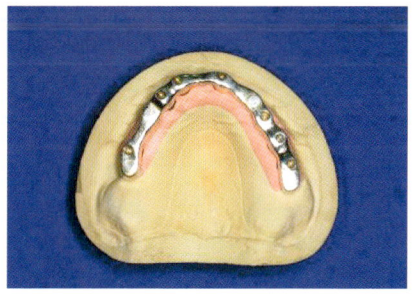

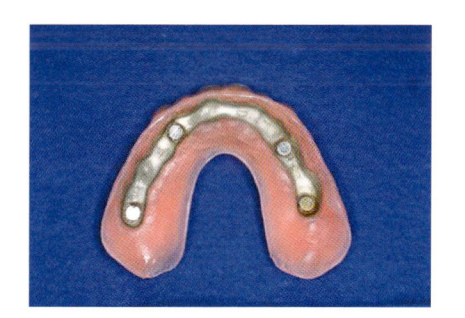

図79a〜f　6本のインプラントが力学的に有利なポジションに植立されている場合は，それらには維持力のみならず強固な咬合支持をも期待することができる．本症例は強固なバーと磁性アタッチメントを使用している．

多数歯欠損症例（インプラントおよび天然歯支台のオーバーデンチャー）

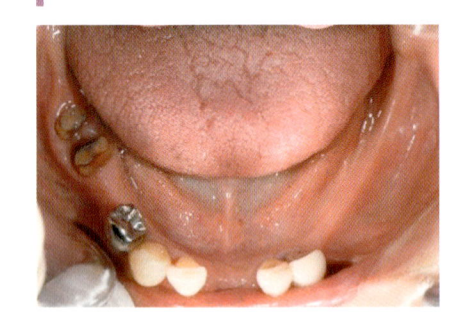

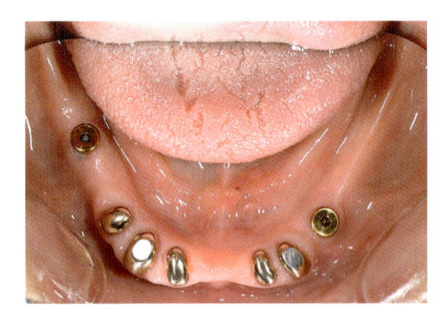

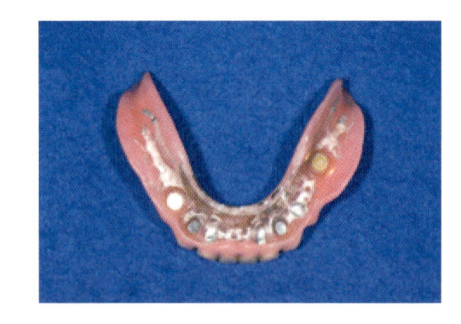

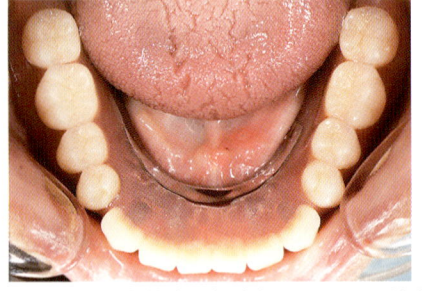

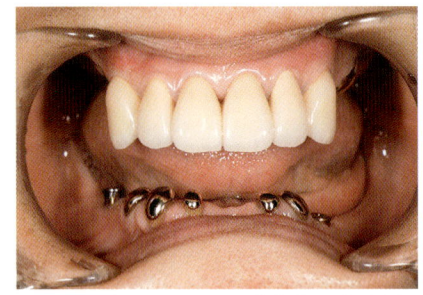

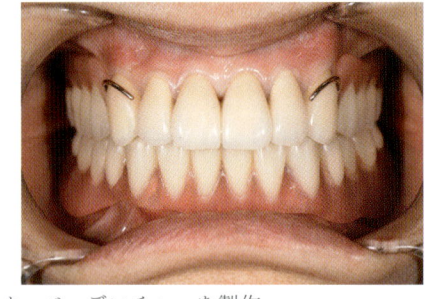

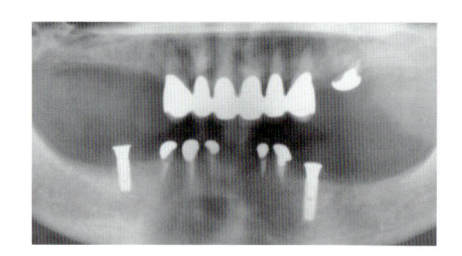

図80a～g　多数歯欠損症例において，植立されたインプラントおよび残存歯双方を用いてオーバーデンチャーを製作する場合は，欠損状態を考慮し，ボールアタッチメントや磁性アタッチメントを選択使用していくことが肝心である．本症例は下顎左側第二小臼歯部および下顎右側第一大臼歯部にインプラント支台の磁性アタッチメントキーパー（マグインプラント）が装着されている．

3.2. 多数歯欠損症例（インプラントおよび天然歯支台のオーバーデンチャー）

多数歯欠損症例において，植立されたインプラントおよび残存歯双方を用いてオーバーデンチャーを製作する場合は，欠損状態を考慮し，ボールアタッチメントや磁性アッタチメントを選択使用していくことが肝心である（図80）．

3.3. 部分欠損症例におけるインプラントの活用（リムーバブルパーシャルデンチャーとの併用）

インプラントとパーシャルデンチャーの併用には，
①インプラントをパーシャルデンチャーの鉤歯として使用する
②遊離端欠損症例においてインプラントを遊離端欠損部に植立し，パーシャルデンチャーの下に置き，オーバーデンチャーの支台として使用する

といった，2つの応用法をとっているが，筆者は遊離端欠損症例においてインプラントを遊離端欠損部に植立してパーシャルデンチャーの下に置き，オーバーデンチャーの支台として使用する方法を日常臨床において頻繁に用いている．

このように用いることにより，少ない経済的負担で，パーシャルデンチャーの咬合支持機能はきわめて高くなり，長期予後の期待できる補綴処置が可能となってくる（図81）．

部分欠損症例におけるインプラントの活用（リムーバブルパーシャルデンチャーとの併用）

図81a	図81b
図81c	図81d
図81e	図81f

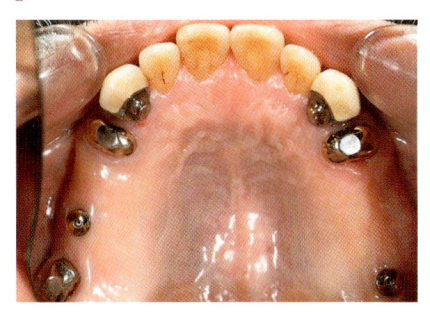

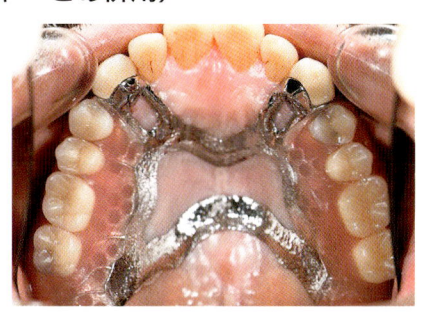

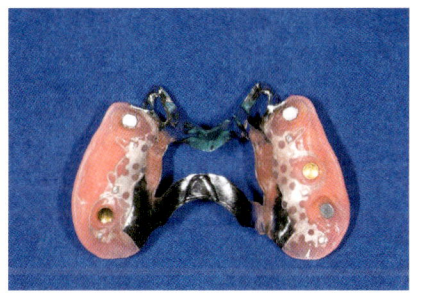

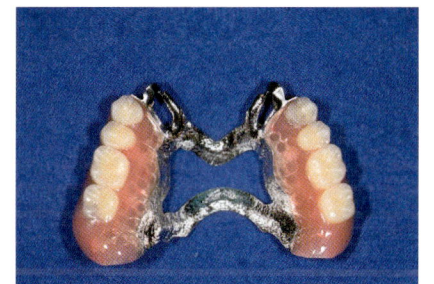

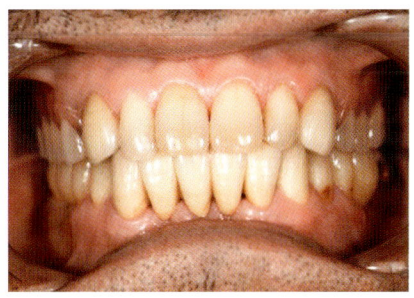

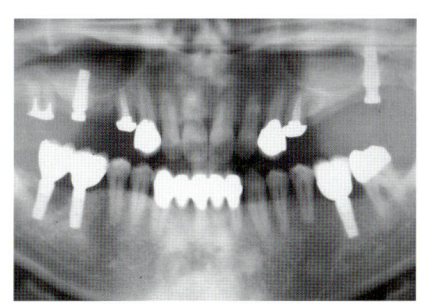

図81a〜f　遊離端欠損症例においてインプラントを遊離端欠損部に植立してパーシャルデンチャーの下に置き，オーバーデンチャーの支台として使用する方法．このように用いることにより，少ない経済的負担で，パーシャルデンチャーの咬合支持機能はきわめて高くなり，長期予後の期待できる補綴処置が可能となってくる．本症例は上顎右側第一大臼歯部および上顎左側第二大臼歯部にインプラント支台の磁性アタッチメントキーパー（マグインプラントⅠ）が装着されており，クラスプレスで処理され，より審美的にパーシャルデンチャーが装着されている．

Predictable implant prosthesis in full edentulous

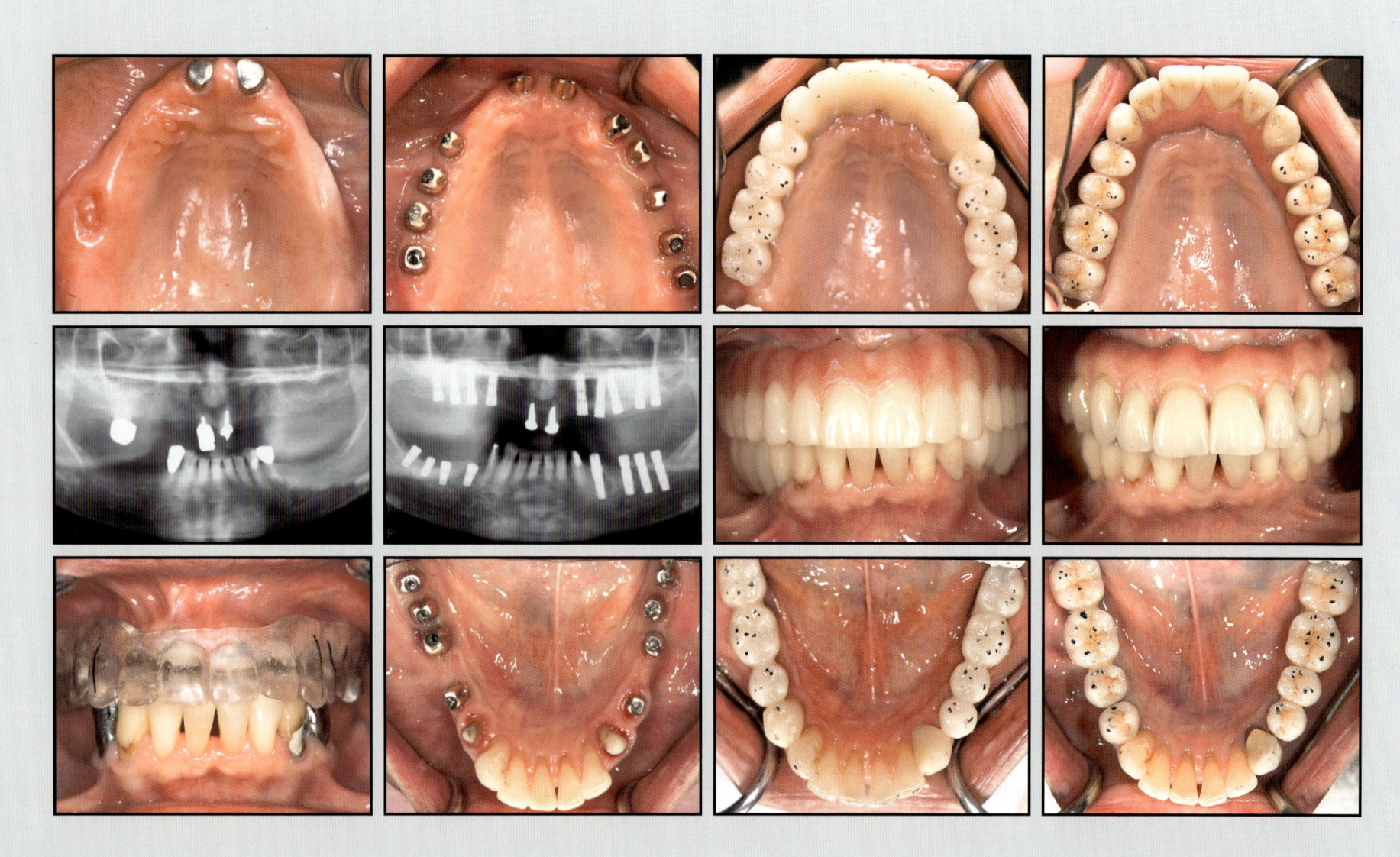

CHAPTER 7
アストラテックインプラントの抜歯即時埋入

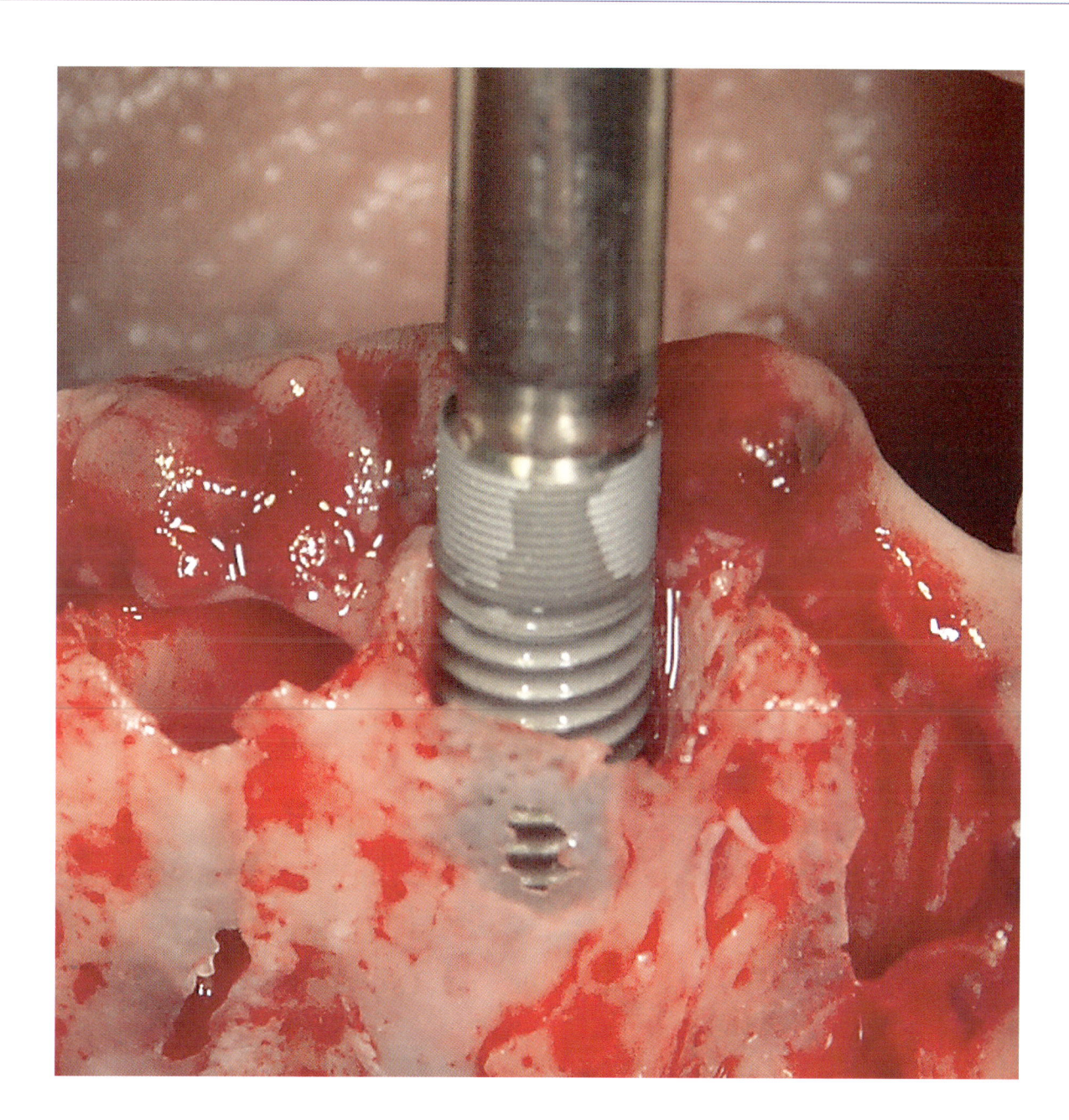

解説：
寺西邦彦　●東京都開業・寺西歯科医院 ● O.S.I.
東京主幹
伊藤雄策　●大阪府開業・伊藤歯科医院 ● O.S.I.
大阪主幹

はじめに

審美領域におけるインプラント治療にあたって，良好な結果を得るためには，
① 的確な診査，診断，治療計画に基づく外科術式の選択
② 組織の保全
③ インプラントシステムの選択
④ 外科的侵襲の軽減
といった事項を考慮して行わなければならない（図1）．

これらを考慮した場合，術後の辺縁骨の吸収を生じないアストラテックインプラントの応用と外科的侵襲の少ない抜歯後即時埋入，とくに無切開で行われるフラップレス術式はよりシンプルな審美的アプローチの1つといえよう．

1．よりシンプルな審美的アプローチ（抜歯後即時埋入）

審美的な修復処置が要求される領域における要抜歯のインプラント処置において，周囲組織の保全を考慮した場合，抜歯後即時インプラント埋入1回法術式は外科的侵襲が1回で済むといった点からもっとも優れていると考えられる．しかしながら，2回法術式を前提に開発された従来のインプラントシステムにおいては，最終修復を行った後にインプラント体ネック部に骨吸収（Marginal bone loss）が生じ，周囲組織の保全を良好に行うことは困難となる．この点アストラテックインプラントシステムは，前述したように Marginal bone loss がほとんど生じないという特徴により，1回法，2回法の術式を問わず，周囲組織の保全を良好に行うことが可能となる．

1．1．抜歯窩の分類

前歯部において抜歯を行うと，図2に示すように Type 1～3 へと歯槽骨唇側板の吸収が進み，そのままではインプラントを埋入することが困難になっていく．

ヒトの歯槽骨は，抜歯を行うと，
・すぐに血餅で覆われ，そのなかに結合織線維の進出が生じ，
・4～5日で肉芽組織で満たされ，14～16日で結合織となり，
・4週間で抜歯窩は上皮にて完全に塞がることになる．
・その間，抜歯後7～10日には，結合織中に骨牙細胞の進出・増殖・分裂が行われ，
・16週で完全に骨性治癒が完了することになる．
Lekovic（1997，1998），Lasella ら（2003）によると，抜歯後，治癒した顎堤は骨幅で約50%（3.1～

---

① 的確な診査，診断，治療計画に基づく外科術式の選択
② 組織の保全
③ インプラントシステムの選択
④ 外科的侵襲の軽減

図1　審美領域におけるインプラント治療において留意すべき事項．

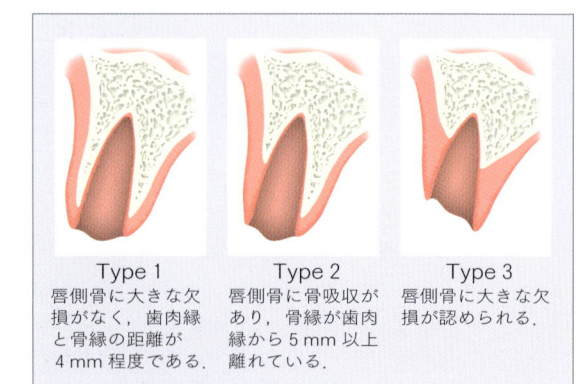

Type 1　唇側骨に大きな欠損がなく，歯肉縁と骨縁の距離が4mm程度である．
Type 2　唇側骨に骨吸収があり，骨縁が歯肉縁から5mm以上離れている．
Type 3　唇側骨に大きな欠損が認められる．

図2　抜歯窩の分類．

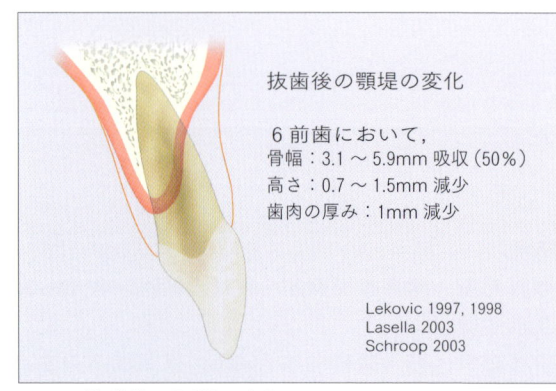

抜歯後の顎堤の変化
6 前歯において，
骨幅：3.1～5.9mm 吸収（50%）
高さ：0.7～1.5mm 減少
歯肉の厚み：1mm 減少

Lekovic 1997, 1998
Lasella 2003
Schroop 2003

図3　抜歯後の顎堤の変化．

5.9mm)の吸収を生じ，高さでは0.7～1.5mmの減少を生ずる，としている．また，歯肉の厚みは，サルカスがなくなるために1mm減少し，最終的には2mmとなることがわかっている（図3）．したがって，1989年にPRD誌において Lazzara らが紹介した「Immediate implant placement into extraction sites」では，抜歯即時インプラント埋入は，歯槽骨唇側板・骨組織の保全につながり，審美的にも寄与するものと考えられていた．

1.2. 抜歯即時埋入の条件

Lazzara らは，抜歯即時埋入の条件として，
- 抜歯窩底部におけるインプラントの初期固定が得られること
- 抜歯窩骨壁とインプラント間の死腔が化骨される条件を有すること
- 上皮のダウングロースを回避すること
- インプラントは軟組織による初期閉鎖を考え，2mm根尖側に深く埋入すること

としている．

しかし，現実には歯槽骨唇側板は薄く，とくに東洋人では1mmにも満たない厚みであることが多いため，十分な海綿骨に裏打ちされていないこの薄い唇側板はおおむね吸収するであろう，というのが今日の考え方である．もちろん，唇側板が吸収せずに残ってくれることが望ましいのではあるが…．

1.3. Jumping distance の考え方

では，抜歯窩に埋入されたインプラントと抜歯窩歯槽骨唇側板との間に生じるスペース（距離）＝ Jumping distance（図4）がどの程度であれば歯槽骨唇側板を吸収させずにそのスペースに新生骨の再生が行われるのか，その距離は過去において多くの研究者によってさまざまな値が報告されてきた（表1）．この Jumping distance の以前の考え方は，埋入されるインプラントの径はできるだけ Jumping distance が小さくなるように太い径を選択し，化骨化を要するスペースを小さくしようという考え方であった．したがって，歯槽骨唇側板の厚みは2mmを必要とし，1mmにも満たない唇側板は吸収する，という結果を招いてきた．

1.4. Ridge preservation technique

一方で「Can we preserve the ridge?」を命題とする抜歯窩周囲骨を吸収させない手法が検討され，Sclar らによる"The Bio-Oss-Collagen technique"が紹介された．抜歯窩に生体親和性の高い骨補填材を填入し，マイナーGBRを行うことによって抜歯した部位の歯槽骨を吸収させずに温存させることが可能となることがわかってきた．また，Danan M, Degrange M,

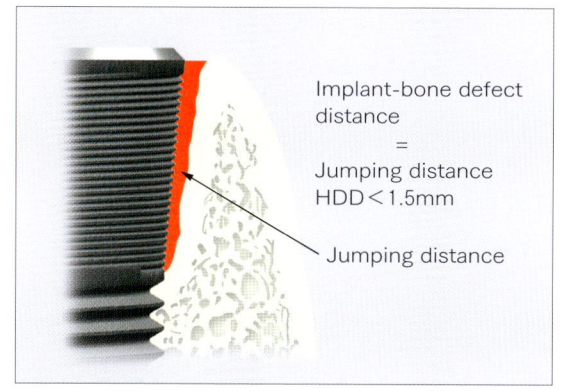

図4 Jumping distance.

表1 Jumping istance の変遷.

Knox, Caudill ら	PRD（1991）	HD ≦0.5mm
Wilson, Buser ら	JOMI（1998）	HD ≦1.5mm
Akimoto, Becker ら	JOMI（1999）	HD ＝0.5～1.4mm
Paolatonio, Dolci ら	J Periodontol（2001）	HD ≦2.0mm
Botticelli, Berglundh ら	Clin Oral Implants Res（2003）	HD ≦1.0mm
Covani, Crespi ら	J Periodontol（2004）	HD ≦2.0mm
Berglundh, Abrahamssom ら	J Clin Periodontol（2005）	HD ≦1.0mm

Vaideanu T, Brion M らは，2003年の PRD 誌において The Bio-Oss-Collagen technique をインプラント抜歯即時埋入に応用し，唇側板骨吸収を防ぐことが可能であったことを報告している．

1．5．Flapless surgery の有用性

　Shwartz，Chaushu(1998)や，Kan ら(2000)は，インプラント抜歯即時埋入における Flapless surgery の有用性を報告し，フラップ弁を設けないことにより歯槽骨唇側板への骨膜からの血液供給を維持し，術野組織への侵襲も最低限に抑えられることにより，埋入されるインプラント周囲組織を保全することが可能であると報告している．

1．6．今日の抜歯窩即時埋入の考え方

　これらの先人たちの抜歯即時埋入における研究から，今日では下記のようなコンセンサスのもとでインプラント抜歯即時埋入が行われている．

- 原則として術野に感染がないこと．
- フラップは極力開かない(Flapless surgery)．
- 抜歯時，またはインプラント埋入窩形成時に，唇側歯槽骨また隣在歯間乳頭部歯槽骨にダメージを与えず，温存に努める．
- 埋入されるインプラントの径は小さめのものを選択し，Jumping distance 2 mm を確保する．これが，2 mm より大きくなったとしても Bio-Oss-Collagen technique を応用する．
- 厚みが 2 mm に満たない薄い歯槽骨唇側板は骨補填材を入れるためのバスケット＝スペースメイキング材とし，いずれは吸収してもかまわないものと考える．
- インプラントと骨壁の空隙には，骨補填材を填入し，血管再生・骨再生の足場をつくる．仮に歯槽骨唇側板が吸収してもその内側には十分な量の自家骨が再生されるように努める．
- 填入する骨補填材は，吸収速度は遅いがいずれは自家骨に置き換わるものを使用し，あまりコンプレッションを架けるような密に填塞せず，上皮のダウングロースを防ぐ程度とする．
- ドリリングポジションは，口蓋側寄りとし，そのドリリング方向は，後に解説するセンターを周到する．
- 唇側歯肉のバイオタイプが Thin な場合は，唇側にエンベロップフラップを設け，十分な厚みの上皮下結合織を同時移植する．
- 唇側歯槽骨に裂開がある場合は，その裂開が小さく限局的であるときは，抜歯窩内側に吸収性メンブレンを設置し，補填材を填入する．
- 裂開は大きいが抜歯窩幅径の 1/3 以下であればエンベロップフラップを設け，抜歯窩の外側に吸収性メンブレンを設置し，補填材を填入する．
- 裂開が大きく抜歯窩幅径の 1/3 以上の場合は，Bio-Oss-Collagen technique を応用したうえで原則として待時埋入とする．
- 埋入と同時に適切なイミディエート・プロビナイゼーションを行い，機械的な抜歯窩の封鎖により外部からのプラークの侵入を防ぐとともに，軟組織のサポートを行い，インプラント周囲軟組織の保全に努める．
- この即時プロビジョナルレストレーションは，原則としてイミディエートファンクションはさせない．

　以上の事項に加え，審美性への配慮がなされなければならない．

1．8．アストラテックインプラントの有用性

　アストラテックインプラントにおいて，OseeoSpeed™ の表面性状は，第 1 章にて前述したようにインプラント表面からも骨添加・骨造成が行われるため，抜歯窩の治癒機転を速めて早期にオッセオインテグレイションを獲得する．この事実は抜歯窩歯槽骨唇側板の吸収を最小限にとどめることから，埋入されたインプラントの予知性もさることながら，インプラント周囲組織の保全に大きく寄与し，審美性の獲得・維持につながることとなるため，もっとも大きなアドバンテージとなる．したがって，抜歯即時埋入は，OseeoSpeed™ のもっとも得意とするところである．

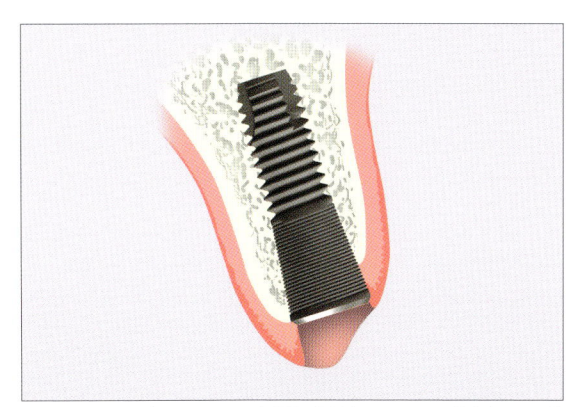

図5 インプラントを舌側辺縁骨レベルに設置した場合，インプラントのネックが露出し，審美性が損なわれるため，インプラントを唇側骨レベルに合わせて埋入するか，マイナーGBR等が必要となる．

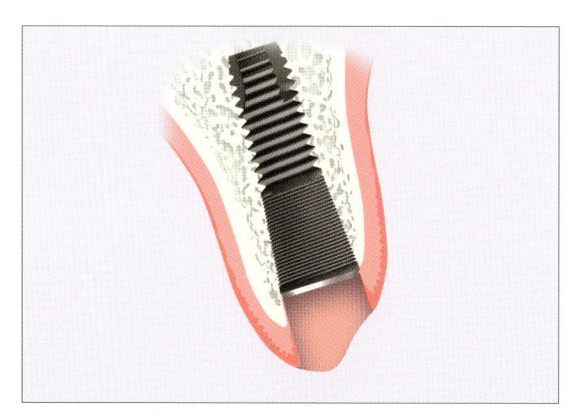

図6 インプラントを唇側辺縁骨レベルに設置した場合，インプラントによりサポートされていない辺縁骨は吸収する．歯間乳頭を形成する近遠心歯槽骨だけでなく，歯間乳頭軟組織の高さも損なわれる結果となる．

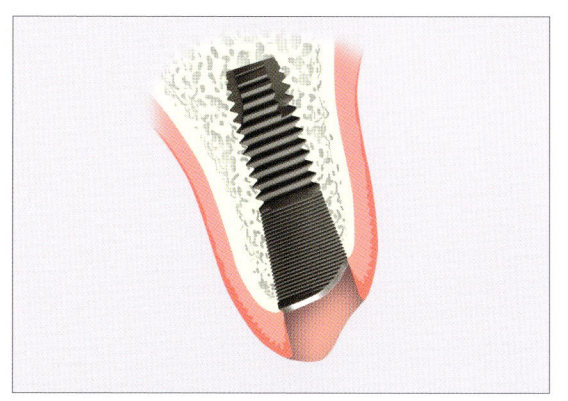

図7 OsseoSpeed™TX Profile（日本未発売）を使用することにより，傾斜した歯槽骨形態は，インプラントによりサポートされ，辺縁骨と歯間乳頭下歯槽骨は失われることなく維持され，今までのように審美性を妥協する必要はない．

1.9. OsseoSpeed™TX Profile（※日本未発売）

第6章でも紹介した，世界において発売されたOsseoSpeed™TX Profileでは，辺縁骨の吸収を生じないアストラテックインプラントの利点を最大限に生かし，歯間乳頭部の歯槽骨の維持がなされ，唇側骨の余分な骨吸収を招かないインプラント形態が付与されている（図5〜7）．このインプラントの1日も早い認可発売が期待されるところである．

1.10. 審美領域における診断のkey

Koisは，図8に示すように，審美性の高いインプラント治療結果を得るための診断のKeyを

①FGMの位置
②Gingival formの形態
③軟組織のバイオタイプ
④Tooth shape
⑤Osseous crest position

の5つの項目に分けている．これに加え，

⑥隣在歯の骨レベル
⑦隣在歯が補綴歯か否か
⑧喫煙の有無
⑨全身的他科疾患の有無
⑩患者の協力度

などを考慮しなければならない．

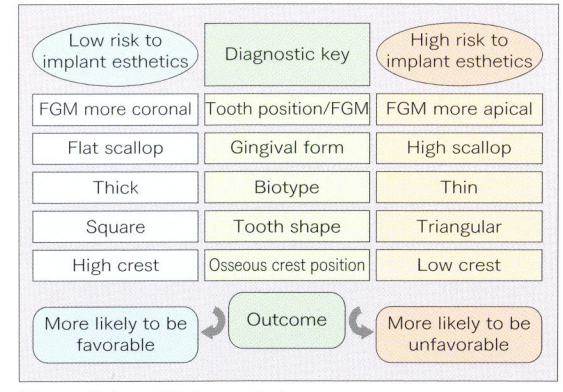

図8 Koisの5 Diagnostic key.

Low risk to implant esthetics	Diagnostic key	High risk to implant esthetics
FGM more coronal	Tooth position/FGM	FGM more apical
Flat scallop	Gingival form	High scallop
Thick	Biotype	Thin
Square	Tooth shape	Triangular
High crest	Osseous crest position	Low crest
More likely to be favorable	Outcome	More likely to be unfavorable

1.11. インプラント埋入アンギュレーション
（図9）

抜歯即時埋入における埋入方向を以下に示す．

①口蓋側傾斜埋入 ↗

口蓋側の皮質骨に沿ってドリリングを進めていき，インプラントを埋入する．この方向は，アバットメントスクリューホールが唇側に開き，アバットメントによる角度補正が大きくなり，唇側インプラント周囲組織を下げてしまうリスクがある．

②口蓋側中央埋入 ↗

歯槽骨唇側板より十分な距離を置き，ドリリングスターティングポジションは口蓋側ではあるが，歯槽突起口蓋側寄り中央にインプラントの埋入を行う．アバットメントスクリュー開口部は上部構造切縁から口蓋側に位置し，もっとも一般的・理想的な埋入方向である．

③口蓋側垂直埋入 ↗

ドリリングスターティングポイントは同様であるが，ドリリング方向を極力垂直にし，歯槽骨唇側板との距離を得ようとするものである．この埋入方向は，アバットメントスクリューホールは口蓋側に開口するものの，歯槽骨基底部の狭窄が強い場合は唇側への穿孔を生じるリスクが高い．また，上部構造がリッジラップ形態の唇側カンチレバーとなり，メインテナンスにおいても構造力学的にもリスクが高くなる．

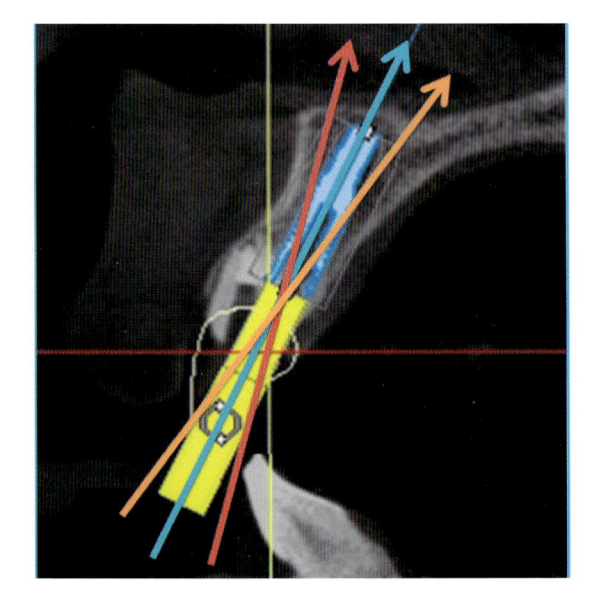

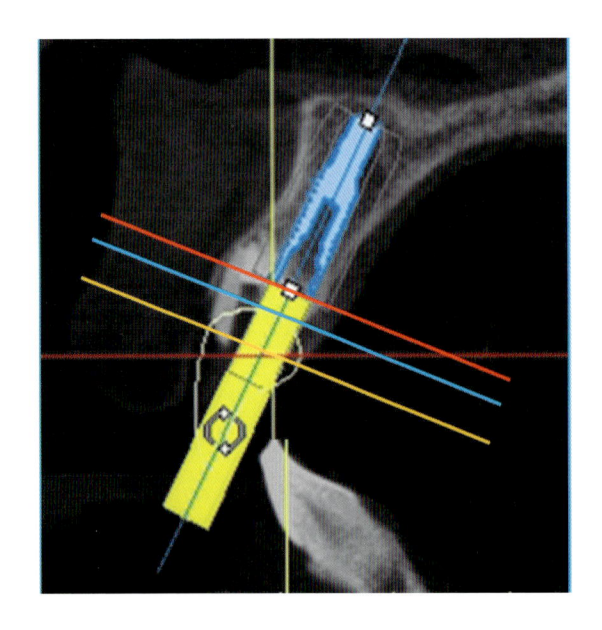

図9　インプラント埋入アンギュレーション．↗：口蓋側傾斜埋入，↗：口蓋側中央埋入，↗：口蓋側垂直埋入．

図10　インプラント垂直埋入深度．—：辺縁歯肉ライン(FGM)，—：骨頂レベル(Bone crest)，—：インプラントヘッドライン(Implant head)．

図11　天然歯における生物学的幅径．結合織性付着約1 mm，上皮性付着約1 mm，サルカス約1 mm の計3 mm を天然歯（Normal crest）における生物学的付着の幅とする（Kois．J Esthet Dent 1994より改変引用）．

図12　Implant depth．Kois はインプラントの垂直的埋入深度を天然歯の生物学的幅径に準じ，FGM より3 mm～4 mm としている．

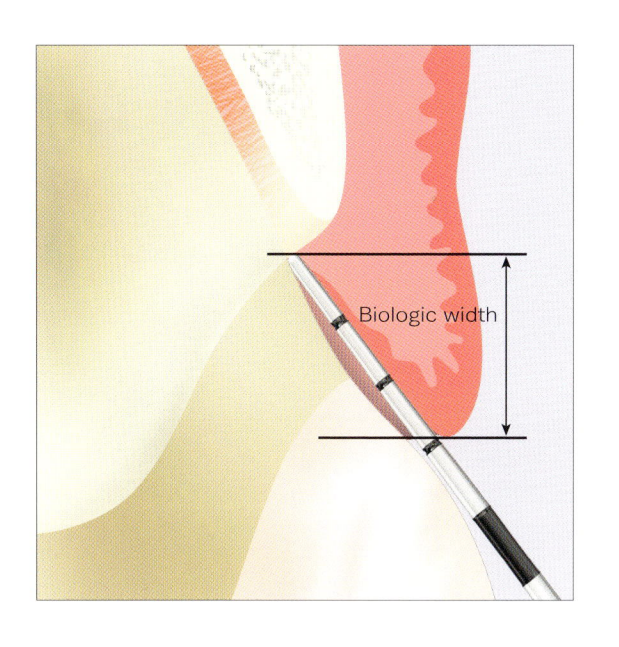

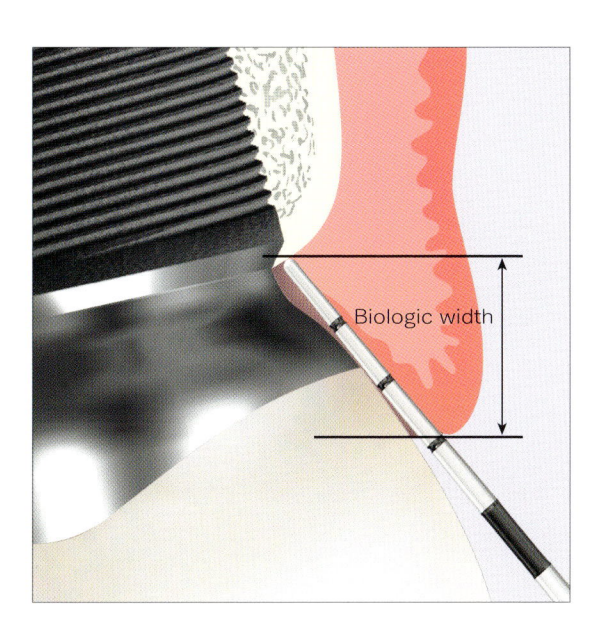

1．12．抜歯即時埋入における垂直埋入深度（図10）

抜歯即時埋入における埋入深度は，インプラントシステムによって考え方が変わってくる．

ソーサリゼーションを生ずるタイプのインプラントであれば，辺縁歯肉から3 mm の位置にインプラントヘッドを置いてくることにより，天然歯に準じたインプラント周囲付着環境を得ることができるが（図11，12），アストラテックインプラントのようなアバットメントホリゾンタルセットオフがなされ，ソーサリゼーションを生じないインプラントシステムでは，アバットメントの立ち上がりの径が細くなるため，＋1 mm 埋入深度を増すことにより（辺縁歯肉から4 mm），スムーズなアバットメントカントゥアを形成することが可能となる．また，それのみではなく，フルラフサーフェイスのインプラントシステムにおいては，ラフサーフェイスが骨縁上に露出するとインプラント周囲炎を生じやすい環境になるため，骨縁下に埋入することで辺縁骨唇側板の十分な厚みを確保し，骨吸収を生じない環境にインプラントを埋入することができる．また，条件がよければ，インプラントカラー部に骨形成を期待することも可能となる．

1．13．抜歯即時埋入における水平的埋入ポジション（図13）

水平的インプラントポジションは，歯槽骨唇側板より最低2 mm の距離を確保する．

臨床例提示にあたって，抜歯即時埋入の利点，欠点を表2 に，抜歯即時埋入の適応症例を表3 に，フラップレス術式の問題点を図14に示す．

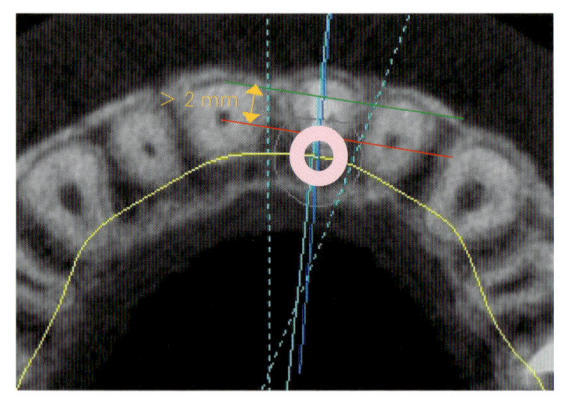

図13 水平的インプラントポジションは，歯槽骨唇側板より最低2mmの距離を確保する．

表2 抜歯即時埋入の利点，欠点．

利点	・手術が1回で簡便である（1回法の場合） ・組織の喪失を最小限に抑えられる ・治療期間を短縮できる（1回法の場合） ・治療費を抑制できる
欠点	・基本的にGBR等が行えない ・抜歯前に十分な骨の存在が前提 ・インプラント埋入のポジションがピンポイントとなり，高度な技術を要する．

表3 残存骨の診断と初期固定の確立が重要となる（Salama & Salama 1993より改変引用）．

抜歯即時埋入の適応症例
・抜歯窩の状態が4壁性の骨欠損であり，歯槽骨唇側板が健全であること ・唇側板の裂開の深さが5mm以内で，裂開幅が抜歯窩の1/3以内であること ・骨頂が抜歯される歯根長の歯冠側1/3以内に存在すること ・抜歯窩底より根尖方向に最低4mmの残存骨量があること

2．抜歯即時埋入の臨床

2．1．症例1：アストラテックインプラントによる抜歯即時埋入1回法術式（無切開）による審美性の回復（図15〜31）

患者年齢および性別：25歳，男性

初診日：2003年6月10日

主訴：上顎前歯部の治療相談

現症および治療計画：上顎右側中切歯には骨頂部付近における水平的な歯根破折が認められるため，破折部より歯冠および歯根の一部を除去した後，残存歯根を埋入させて組織の保全をはかった後に無切開によるアストラテックインプラント抜歯即時埋入1回法術式を計画した．

2．2．症例2：Guided sugery を用いた抜歯即時埋入（図32〜49）

初診時年齢および性別：27歳，女性

主訴：金属焼付ポーセレンクラウン脱離

現症および治療計画：歯根破折によりインプラント治療を必要とする．

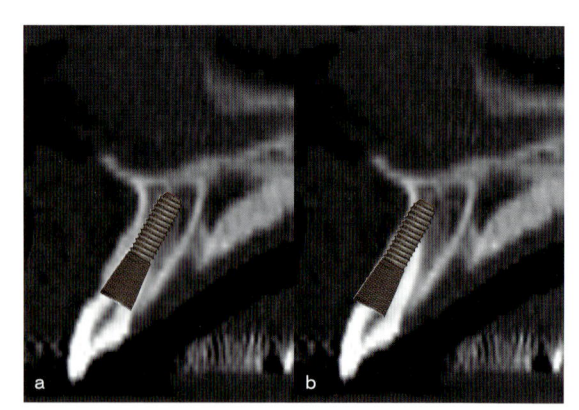

図14a, b フラップレス術式は一種の盲目的な処置であるため，十分なスキルと経験が必要である．aのようにインプラントが埋入できればよいが，往々にして抜歯窩に誘導され，適正な埋入位置方向を損なってしまう場合があり，的確なサージカルテンプレートの使用が不可欠である．

症例1（症例提示：寺西邦彦）

図15 初診時口腔内正面観．上顎右側中切歯には著しい変色が認められ，唇側歯肉骨頂相当部にはフィステルが認められる．

図16, 17 初診時パノラマエックス線写真と上顎右側中切歯デンタルエックス線写真．骨頂部に破折線が認められる．

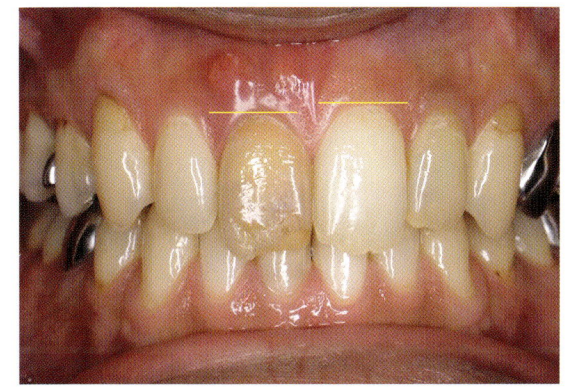

図18 バイオタイプは薄いが，歯冠部は隣在上顎左側中切歯より歯冠側にあり，歯肉形態はフラットで，歯冠形態はスクウェア，そして骨頂部はハイクレストと比較的抜歯即時埋入を行うのには好条件といえる．

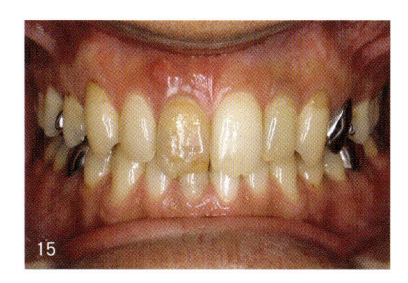

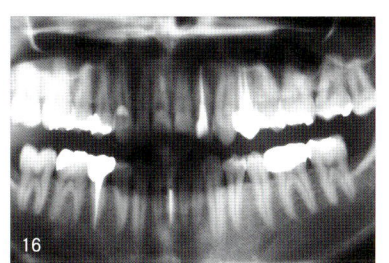

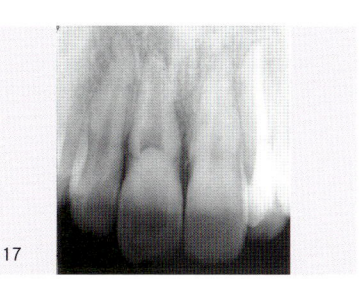

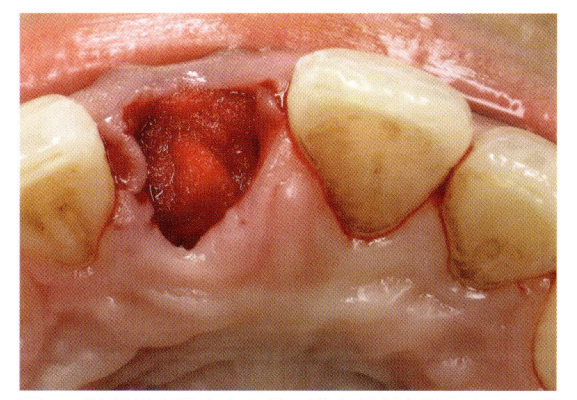

図19 破折片を除去した後，残存歯根を埋入させて組織の保全をはかる．

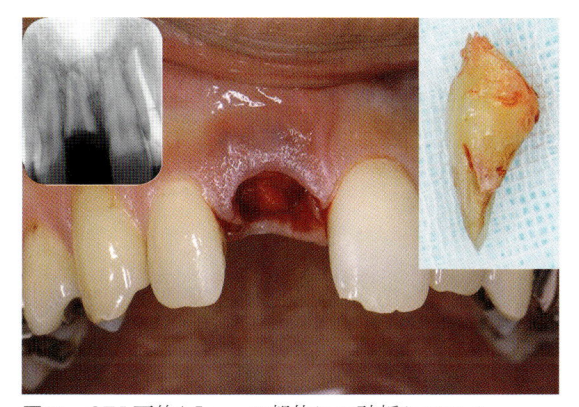

図20 CEJ下約1.5mmの部位にて破折している．

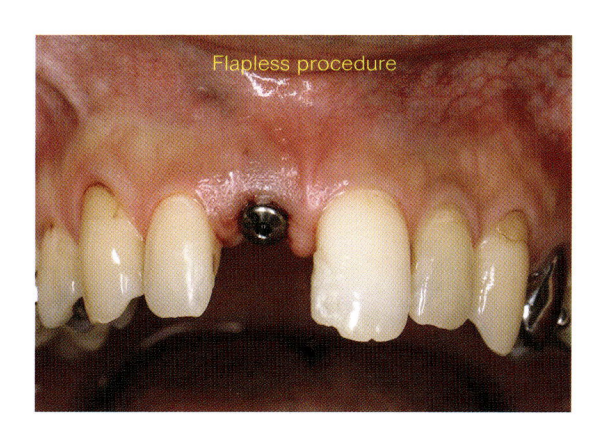

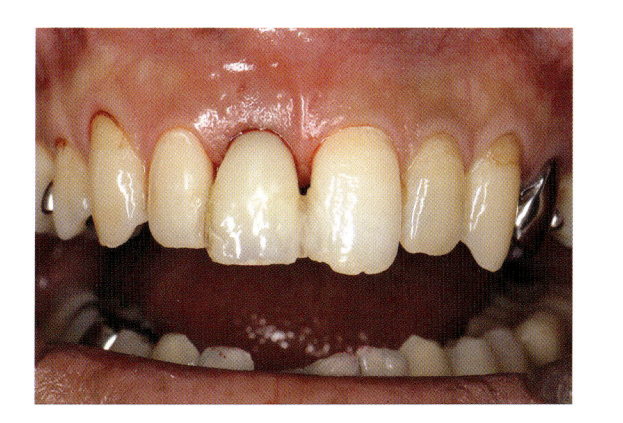

| 図21 | 図22 |

図21 インプラント植立．無切開にて上顎右側中切歯を抜歯，同時にアストラテックインプラント Fixture ST 5.0×13mm を1回法術式にて植立し，ヒーリングアバットメントを装着する．

図22 歯肉誘導形態．装着されたヒーリングアバットメント上にプロビジョナルレストレーションを装着し，歯肉形態の誘導をはかる．

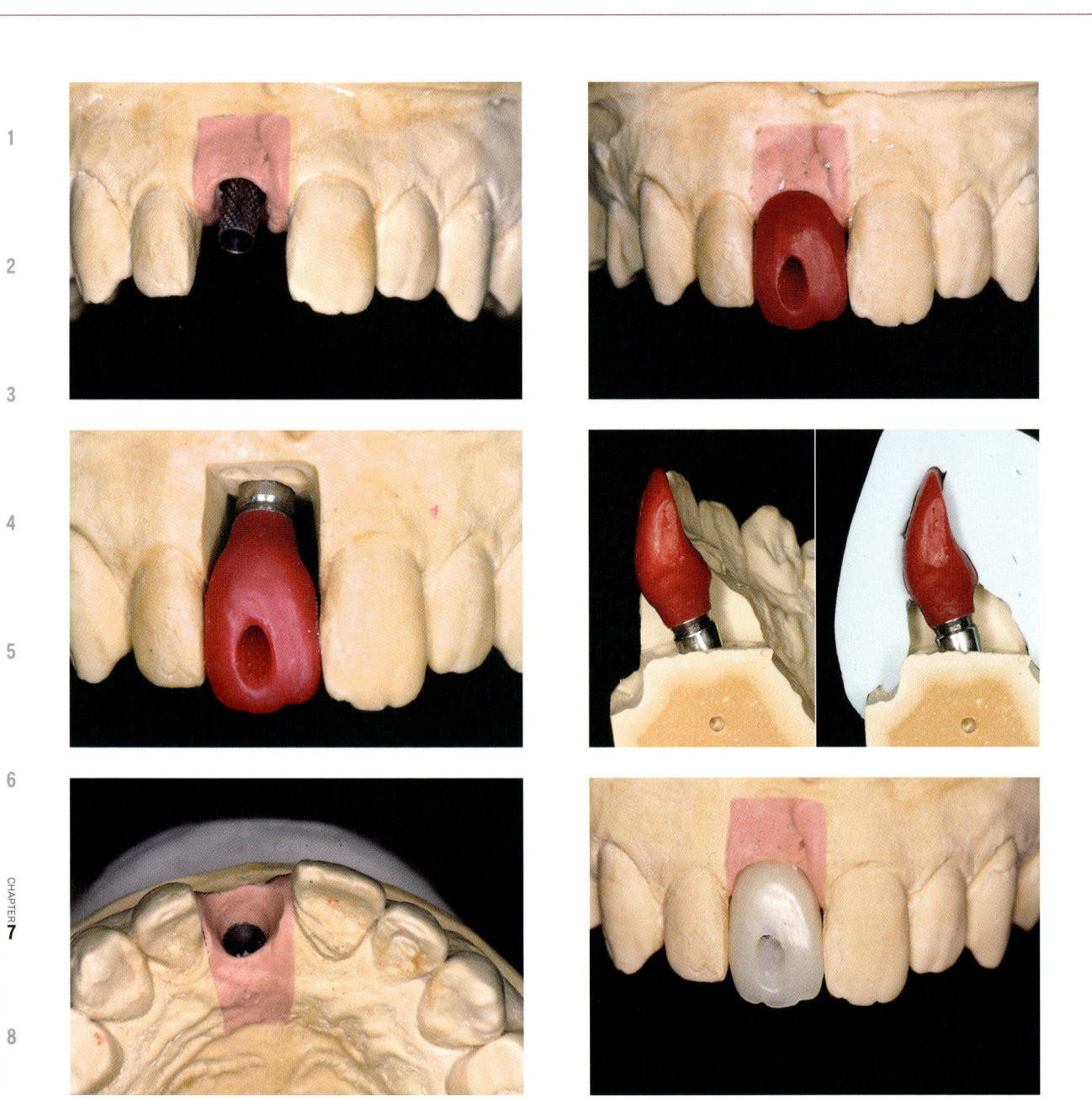

図23a	図23b
図23c	図23d
図23e	図23f

図23a〜f　インプラント植立1か月後．フィクスチャーレベルにて印象採得を行い，ラボサイドにてテンポラリーアバットメントによるプロビジョナルレストレーションの製作を行う．このときの歯肉縁下の形態は理想的な歯根形態を付与していく．

CHAPTER 7 アストラテックインプラントの抜歯即時埋入

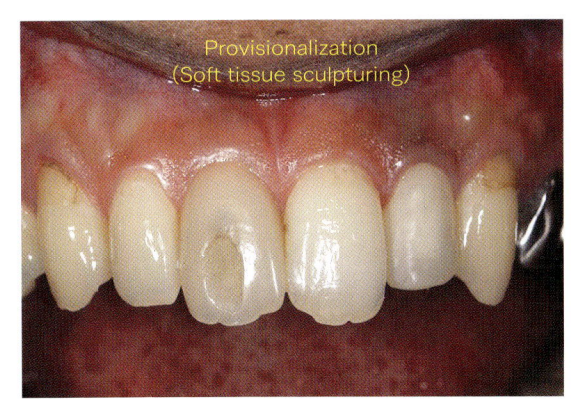

図24 プロビジョナルレストレーション装着．ラボサイドにて製作したプロビジョナルレストレーションを口腔内に装着し，歯肉の熟成を待つ（図は装着後3か月）．

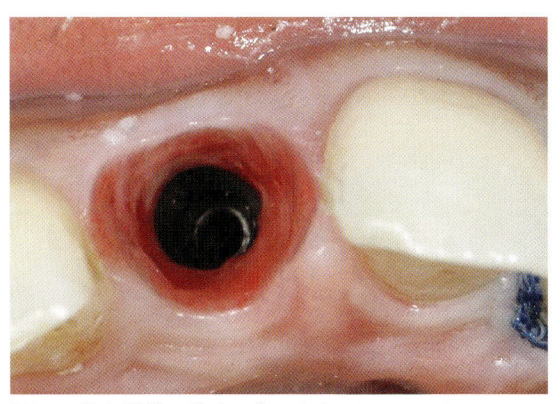

図25 歯肉形態の確立．プロビジョナルレストレーションに天然歯根によるものと類似した歯肉形態が確立されている．

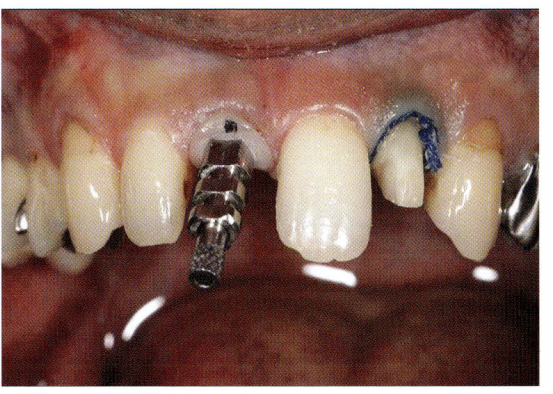

図26 最終印象採得．プロビジョナルレストレーションの歯肉縁下形態をコピーして製作したカスタムインプレッションコーピングを用い，最終印象採得を行う．

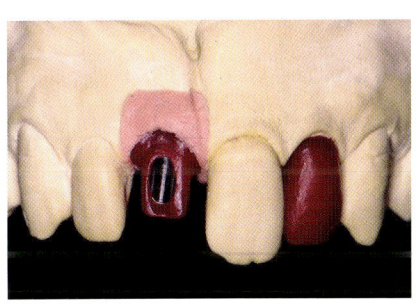

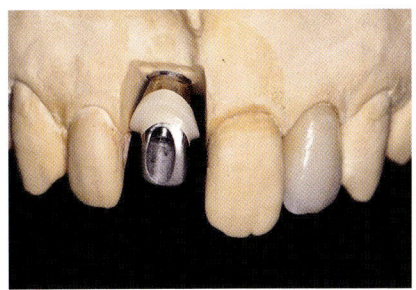

| 図27a | 図27b | 図27c | 図27d |
| 図27e | 図27f | 図27g | 図27h |

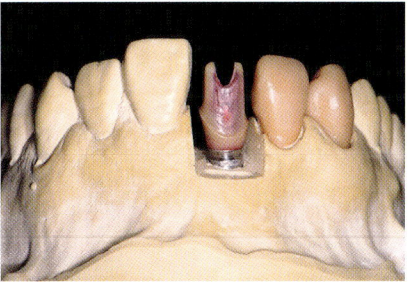

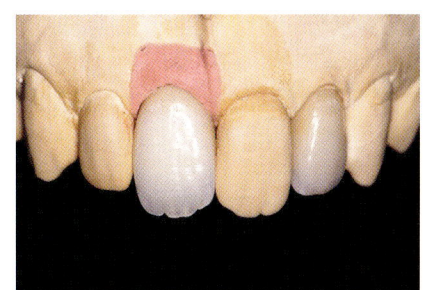

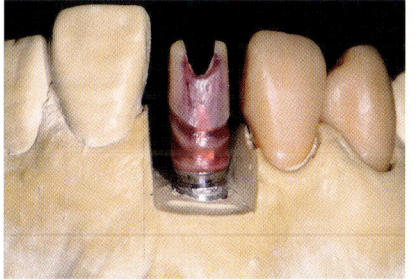

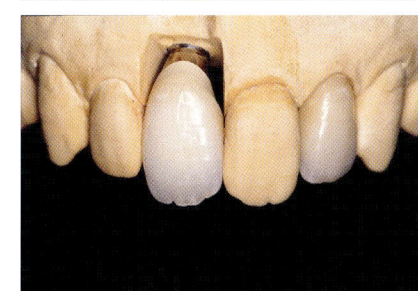

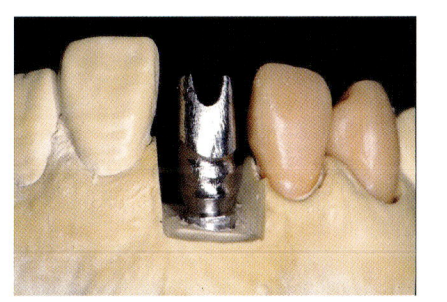

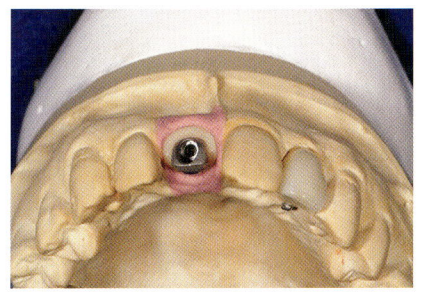

図27a〜h 最終補綴物製作①．通法にてソフトガム作業模型を製作し，カスタムアバットメントの製作を行う．本症例では歯肉が薄いため，アバットメント装着後の歯肉の変色を危惧し，キャスト-トゥアバットメントにカットバックを与え，歯肉縁下部にポーセレンを築盛，焼成し，その後に上部構造として金属焼付ポーセレンクラウンを製作した．

リムーバブルノッチ

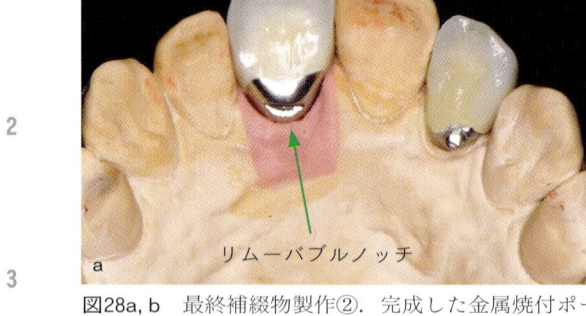

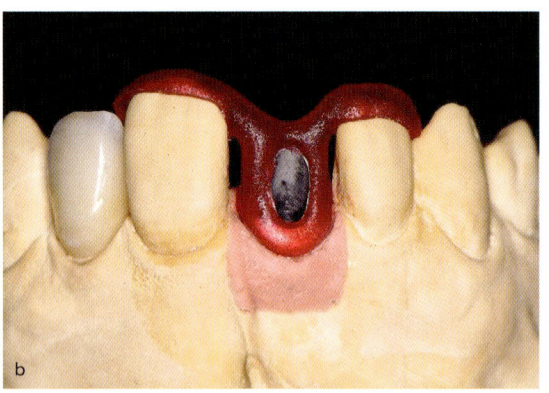

図28a, b　最終補綴物製作②．完成した金属焼付ポーセレンクラウンは，テンポラリーセメンテーションにて合着するため，撤去用のリムーバブルノッチを舌側に付与した．また，製作されたカスタムアバットメントが口腔内において作業模型上と同一のポジションで装着できるように，パターンレジンにてシーティングインデックスを製作しておく．

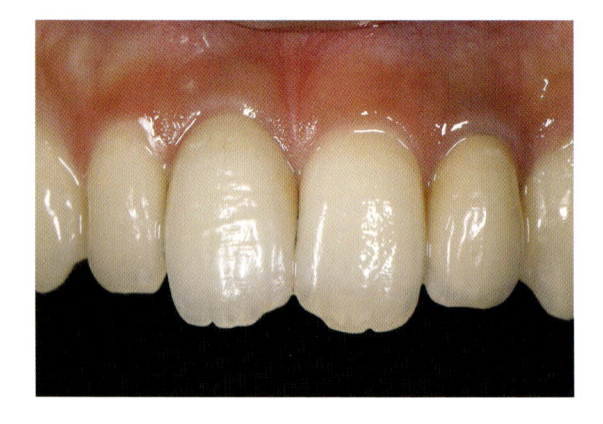

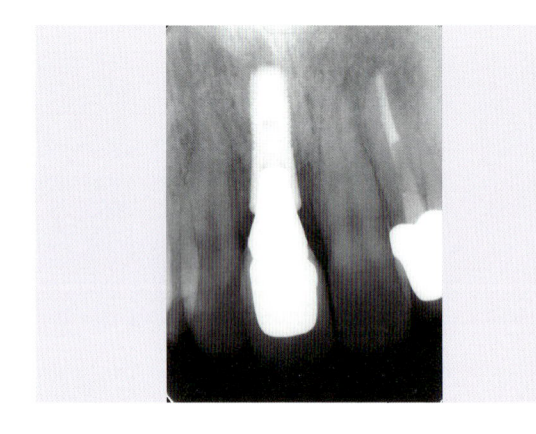

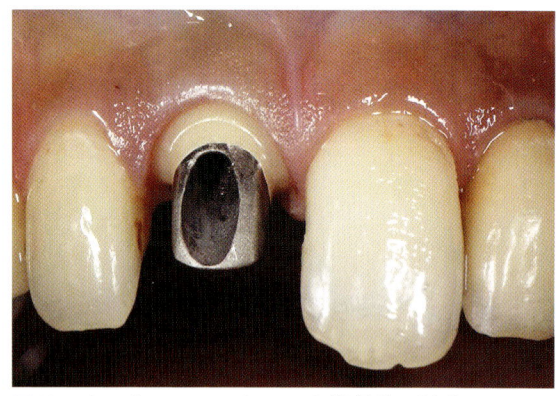

図29　カスタムアバットメント装着時口腔内．キャスト‐トゥアバットメントを用い，歯肉縁下部は金属焼付ポーセレンにて製作されている．

図30 ｜ 図31

図30　最終補綴物装着．最終上部構造（金属焼付ポーセレンクラウン）装着時口腔内．もっとも外科的侵襲の少ないシンプルな術式にて歯間乳頭およびガムラインの保全を行うことができた．
図31　最終上部構造装着1年後のデンタルエックス線写真．Marginal bone loss は一切認められない．

症例2（症例提示：伊藤雄策）

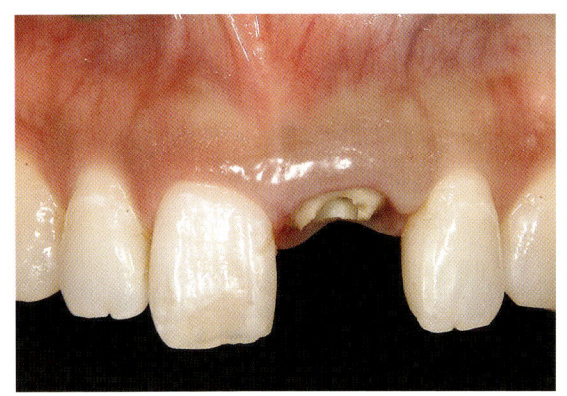

図32　初診時口腔内正面観．金属焼付ポーセレンクラウンが脱離し，残存歯根は破折を生じている．

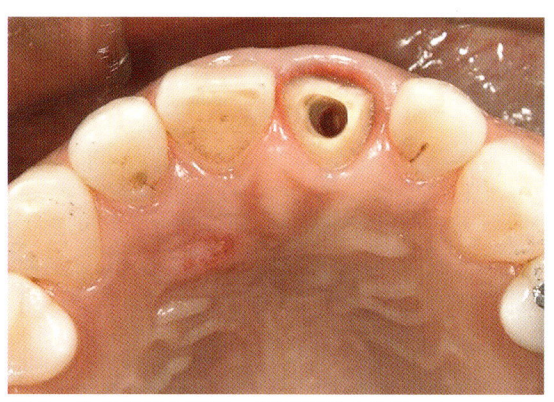

図33　前歯部咬合面観．歯周環境は良好である．歯肉のバイオタイプはThickであり，安定している．

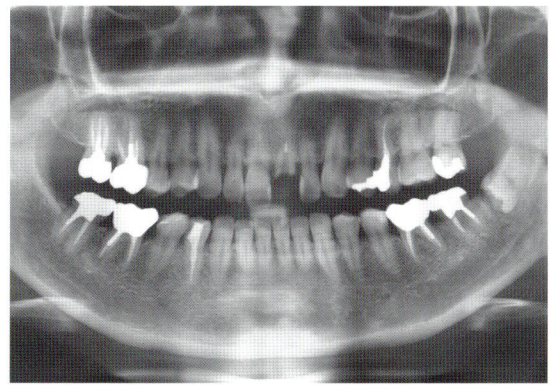

図34　初診時パノラマエックス線写真．エックス線所見において，全顎的にもとくに大きな問題点はない．

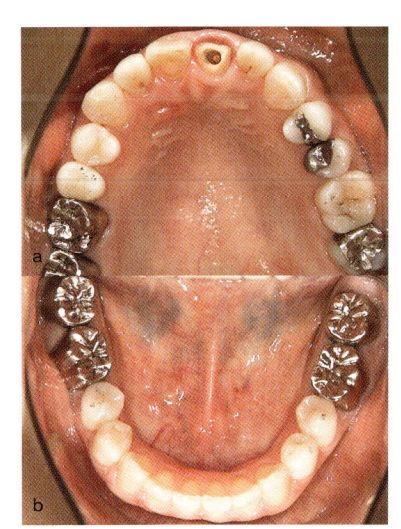

図35a, b　初診時上下咬合面観．咬合環境は良好で，治療済歯においてもとくに問題点はない．

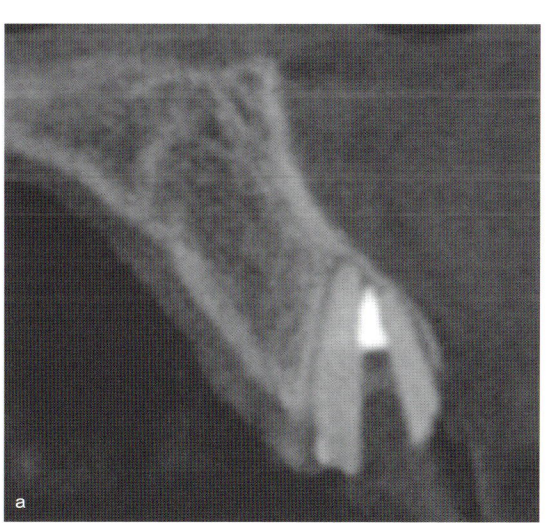

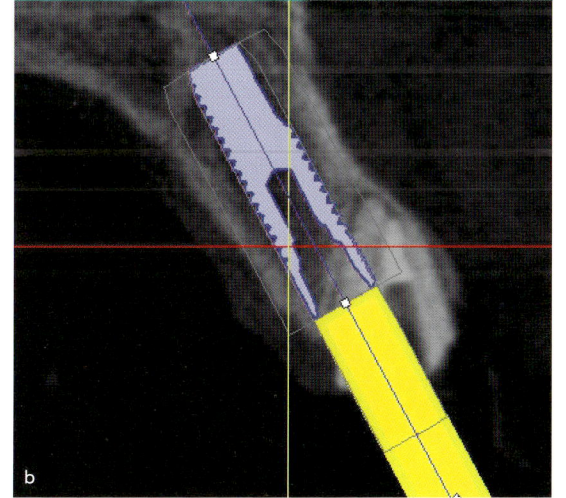

図36a, b　CT画像診断．CT画像診断において，硬組織のバイオタイプはMaynardの分類のType 3であるが，残存歯根唇側に歯槽骨唇側板が存在するため，骨補填のスペースメイキングのためのバスケットとして十分な役目を果たすと診断し，インプラントの埋入ポジションを口蓋側寄りに設定し，埋入方向はセントラルを予定した．

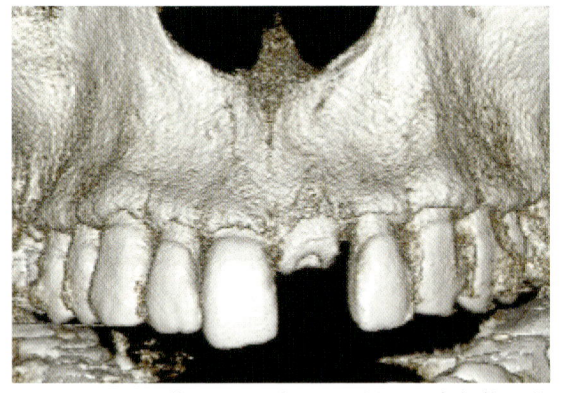

図37　CT3D画像．インプラント埋入予定部位以外のバイオタイプはMaynardの分類のType 2であり，全顎的にも歯周組織付着環境はKoisの分類のNormal Crestで，良好であると判断される．

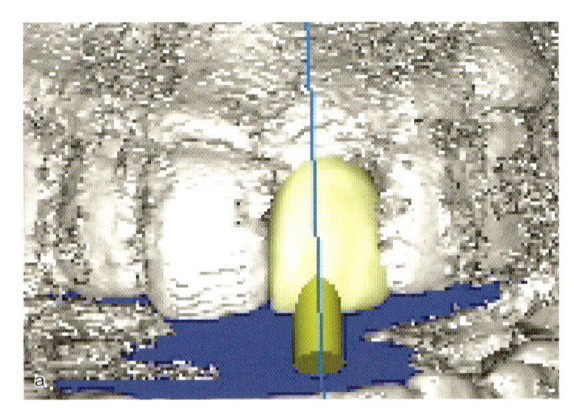

図38a, b　SimPlant・SurgeGideの設計．SimPlantによるインプラント埋入設計を行い，Guided surgeryを予定する．

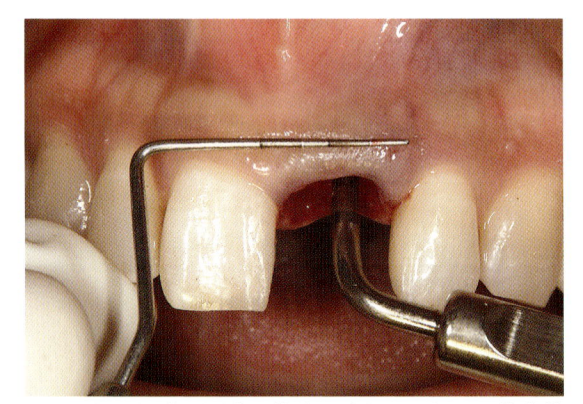

図39　埋入深度の測定．抜歯即時埋入を行い，抜歯後SurgeGideにより埋入窩を形成し，インプラント埋入深度を反対側同名歯の辺縁歯肉より4mm，CEJより3mm，骨頂レベルより1mm縁下に設定する．図のプローブはCEJを示している．

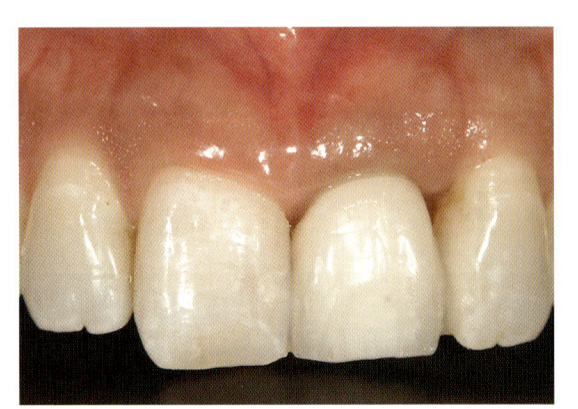

図40　埋入後即時にプロビジョナルレストレーションが装着される．

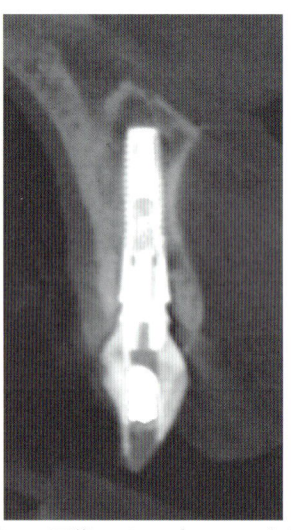

図41　埋入後CT画像．インプラントポジションは口蓋側寄り，埋入方向は歯槽骨中央とし，インプラント唇側に十分な骨量を確保するべく，抜歯窩上部には歯槽骨唇側板をバスケットとして補填材が填入されている．

CHAPTER 7 アストラテックインプラントの抜歯即時埋入

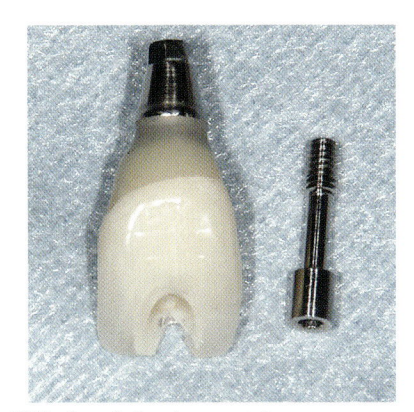

図42 即時プロビジョナルレストレーション．プロビジョナルレストレーションはあらかじめシェルを製作しておき，テンポラリーコーピングとCRフロアブルレジンにて仕上げられる．

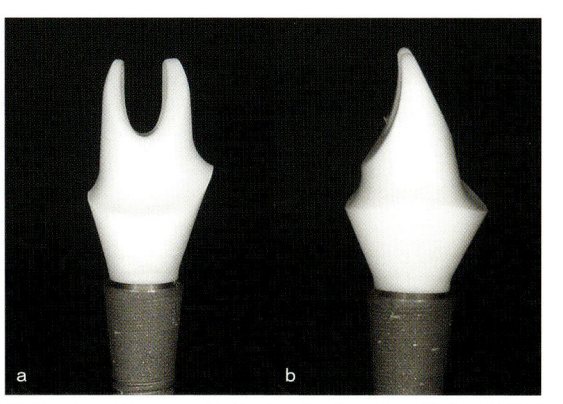

図43a, b ジルコニアアバットメントの製作．CAD/CAMにてアトランティス社のセラミックアバットメントを製作．適合はきわめて良好である（日本未発売）．

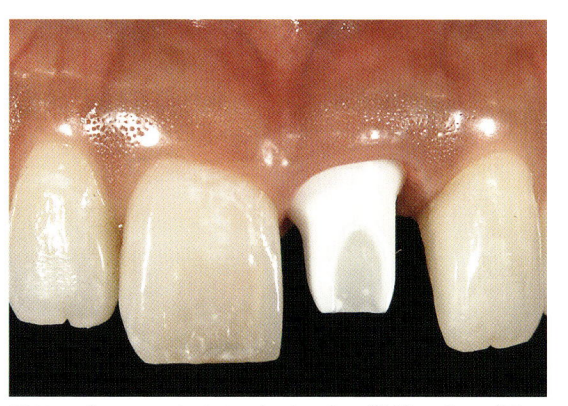

図44 ジルコニアアバットメントの装着．インプラント周囲組織のアダプテーションもきわめて良好である．

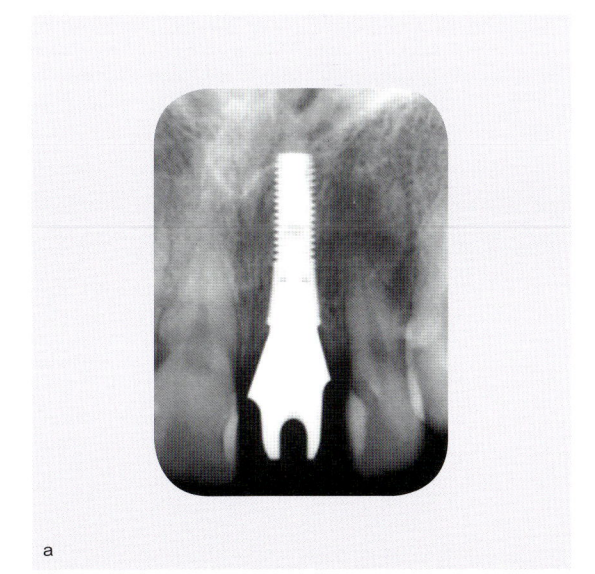

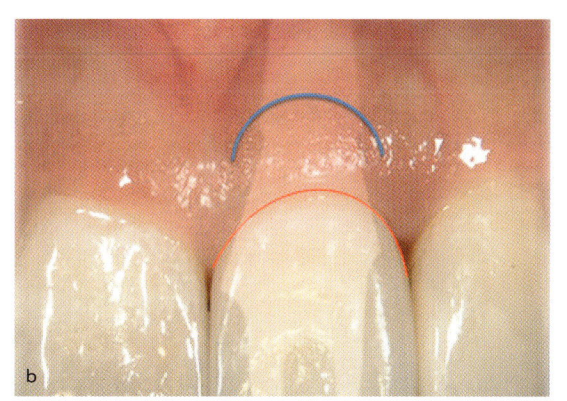

図45a, b アバットメント装着後のデンタルエックス線写真と透過像．インプラント辺縁骨の吸収もなく，ジルコニアアバットメントの高い適合度が伺える．プロビジョナルレストレーション辺縁歯肉縁より骨頂までの距離は4 mmである．

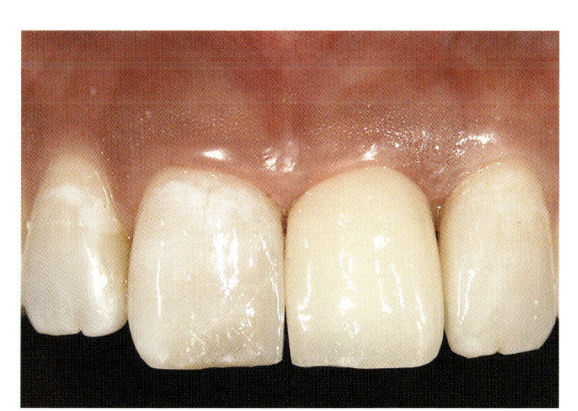

図46 プロビジョナルレストレーション装着観．反対側同名歯より歯冠幅径がやや大きく，そのためにゼニスポイントもやや正中寄りにある．

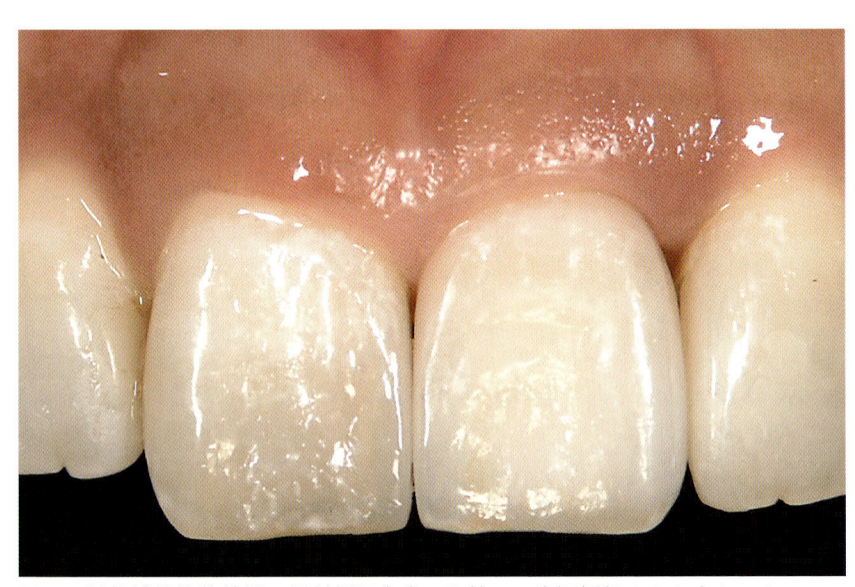

図47　最終補綴物装着観．反対側同名歯に比較して歯冠幅径はやや大きいものの，さほど気にならない仕上がりである．

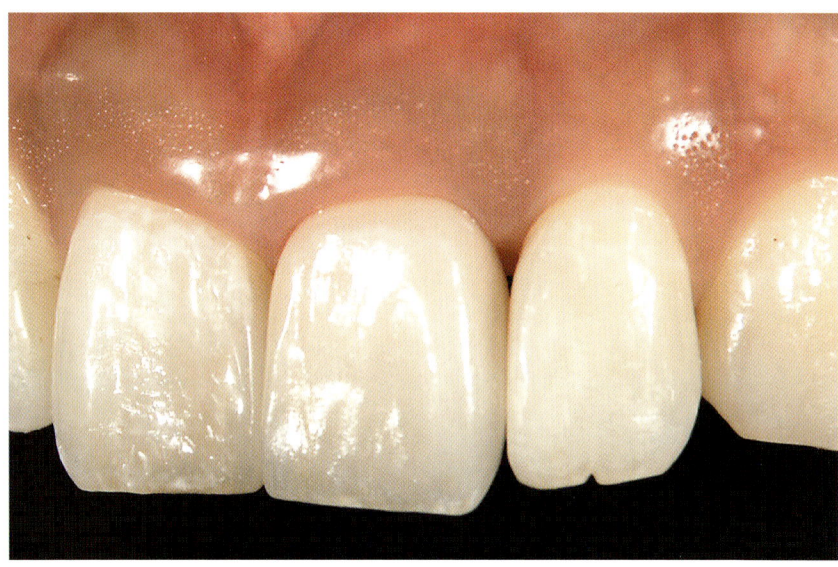

図48　同側方観．装着直後のため，歯間乳頭の回復は十分ではないが，その予知性は高い．

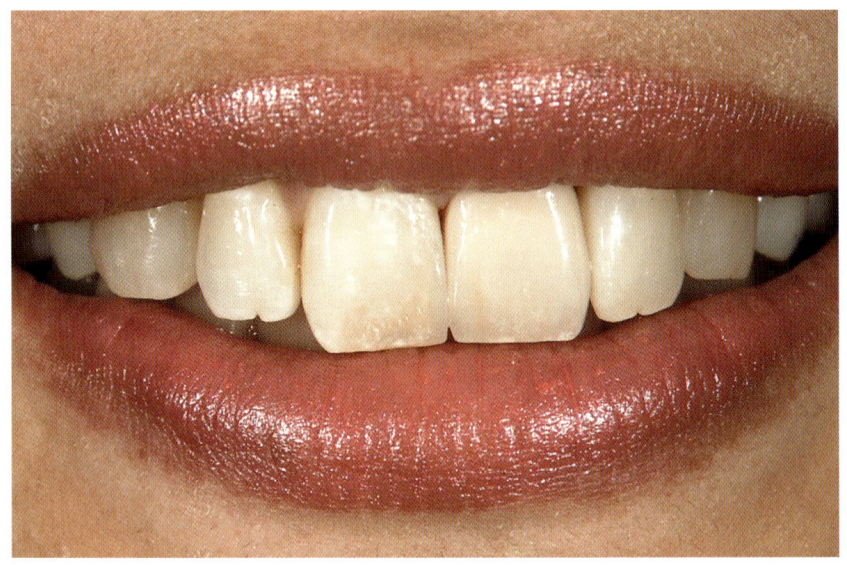

図49　最終補綴物装着口唇観．下唇との調和も問題がないことが伺える．

参考文献

1. Norton MR. A short-term clinical evaluation of immediately restored maxillary TiOblast single-tooth implants. Int J Oral Maxillofac Implants 2004；19(2)：274-281.
2. Palmer RM, Palmer PJ, Smith BJ. A 5-year prospective study of Astra single tooth implants. Clin Oral Implants Res 2000；11(2)：179-182.

CHAPTER 8
アストラテックインプラントにおけるメインテナンスとリカバリー

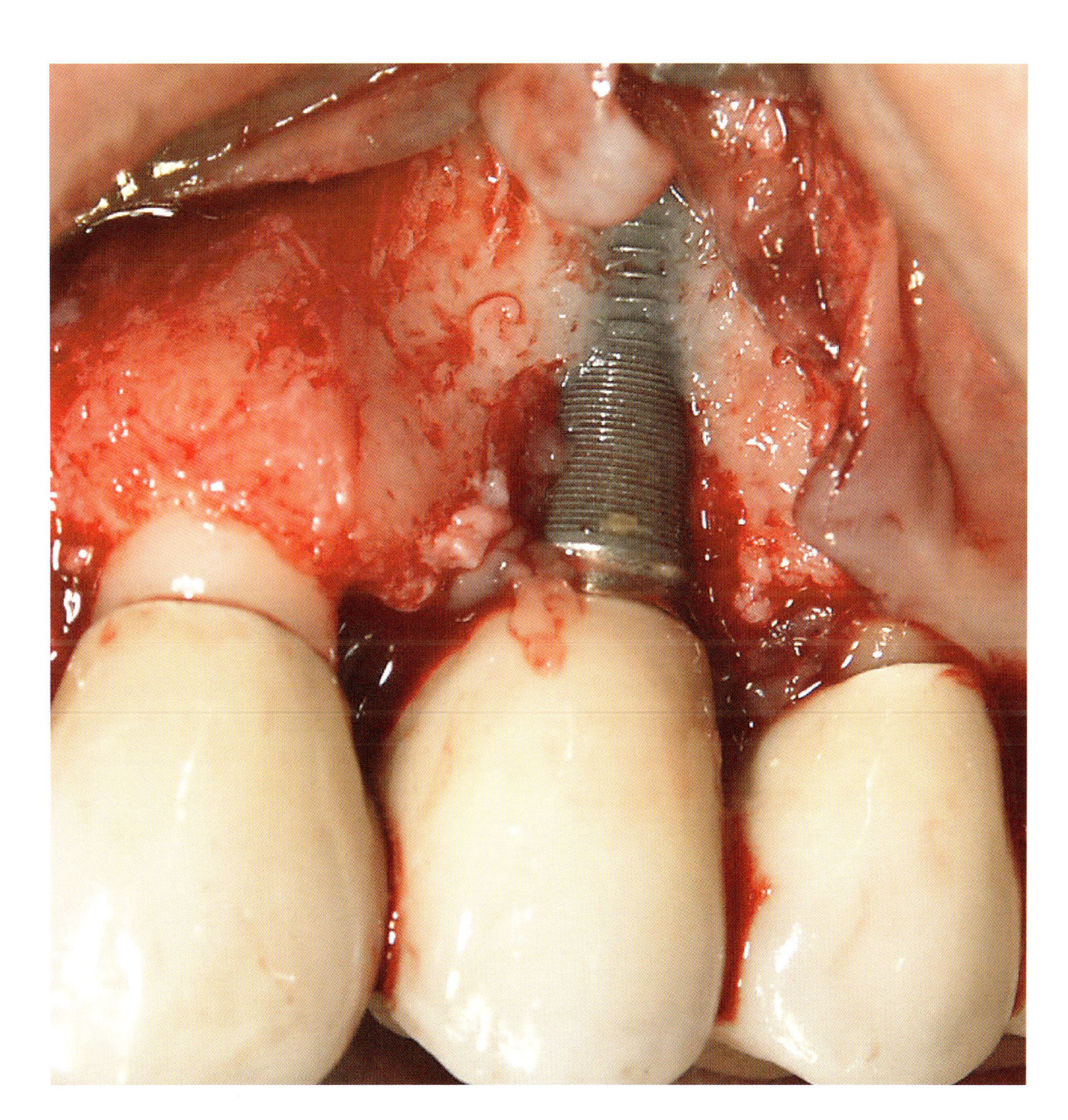

解説：伊藤雄策　　●大阪府開業・伊藤歯科医院
● O.S.I. 大阪主幹

はじめに

「インプラントは，われわれの骨に刺さっている大きな棘のようなものである」と，巻頭で述べさせていただいた．

われわれの顎骨は外胚葉性の上皮で覆われ，外的侵襲から隔離・保護されている．天然歯においても外胚葉性であり，強固な結合織性の付着により上皮の連続性は保たれている．しかし，インプラント周囲の付着環境は，きわめて脆弱で，インプラント接合部において上皮の連続性は失われ，その結果外界と直接交通し，病理学的には，骨に被包された異物となる（図1）．このため，そこにプラーク等の炎症起因物質が付着すると，その炎症は顎骨内深部にまでも侵襲が及ぶこととなる（図2）．

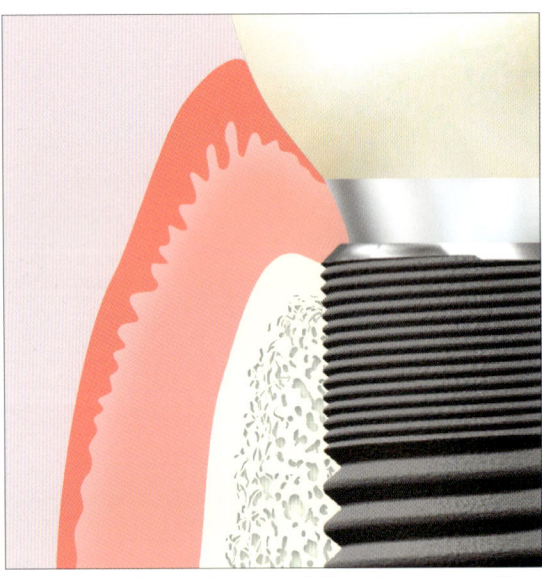

今日のインプラント表面性状は，ほとんどすべてのインプラントシステムにおいてラフサーフェイスである．このラフサーフェイスは，一度感染を生ずると感染経路となり，早期に波及して骨吸収を招くことがわかっている．これは，先に述べたインプラント周囲組織の付着環境が天然歯と異なり，外界と交通しているためがゆえである．

1．インプラント周囲炎

インプラント周囲炎とは，機能下インプラント周囲組織における支持骨の喪失をともなう炎症性反応であり，多くの特徴が慢性歯周炎と共通し，部位特異的な微生物主導型破壊をともなう炎症である．

その原因は，微生物がその主たるもので，微生物の構成も発達の仕方も天然歯の歯周炎と類似している．インプラント表面には，天然歯と同様のバイオフィルムが形成され，その周囲粘膜も天然歯の歯周組織と同じ反応を示す．したがって，インプラント周囲のプラークが原因となり，炎症性の組織破壊が起こることが考えられる．

1.1. 歯周病とインプラント喪失

重度歯周病患者におけるインプラントの喪失が報告されている．しかし，歯周病患者とそうでない患者で，インプラントの早期喪失率に相違はなかったとする報告もある．インプラント喪失は，特定の患者に集中していることが多く，そのような患者の全身的な，または精神的スト

図1　インプラント周囲の付着環境は，きわめて脆弱で，インプラント接合部において上皮の連続性は失われ，その結果外界と直接交通し，病理学的には，骨に被包された異物となる．

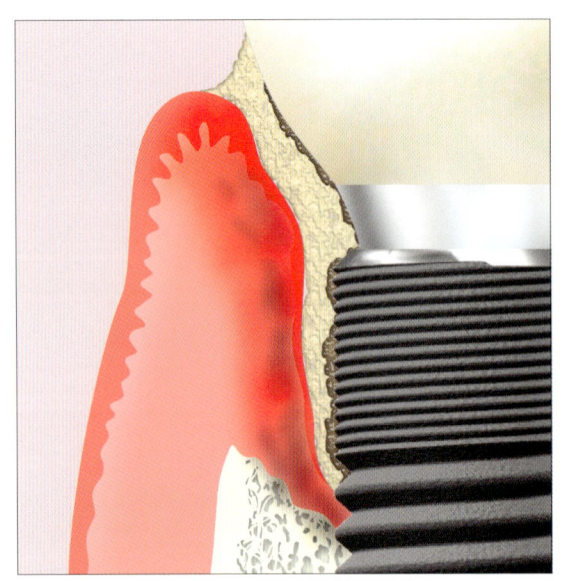

図2　プラーク等の炎症起因物質が付着すると，その炎症は顎骨内深部までにも侵襲が波及する．

レス等の宿主関連因子が重要となる．

　病理学的には，微生物が歯周ポケットからインプラント領域にまで移動することが示されており，口腔内のプラーク量が多い患者により多くのフィクスチャーの喪失が認められたことも示されている．また，慢性歯周炎の既往のある患者は，ない患者よりもインプラント周囲炎になる確率が4〜5倍高いことも報告されている．

1.2. 歯周病とインプラント周囲骨

　Ellegaardらは，歯周病の既往のある患者にインプラントを埋入し，5年後の骨評価を行った研究では，全インプラントの45％に1.5mm以上の骨の吸収が認められたと報告している．また，Hardtらは，年齢に対する骨吸収量から患者を「Perio」と「Non-Perio」に分類し，5年間のインプラント成功率について比較検討し，早期インプラント喪失およびインプラント周囲の2mm以上の骨吸収は，「Perio」群のほうが多く認められたと報告している．さらに，Karousisらは，歯周病で歯を喪失した患者に埋入したインプラントは，有意にインプラント周囲炎が多かったとしている（28.6％，Non-Perio：5.8％）．

　これらの研究から，歯周炎の感受性の高い患者では，インプラントの喪失および辺縁骨吸収は増加し，長期間で認められるインプラント周囲の骨吸収は，それまでの歯周病による骨吸収と相関することが示唆されることになる．

2. Longevity を得るために

　したがって，歯周病患者へのインプラント治療はもとより，インプラントの長期安定性を維持するためには，以下の要件への十分な配慮が必要と考える．

2.1. 外科的対応

①インプラントのラフサーフェイスはすべて骨内に埋入する．
②インプラント周囲骨の厚みが2mmに満たない場合には，吸収することを予測し，少し深めに埋入する．
③インプラント周囲軟組織の厚みは，最低3mmを必要とし，抵抗性の高い角化上皮に囲まれていることが望ましい．

2.2. 補綴的対応

④適切なアバットメントカントゥアを与える．
⑤上部構造は，清掃性の高い形態を与える．
⑥咬合力は，インプラントの中心軸に垂直圧のみが掛かることが望ましく，側方圧が加わらない環境を構築する．
⑦審美領域以外では，アバットメント‐上部構造境界は歯肉縁上に設定する．

2.3. メインテナンス

⑧できるだけ少ない清掃器具で，天然歯と同様のブラッシングでプラークの除去ができる環境を構築し，指導を行う．
⑨パラファンクションへの対応を熟慮する．

2.4. その他

⑩イニシャルプレパレーションにて残存歯の歯周病を完治させておく．
⑪喫煙等のマイナス要因の排除につとめる．

3. インプラントの成功基準

　インプラントの成功の基準をZarb, Albrektsson(1998)らは，

①インプラントは，患者と歯科医師の両者が満足する機能的，審美的な上部構造をよく支持していること
②インプラントに起因する痛み，不快感，知覚の変化，感染の兆候などがないこと
③臨床的に診査するとき，個々の連結されていないインプラントは動揺しないこと
④機能開始1年以降の経年的な1年ごとの垂直的骨吸収は，平均0.2mm以下であること

と，定めている．

　アストラテックインプラント OsseoSpeed™ においては，Roedigerらの研究報告[1]では，辺

縁骨の吸収は0.05±1.96mmであったと報告している．また，Mertens, Stevelingらの研究報告[2]においては，辺縁骨の吸収はわずか0.1mmであったと報告している．このほか，多くのエビデンスによりOsseoSpeed™インプラントの辺縁骨の吸収はTiOblast™同様あるいはそれ以上にきわめて少なく，インプラントの成功基準を余裕でクリアーしている．さらに，Cooperらは，抜歯即時埋入即時プロビナイゼーションにおいて，辺縁骨は＋1.3mm増加したと報告している[3]．

このように辺縁骨の吸収はほとんどないアストラテックインプラントの最大の長所を維持するには，外科・補綴の段階から対応しておくことが肝要となる．

4．インプラントの表面特性

Albouyらは，動物を用いて異なる表面性状をもった数種のインプラントを使用し，人工的にインプラント周囲炎を発症させた実験において，ある特定の表面性状をもつインプラントCにおいては，病変は非可逆的であったが，TiOblast™をはじめとする残りのインプラントシステムにおいては，病変は可逆的であったとしている．この実験により，インプラントの表面性状はインプラント周囲炎のリスクに大きく関与すると示唆している（図3）[4]．

ナノサーフェイスを得たOsseoSpeed™インプラントは，マシーンサーフェイスインプラントの表面特性と同様に，インプラント周囲炎を発症しにくい表面性状であると推測されるが，今後の研究報告を期待するものである．

5．一次外科

一次外科においては，水平的にインプラント唇側に2mmの歯槽骨を確保し，垂直的には第3章で述べたように，OsseoSpeed™は

図3 ｜ 図4

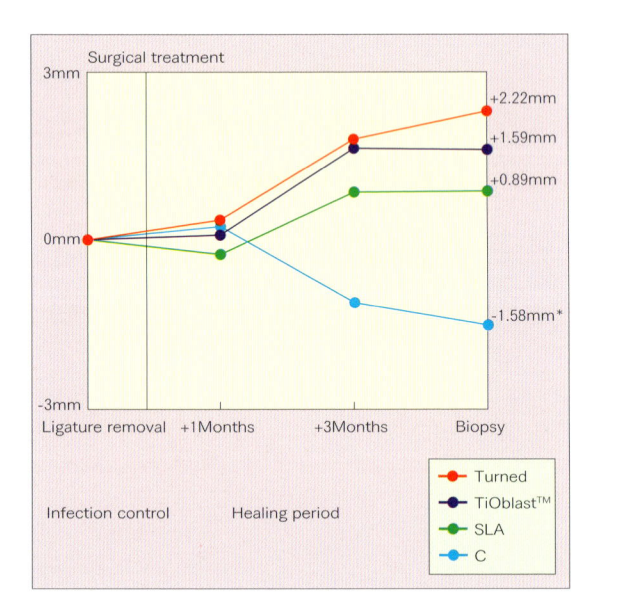

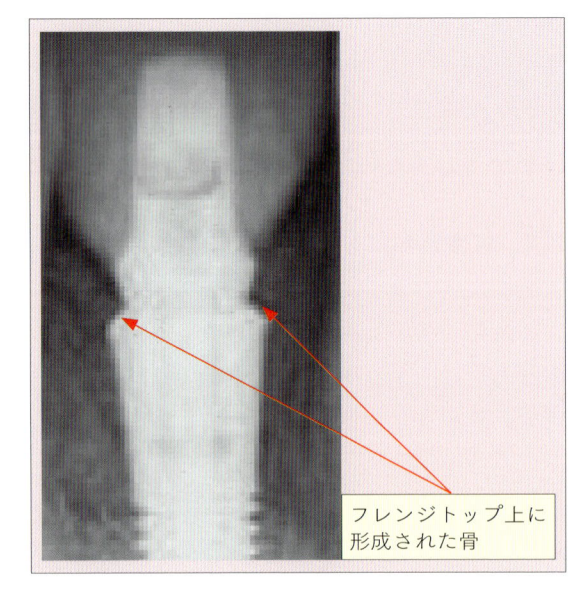

図3 動物を用いて異なる表面性状をもった数種のインプラントを使用し，人工的にインプラント周囲炎を発症させた実験（参考文献4より改変引用）．
図4 OsseoSpeed™は少し骨縁下に埋入することによりフィクスチャーフレンジトップに骨が形成され，さらにこの骨に形成される骨膜にインプラント周囲組織が付着することにより，インプラント周囲炎に強い環境が構築される．

少し骨縁下(Little deep)に埋入することによりフィクスチャーフレンジトップに骨が形成され，さらにこの骨に形成される骨膜にインプラント周囲組織が付着する．このことにより，OsseoSpeed™インプラント周囲付着環境は，インプラント周囲炎に強い環境が構築されると考える(図4)．

6．二次外科

二次外科手術においては，フラップを設けずにパンチアウトにてヒーリングアバットメントを接続するか，または部分層弁にてフラップを設け，できる限りフィクスチャー周囲骨膜に侵襲を与えずにカバースクリューを除去し，ヒーリングアバットメントを接続する．このことにより，辺縁骨およびインプラント周囲骨膜を維持し，インプラント周囲炎に強い周囲組織の付着環境が構築されることになる．

また，さらにインプラント周囲には十分な厚みをもった角化上皮があることが望ましいため，角化上皮の移植を行うことにより，頬粘膜や口唇により可動されない抵抗性の高いインプラント周囲組織環境を構築することが可能となる(図5〜10)．

図5 二次外科術前．一次外科時GBRによる減張切開により，可動粘膜が歯槽頂まで入り込み，このままではインプラントが可動性組織のなかに立ち上がる．
図6 部分層弁にて粘膜弁を形成し，骨膜にカバースクリューを除去できるだけの最小限の切開を加え，カバースクリューを除去する．
図7 カバースクリュー除去後，ヒーリングアバットメントを連結し，粘膜下に保存していた残存歯を抜去する．粘膜弁は口腔前提を拡張して縫合する．
図8 口蓋より角化上皮組織を採取して移植部に過不足なく設置し，移植片が動かないように，また死腔を造らないように骨膜にアンカーを求めて縫合を行う．
図9 術後1か月．カスタムジルコニアアバットメントが装着され，十分な厚みと非可動性の角化粘膜がインプラントの周囲に獲得される．
図10 プロビジョナルレストレーションの装着．インプラント周囲炎を生じにくく，メインテナンスの行いやすい抵抗性の高い環境が構築される．

図5	図6	図7
図8	図9	図10

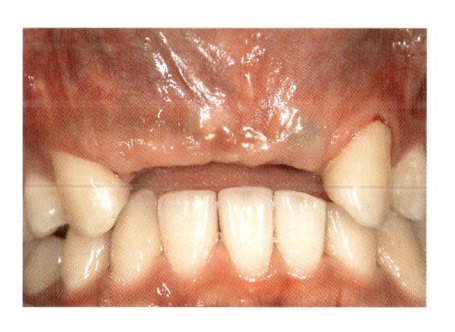

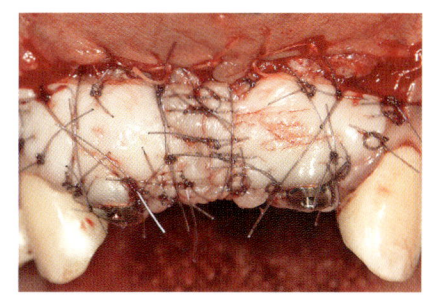

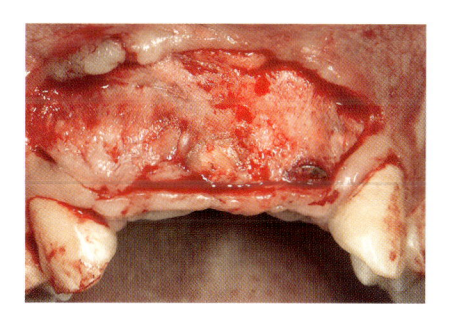

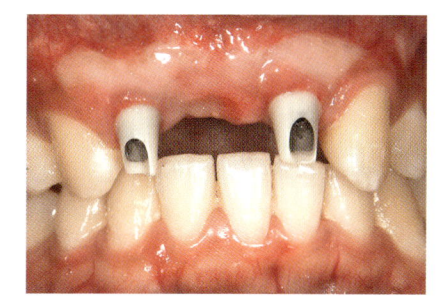

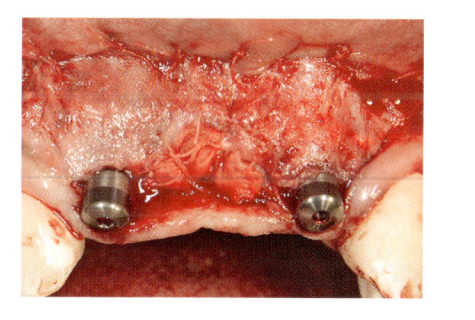

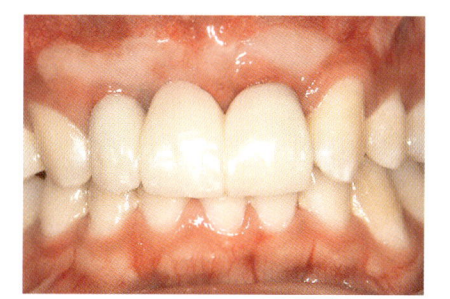

7．補綴処置

補綴処置においては，極力プラークリテンションとなるトラップスペースを造らないことが重要となる．したがって，カスタムアバットメントを製作する際，歯肉貫通部はできる限りストレートに立ち上げ（図11〜14），清掃可能となるようにカントゥアを形成し，上部構造軸面に至ることが望ましい．歯肉縁下より歯頸部口径を付与してカントゥアを立ち上げた場合，清掃不可能なトラップスペースを形成することになり（図15, 16），インプラント周囲炎を生ずる原因となりうる．

経験的にも，Brånemarkインプラントのスタ

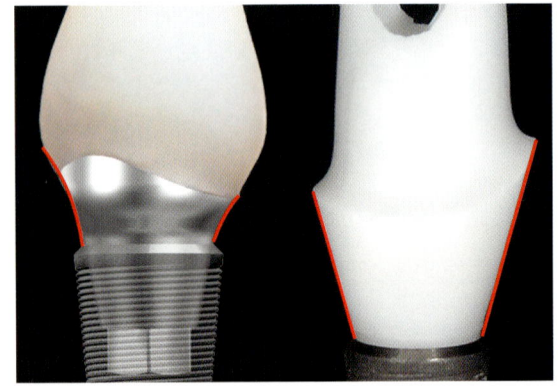

図11, 12　フィクスチャーからの立ち上がりは，極力ストレートとし，アバットメントと歯肉がなす角度は，できる限り90°近くになることにより，トラップスペースの形成を防止できる．

図11｜図12

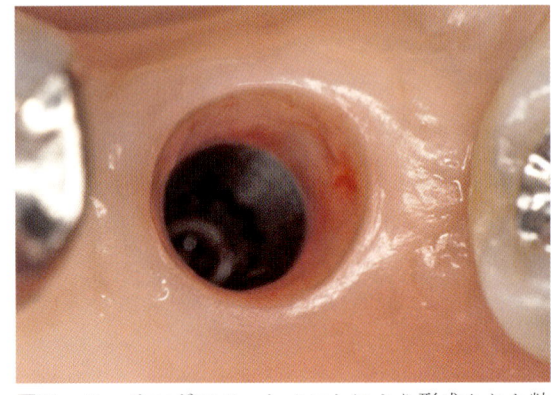

図13　ヒーリングアバットメントにより形成された粘膜貫通部は，ほぼストレートに立ち上がりトラップスペースを形成しないため，炎症はみられない．

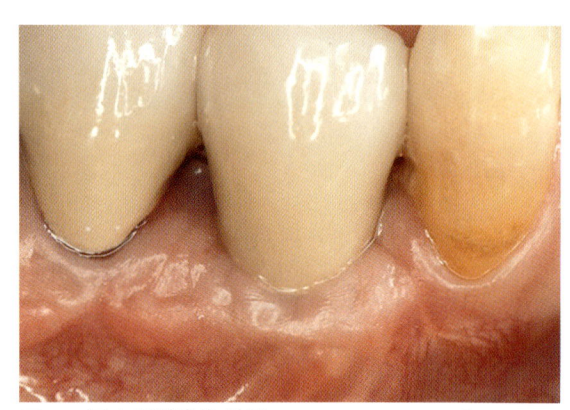

図14　同上部構造装着観．ティッシュレスポンスのよい抵抗性の高いインプラント周囲環境が構築されている．

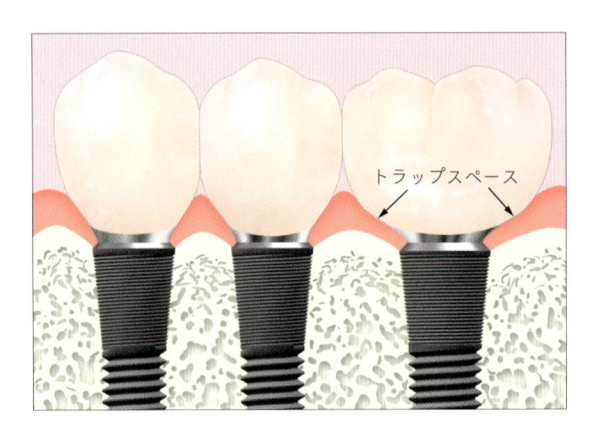

図15｜図16

図15　補綴部位の歯頸部口径を意識してティッシュスカルピングを行うが，トラップスペースを形成する結果となる．
図16　大臼歯部においては，インプラント径・アバットメント径・歯頸部口径のそれぞれのギャップが大きいほどトラップスペースを造りやすい．

ンダードやエスティコーン(マルチユニット)アバットメントにおける長期経過症例においては，インプラント周囲炎を発症していない．これは，歯肉貫通部がストレートに立ち上がり，アバットメントと歯肉の界面にポケットが形成されずに，清掃性の高い環境に置かれるためであると推察される．

図17〜22は，20年を過ぎて経過する症例である．

その時代時代にて，下顎においてはスタンダードアバットメントを，上顎においてはエスティコーンアバットメント使用した症例である．ソーサリゼーションを生ずる古典的なインプラントではあるが，いまだにインプラント周囲炎を生じずに長期的に安定し，現在もなお健康を維持しているのは，アバットメントと周囲組織との界面にそのキーが隠されているように思える．

また，高度な歯周病に罹患した残存歯を抜去し，口腔内より歯周病原因菌の排除を行ったことも，大きな要因の1つであると思われる．

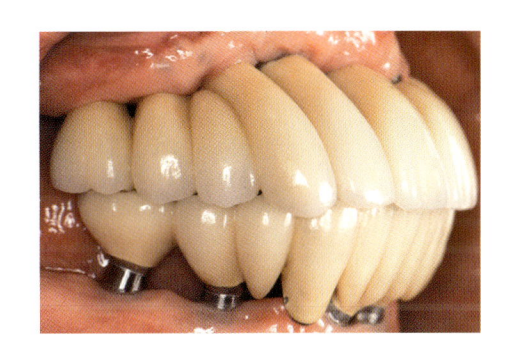

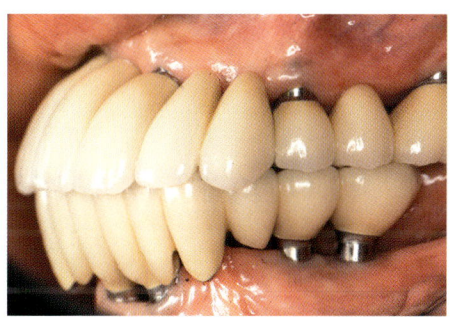

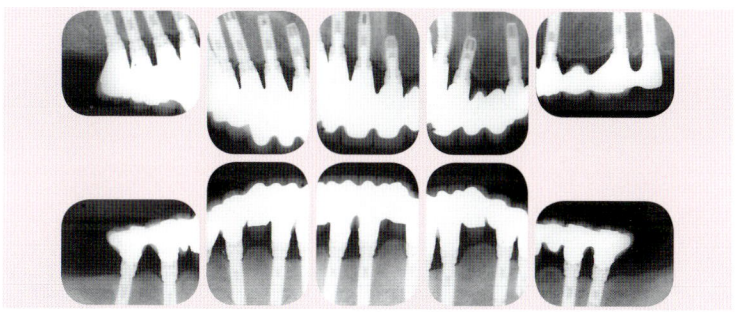

図17〜19 術後5年の側方観とエックス線写真．バットジョイントゆえの第一スクリューまでの骨吸収像はみられるが，安定した歯槽骨像が認められる．

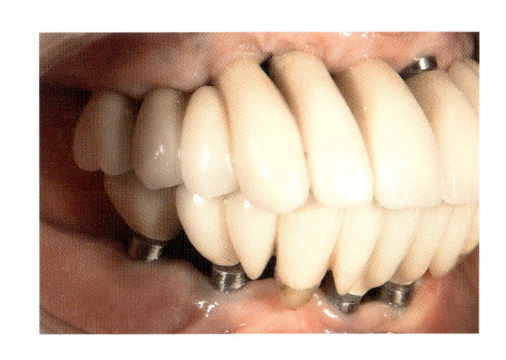

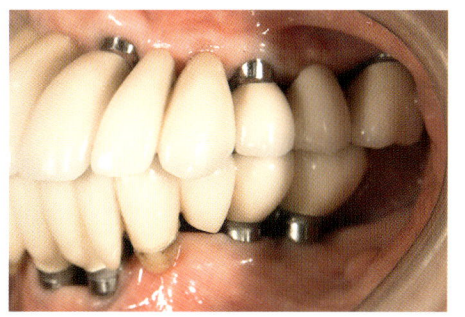

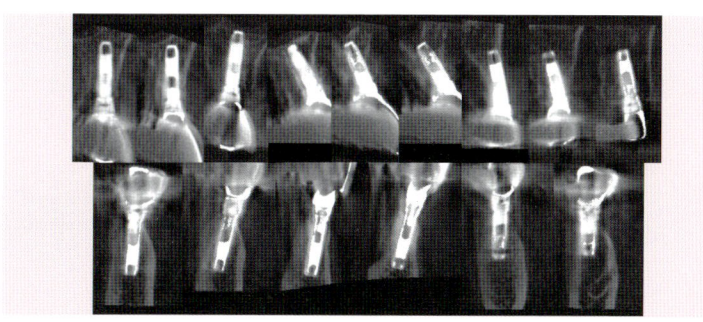

図20〜22 術後23年の側方観およびCT像．ほとんどのインプラントにおいて骨吸収の進行は認められず，インプラント周囲においても炎症像はみられない．

8．メインテナンス

　メインテナンスは，術後1か月目でリコールを行い，十分な口腔内のセルフケアが行われているようであれば，3か月ごとのリコールに移行する．

　インプラント補綴に限らず，口腔清掃はできる限り少ない清掃道具にて行われることが望ましい．極端ないい方をすれば，歯ブラシ1本で口腔内全体が清掃可能であることが望ましく，補助器具としては，個々の症例に応じて1つのサイズの歯間ブラシやスーパーフロスで歯間や基底部の清掃が可能なメインテナビリティの高い上部構造形態が与えられていなければならない（図23〜27）．

　Klingeら[5]は「インプラント周囲炎に発展するリスクは，歯周炎の既往のある患者でより顕著であり，それゆえインプラント治療前に，患者の口腔内から歯周病原体を除去するための術前処置が，インプラント周囲炎のリスクを軽減するためには重要である．これには，抗生物質療法とともに，フラップオペを行い，機械的に感染物質を取り除くことがもっとも成功するコンセプトである」と述べている．また同時に，「喫煙は，インプラント治療の成功に対してネガティブリスクファクターとなる」ことも指摘し

図23 | 図24 | 図25

図23〜25　第一大臼歯を2本の3.5Micro-Thread™フィクスチャーで構築した症例である．インプラント間を3mm離して分岐部を形成し，歯間ブラシにてメインテナンスを行うように指導することにより，10年を超えて良好に経過ししている．

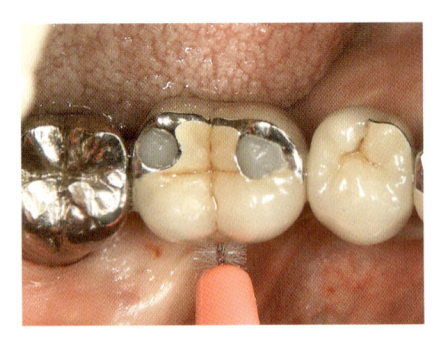

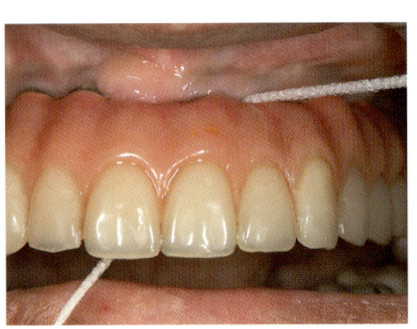

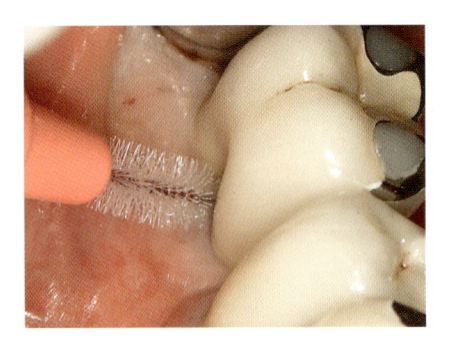

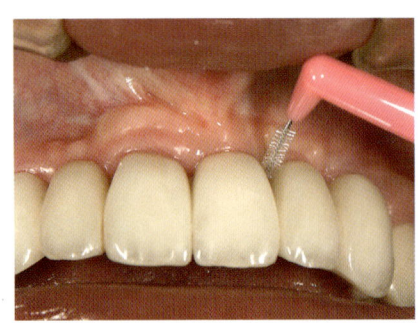

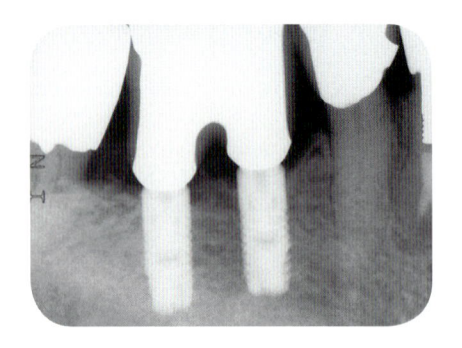

図26 | 図27

図26, 27　上部構造のメインテナンスは，それぞれの症例に応じた指導が必要となる．

ている．

　2009年のOSIのカンファレンスにおいて，Berglundhは，メインテナンスにおけるインプラント周囲粘膜のプロービングの是非について，「プロービングは積極的に行うべきである」と述べている（図28, 29）．われわれ筆者らは，通常インプラント周囲粘膜を圧迫触診し，排膿を認めるようであれば，その病態を知るために積極的にプロービングを行い，インプラントのどのレベルまで骨吸収が生じているか否かを診査する必要があると考える．しかし，インプラント粘膜炎程度で排膿を認めなければプロービングを行わず，インプラントサルカス内のクリーニングを行い，メインテナンスを行う．これは，図30, 31にあるように，インプラント周囲の付着環境が天然歯と異なるため，強圧にてプロービングを行った場合に，インプラントと骨の界面にまでプローブが及び，プラークを押し込んでしまう危険性がある，と考える．

9．インプラント周囲炎の治療

　Zitzmannらの報告では，インプラント周囲炎発生後は，原因が除去されても，自発的な骨吸収が進行することを報告している．なぜ，自発的な骨吸収が起こるインプラントと，わずかな骨吸収しか認められないインプラントが存在するかについては，現在のところ不明であるが，歯肉縁下のバイオフィルムもしくは感染に対す

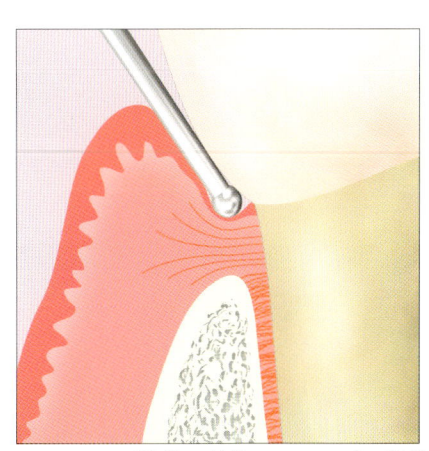

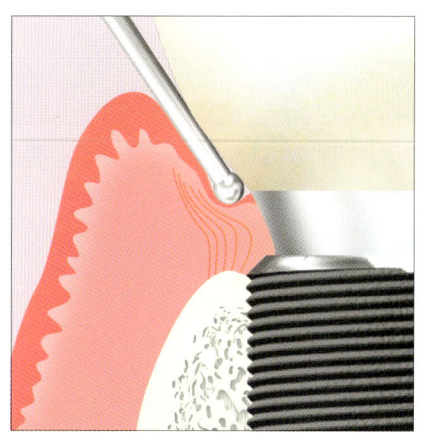

図28, 29　天然歯の付着はコラーゲン線維がセメント質に付着し，根面に対して垂直に走行し，このコラーゲン線維1本1本がバリアーとなり，プローブは歯槽骨までには至らない．インプラント周囲組織の付着は，インプラントに平行に走行し，骨膜に付着する．セメント質のないその付着は脆弱なため，プローブは容易に付着を剥離し，インプラント界面骨頂まで到達する．
図28｜図29

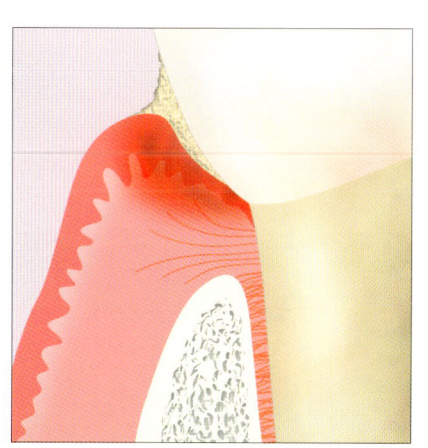

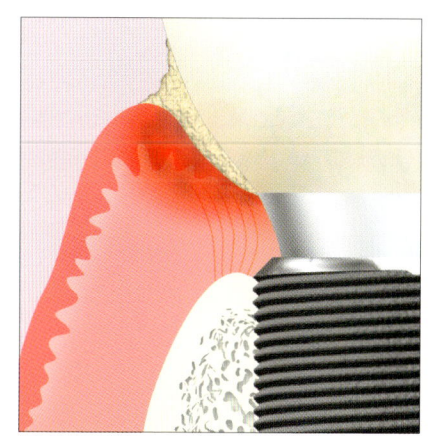

図30, 31　インプラント周囲粘膜炎は，天然歯の歯肉炎に病態は類似している．しかし，症状の自覚がないため，インプラント周囲炎へ早期に移行することになる．メインテナンスにおいて，排膿を認めなければバイオフィルムの破壊を目的としたサルカス内のプラークの除去を早期に行うことにより，炎症を可逆的に改善させることが可能になる．
図30｜図31

る炎症反応の質などが重要なファクターとなるであろうとしている．しかし，インプラント周囲炎の診断基準および国際的に認められた治療法の基準はない．

では，インプラント周囲炎を生じてしまった場合にはどのように対応すればよいのであろうか．

先に述べたように，今日のインプラントはすべてラフサーフェイスであり，OsseoSpeed™といえども同様である．感染がいったんインプラントに及ぶとラフサーフェイス自体が感染経路となり，一気にインプラント全体に及ぶことになる．

9.1. 保存療法

インプラント粘膜炎や軽度の周囲炎においては，外科的療法を行うより先に，従来の歯周病治療と同様のプラークコントロールや機械的清掃などを行うべきである．

9.2. 薬物療法

インプラント周囲炎に対する抗生物質の使用については，さまざまな抗感染治療戦略が報告されているが，明確な治療方針を指示するエビデンスについては，不十分である．

9.3. 外科療法

①切除療法

フラップを設けて感染組織を除去し，インプラントの感染部を機械的に清掃研磨し，骨吸収した部分のインプラントを口腔内に露出させる方法である．つまりは，天然歯におけるFOPと同様の骨外科処置である．

図32～34にその一例を示す．

②再生療法

フラップを設けて感染組織を除去し，失った

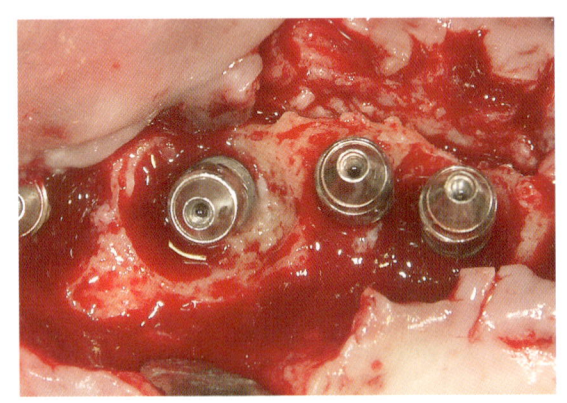

図32　インプラント周囲炎に罹患したアストラテックインプラント．

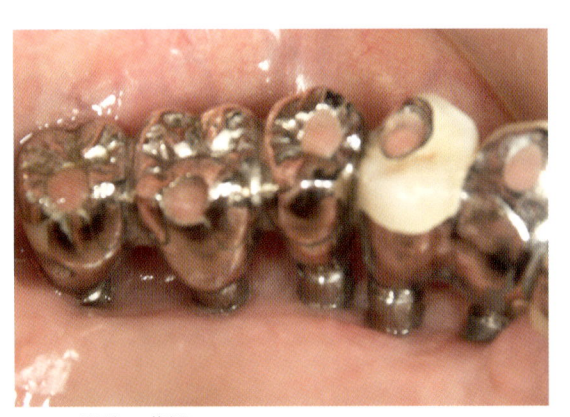

図33　術後口蓋観．

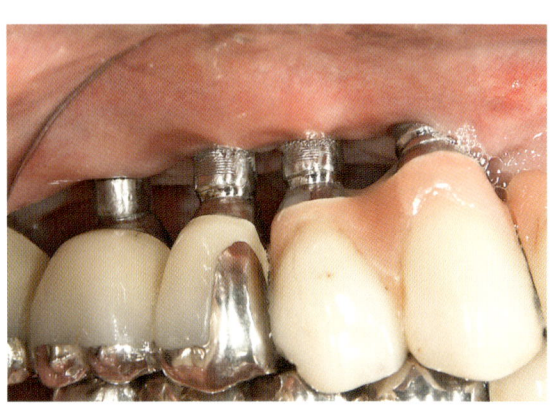

図34　術後頬側観．切除療法により骨吸収を起こしている部分のインプラントは口腔内に露出している．

CHAPTER 8　アストラテックインプラントにおけるメインテナンスとリカバリー

図35　術前頬側観．頬側歯槽骨の吸収がうかがえる．

図36　フラップ翻転後ドリリングを行い，TiOblast™4.5ST13mm を埋入する．

図37　唇側に1mm以上の歯槽骨を確保しているのが確認できる．

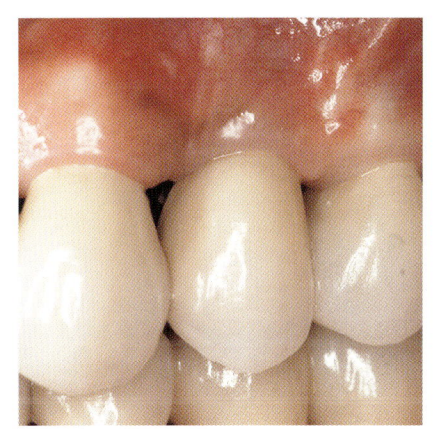

図38　最終補綴装着観．

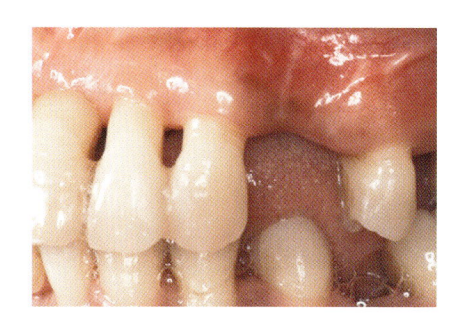

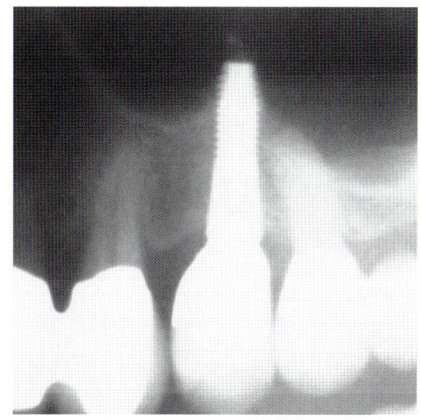

図39　最終補綴装着時エックス線写真．

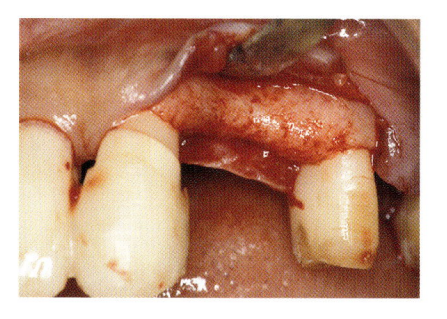

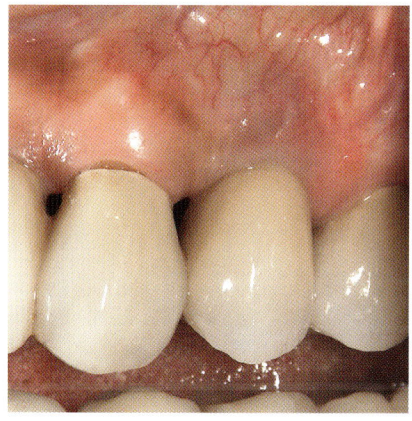

図40　術後13年．頬側に黒く影が認識され，わずかではあるが排膿を認める．

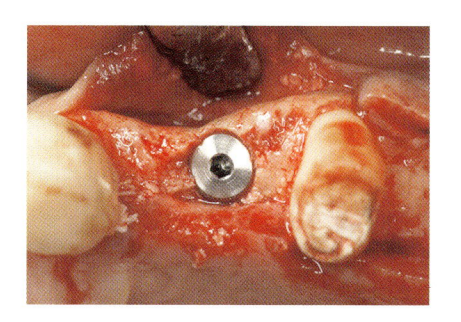

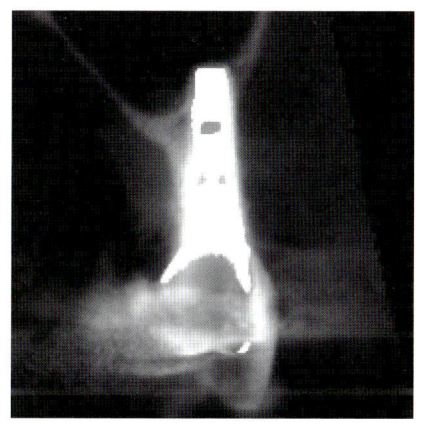

図41　同 CT 画像．フィクスチャー近遠心中央で頬側骨の吸収を認める．

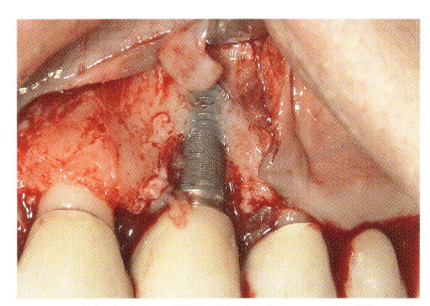

図42　遠心側に縦切開を設け，粘膜・骨膜弁に分けてダブルフラップを設ける．

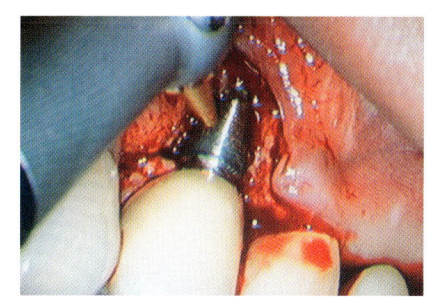

図43　超音波スケーラー，1/2ラウンドバー等で感染を生じているラフサーフェイスをすべて除去し，さらに CO_2 レーザーにて表層の感染物質を蒸散させる．

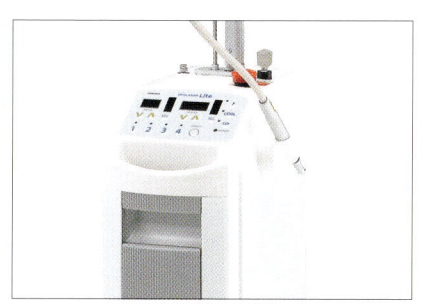

図44　CO_2 レーザーはインプラントに対して発熱を生じない．

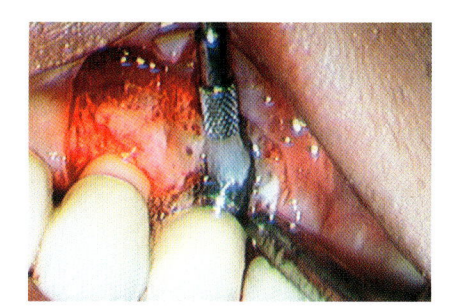

図45　CO_2 レーザー照射で生じた炭化物を超音波スケーラーブラシで除去する．

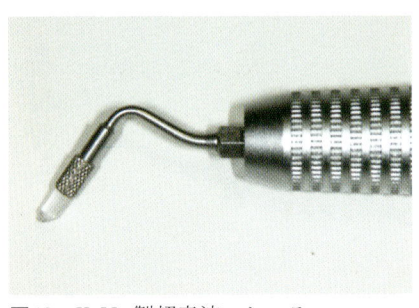

図46　KaVo製超音波スケーラー.

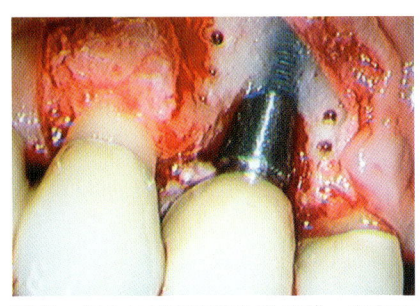

図47　完全に感染物質を除去後,残存骨にディコルティケーションを行う.

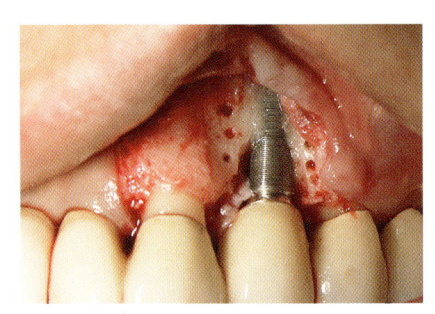

図48　完璧にコンタミネーションがコントロールされた術部.

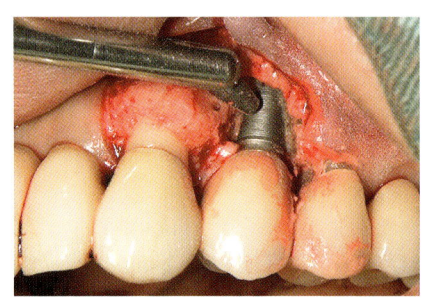

図49　β-TCPパウダーにて再度ブラスティングを行う.

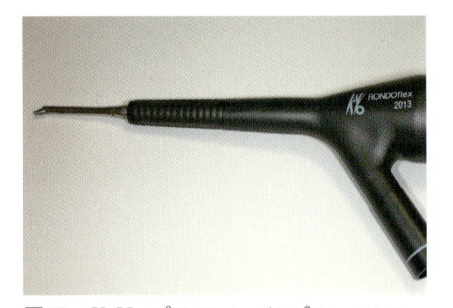

図50　KaVoプロフィーにブレーンベース社製のβ-TCPパウダーを入れて使用する.術部にパウダーが残っても,β-TCPゆえ,問題は生じない.

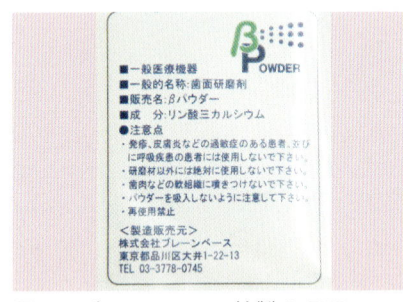

図51　ブレーンベース社製β-TCP.

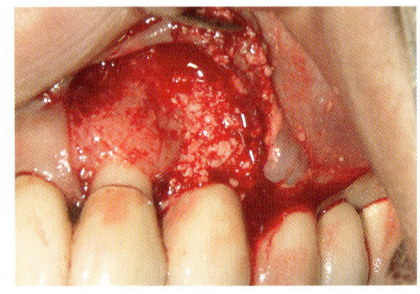

図52　骨欠損部とインプラント周囲に,DFDBAとGEM21をミックスしたものを補填する.

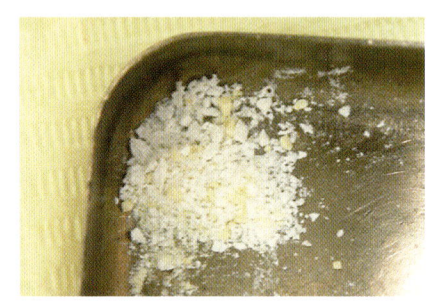

図53　DFDBA.

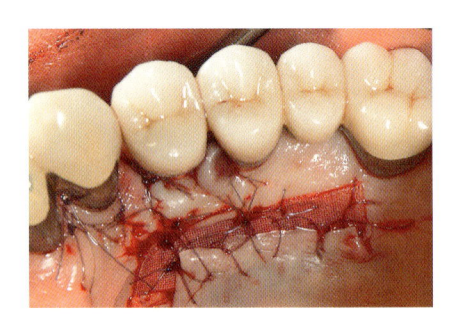

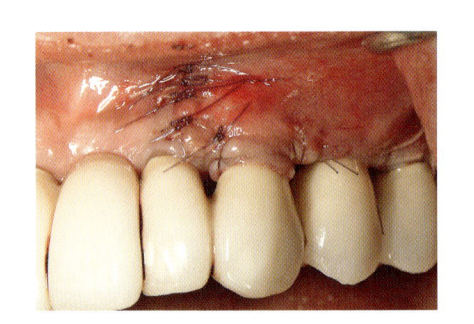

図54 | 図55 | 図56

図54　同側口蓋側より角化歯肉付き結合織を採取する.
図55　採取された上皮付き結合組織.
図56　骨膜弁を戻し,その上に結合織を固定し,さらにその上に粘膜弁を戻して縫合する.

CHAPTER 8 アストラテックインプラントにおけるメインテナンスとリカバリー

図57 術後1週間．
図58 術後1か月．
図59 術後1年10か月．

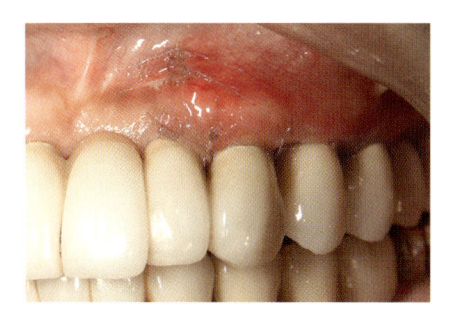

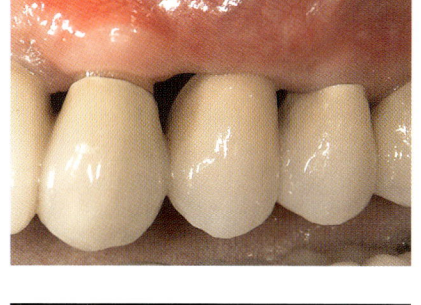

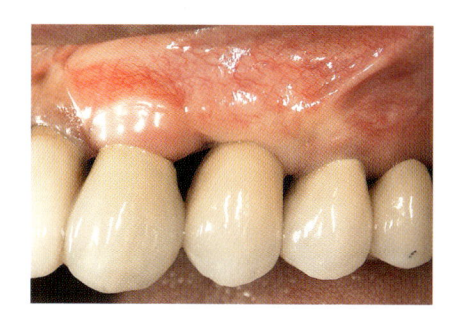

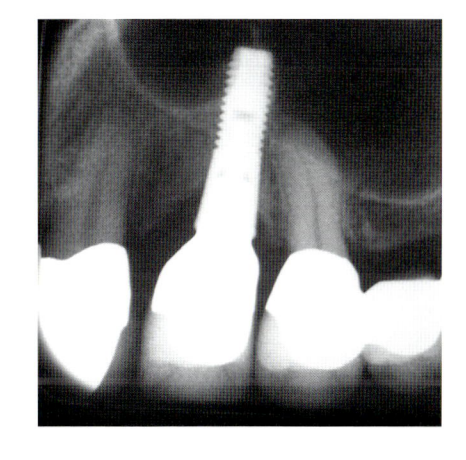

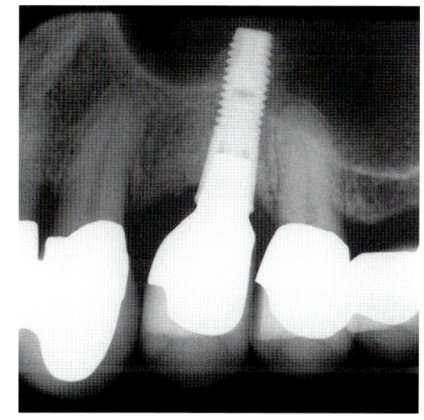

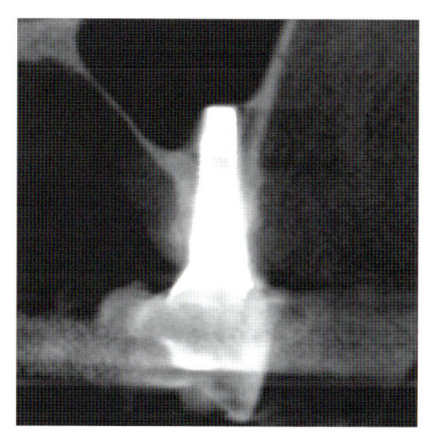

図60 術前のデンタルエックス線写真．
図61 術後のデンタルエックス線写真．
図62 術後1年10か月のCT画像．頰側骨の回復が確認される．

骨組織をGBRにて再建を行う方法である．これも，天然歯における再生療法と同様であるが，天然歯の場合よりもかなり困難な作業を要するとともに，インプラント体の感染除去が重要となる．

図35〜62にその治療法の一例を図説する．

③除去

骨吸収が，インプラントの1/2を越えてしまったような場合には，感染インプラントの除去を行い，GBRにて歯槽骨の再建を行うか，義歯に移行するのか，その除去のタイミングを見誤らずに，つぎの治療が可能となる骨組織を温存することが重要となる．

おわりに

もっとも重要なことは，インプラント周囲炎を生じさせないために，Berglundhが述べているように，大前提としてインプラントの治療ステージに入る前に，歯周病の治療を終えていな

169

ければならないということである.

　今日のインプラントにおけるオッセオインテグレイションの課題は，このアストラテックインプラント OsseoSpeed™ で最終回答を得たものと思われる．もうひとつの課題であったインプラント周囲炎については，2010年に Nevins が PRD に発表した，インプラント周囲組織における結合織がインプラントの界面に垂直に走行し，天然歯に近い類似したバリアー機構を構築する，レーザー・ロック機構というトピックが解決の鍵となるかもしれない．発表されて製品化されたばかりなので，まだまだ長期の臨床研究報告を待たなければその是非を問えないが，これが本物であればインプラントメーカーの垣根をこえて大絶賛しなければならない．なぜなら，それは患者にとっては素晴らしい朗報であるから．

参考文献

1. Schliephake H, Rödiger M, Phillips K, McGlumphy EA, Chacon GE, Larsen P. Early loading offluoride modified implants in the posterior mandible —5 year results of an open prospective non-controlled study. J Clin Periodontol 2011 ; 23.
2. Mertens C, Steveling HG. Early and immediate loading of titanium implants with fluoride-modified surfaces: results of 5-year prospective study. Clin Oral Impl Res 2011, E-pub ahead of print.
3. Cooper LF, Raes F, Reside GJ, Garriga JS, Tarrida LG, Wiltfang J, Kern M, de Bruyn H. Comparison of radiographic and clinical outcomes following immediate provisionalization of single-tooth dental implants placed in healed alveolar ridges and extraction sockets. Int J Oral Maxillofac Implants 2010 ; 25(6) : 1222‒1232.
4. Albouy J-P, Abrahamsson I, Persson LG, Berglundh T. Implant surface characteristics influence the outcome of treatment of peri-implantitis: an experimental study in dogs. J Clin Periodontol 2011 ; 38 : 58‒64.
5. Klinge B, Hultin M, Berglundh T. Peri-implantitis. Dent Clin North Am 2005 ; 49(3) : 661‒676.

Scientific Review

Conical Seal Design™

1. Hansson S. Implant-abutment interface: Biomechanical study of flat top versus conical. Clin Impl Dent Rel Res 2000；2（1）：33-41.

2. Hansson S. A conical implant-abutment interface at the level of the marginal bone improves the distribution of the stresses in the supporting bone: an axisymmetric finite element analysis. Clin Oral Impl Res 2003；14：286-293.

3. Davis DM, Waston RM. The use of two implant systems for providing implant supported overdentures in the mandible — A clinical appraisal. Eur J Prosthodont Rest Dent 1993；2（2）：67-71.

4. Norton MR. *In vitro* evaluation of the strength of the conical implant-to-abutment joint in two commercially available implant systems. J Prosthet Dent 2000；83(5)：567-571.

5. Norton MR. Marginal bone levels at single tooth implants with a conical fixture design. The influence of surface macro-and microstructure. Clin Oral Impl Res 1998；9（2）：91-98.

6. Abrahamsson I, Berglundh T, Wennström JL, Lindhe J. The peri-implant hard and soft tissues at different implant systems. Clin Oral Impl Res 1996；7：212-219.

7. Davis DM, Rogers JO, Packer ME. The extent of maintenance required by implant-retained mandibular overdentures: A 3-year report. Int J Oral Maxillofac Implants 1996；11(6)：767-774.

8. Gotfredsen K, Holm B. Implant-supported mandibular overdentures retained with ball or bar attachments: A randomized prospective 5-year study. Int J Prosthodont 2000；13(2)：125-130.

9. Norton MR. An *in vitro* evaluation of the strength of a 1-piece and 2-piece conical abutment joint in implant design. Clin Oral Impl Res 2000；11：458-464.

10. Norton MR. An *in vitro* evaluation of the strength of an internal conical interface compared to a butt joint interface in implant design. Clin Oral Impl Res 1997；8：290-298.

11. Norton M. Assessment of cold welding properties of the internal conical interface of two commercially available implant systems. J Prosthet Dent 1999；81(2)：159-166.

12. Wennström JL, Ekestubbe A, Gröndahl K, Karlsson S, Lindhe J. Implant-supported single-tooth restorations: A 5-year prospective study. J Clin Periodontol 2005；32：567-574.

13. Steveling H, Roos J, Rasmusson L. Maxillary implants loaded at 3 months after insertion: Result with Astra Tech implants after up to 5 years. Clin Impl Dent Rel Res 2001；3（3）：120-124.

14. Makkonen T, Holmberg S, Niemi L, Olsson C, Tammisalo, Peltola J. A 5-year prospective clinical study of Astra Tech dental implants supporting fixed bridges or overdentures in the edentulous mandible. Clin Oral Impl Res 1997；88：469-475.

15. Bakke M, Holm B, Gotfredsen K. Masticatory function and patient satisfaction with implant-supported mandibular overdentures: A prospective 5-year study. Int J Prosthodont 2002；15(6)：575-581.

16. Rasmusson L, Roos J, Bystedt H. A 10-year follow-up study of titanium dioxide-blasted implants. Clin Impl Dent Rel Res 2005；7（1）：36-42.

17. Palmer RM, Howe LC, Palmer PJ. A prospective 3-year study of fixed bridges linking Astra Tech ST implants to natural teeth. Clin Oral Impl Res 2005；16：302-307.

18. Norton MR. Multiple single-tooth implant restorations in the posterior jaws: Maintenance of marginal bone levels with reference to the implant-abutment microgap. Int J Oral Maxillofac Implants 2006；21(5)：777-784.

MicroThread™

1. Hansson S, Werke M. The implant thread as a retention element in cortical bone: the effect of thread size and thread profile: a finite element study. Journal of Biomechanics 2003；36：1247-1258.

2. Hansson S. Implant-abutment interface: Biomechanical study of flat top versus conical. Clin Impl Dent Rel Res 2000; 2(1): 33-41.

3. Hansson S. The implant neck: smooth or provided with retention elements. A biomechanical approach. Clin Oral Impl Res 1999; 10: 394-405.

4. Rasmusson L, Kahnberg K-E, Tan A. Effects of implant design and surface on bone regeneration and implant stability: An experimental study in the dog mandible. Clin Impl Dent Rel Res 2001; 3(1): 2-8.

5. Abrahamsson I, Berglundh T. Tissue characteristics at microthreaded implants: An experimental study in dogs. Clin Impl Dent Rel Res 2006; 8(3): 107-113.

6. Berglundh T, Abrahamsson I, Lindhe J. Bone reactions to longstanding functional load at implants: An experimental study in dogs. J Clin Periodontol 2005; 32: 925-932.

7. Palmer RM, Smith B, Palmer P, Floyd P. A prospective study of Astra single tooth implants. Clin Oral Impl Res 1997; 8: 173-179.

8. Norton MR. Marginal bone levels at single tooth implants with a conical fixture design. The influence of surface macro-and microstructure. Clin Oral Impl Res 1998; 9(2): 91-98.

9. De Kok IJ, Chang SS, Moriarty JD, Cooper LF. A retrospective analysis of peri-implant tissue responses at immediate load/provisionalized microthreaded implants. Int J Oral Maxillofac Implants 2006; 21(3): 405-412.

10. Cooper L, Felton DA, Kugelberg CF, Ellner S, Chaffee N, Molina AL, et al. A multicenter 12-month evaluation of single-tooth implants restored 3 weeks after 1-stage surgery. Int J Oral Maxillofac Implants 2001; 16(2): 182-192.

11. Norton MR. A short-term clinical evaluation of immediately restored maxillary TiOblast single-tooth implants. Int J Oral Maxillofac Implants 2004; 19(2): 274-281.

12. Norton MR. The Astra Tech single-tooth implant system: A report on 27 consecutively placed and restored implants. Int J Periodont Rest Dent 1997; 17(6): 575-583.

13. Puchades-Roman L, Palmer RM, Palmer PJ, Howe LC, Wilson RF. A clinical, radiographic, and microbiologic comparison of Astra Tech and Brånemark single tooth implants. Clin Impl Dent Rel Res 2000; 2(2): 78-84.

14. Karlsson U, Gotfredsen K, Olsson C. Single-tooth replacement by osseointegrated Astra Tech dental implants. A 2-kear report. Int J Prosthodontics 1997; 10(4): 318-324.

15. Norton MR. Multiple single-tooth implant restorations in the posterior jaws: Maintenance of marginal bone levels with reference to the implant-abutment microgap. Int J Oral Maxillofac Implants 2006; 21(5): 777-784.

16. Steveling H, Roos J, Rasmusson L. Maxillary implants loaded at 3 months after insertion: Result with Astra Tech implants after up to 5 years. Clin Impl Dent Rel Res 2001; 3(3): 120-124.

Connective Contour™

1. Norton MR. An *in vitro* evaluation of the strength of an internal conical interface compared to a butt joint interface in implant design. Clin Oral Impl Res 1997; 8: 290-298.

2. Norton MR. *In vitro* evaluation of the strength of the conical implant-to-abutment joint in two commercially available implant systems. J Prosthet Dent 2000; 83(5): 567-571.

3. Puchades-Roman L, Palmer RM, Palmer PJ, Howe LC, Wilson RF. A clinical, radiographic, and microbiologic comparison of Astra Tech and Brånemark single tooth implants. Clin Impl Dent Rel Res 2000; 2(2): 78-84.

4. Moon IS, Berglundh T, Abrahamsson I, Linder E, Lindhe J. The barrier between the keratinized mucosa and the dental implant. An experimental study in the dog. J Clin Periodontol 1999; 26: 658-663.

5. Abrahamsson I, Berglundh T, Wennström JL, Lindhe J. The peri-implant hard and soft tissues at different implant systems. Clin Oral Impl Res 1996; 7: 212-219.

6. Abrahamsson I, Berglundh T, Moon IS, Lindhe J. Peri-implant tissues at submerged and non-submerged titanium implants. J Clin Periodontol 1999; 26: 600-607.

7. Collaert B, De Bruyn H. Early loading of four or five Astra Tech fixtures with a fixed cross-arch restoration in the mandible. Clin Impl Dent Rel Res 2002; 4(3): 133-135.

8. Abrahamsson I, Berglundh T, Sekino S, Lindhe J. Tissue reactions to abutment shift: An experimental study in dogs. Clin Impl Dent Rel Res 2003; 5(2): 82-88.

9. De Kok IJ, Chang SS, Moriarty JD, Cooper LF. A retrospective analysis of peri-implant tissue responses at immediate load/provisionalized microthreaded implants. Int J Oral Maxillofac Implants 2006; 21(3): 405-412.

10. Norton MR, Wilson J. Dental implants placed in extraction sites implanted with bioactive glass: Human histology and clinical outcome. Int J Oral Maxillofac Implants 2002; 17(2): 249-257.

11. Karlsson U, Gotfredsen K, Olsson C. A 2-year report on maxillary and mandibular fixed partial dentures supported by Astra Tech dental implants. Clin Oral Impl Res 1998; 9: 235-242.

12. Ceccinato D, Olsson C, Lindhe J. Submerged or non-submerged healing of endosseous implants to be used in the rehabilitation of partially dentate patients. A multicenter, randomized controlled clinical trial. J Clin Periodontol 2004; 31: 299-308.

13. Nordin T, Jönsson G, Nelvig P, Rasmusson L. The use of a conical fixture design for fixed partial prostheses. A preliminary report. Clin Oral Impl Res 1998; 9: 343-347.

14. Murphy WM, Absi EG, Gregory MC, Williams KR. A prospective 5-year study of two cast framework alloys for fixed implant-supported mandibular prostheses. Int J Prosthodont 2002; 15(2): 133-138.

TiOblast™

1. Hansson S, Norton MR. The relation between surface roughness and interfacial shear strength for bone-anchored implants. A mathematical model. Journal of Biomechanics 1999; 32: 829-836.

2. Cooper LF, Masuda T, Whitson W, Yliheikkilä P, Felton DA. Formation of mineralizing osteoblast cultures on machined, titanium oxide grit-blasted, and plasma-sprayed titanium surfaces. Int J Oral Maxillofac Implants 1999; 14: 37-47.

3. Mustafa K, Lopez BS, Hultenby K, Wennerberg A, Arvidson K. Attachment and proliferation of human oral fibroblasts to titanium surfaces blasted with TiO_2-particles. Clin Oral Impl Res 1998; 9: 195-207.

4. Gotfredsen K, Nimb L, Hjörting-Hansen E, Jensen JS, Holmén A. Histomorphometric and removal torque analysis for TiO_2-blasted titanium implants. An experimental study on dogs. Clin Oral Impl Res 1992; 3: 77-84.

5. Gotfredsen K, Wennerberg A, Johansson CB, Skovgaard LT, Hjörting-Hansen E. Anchorage of TiO_2-blasted, HA-coated and machined implants: An experimental study with rabbits. J Biomed Mater Res 1995; 29: 1223-1231.

6. Ericsson I, Johansson CB, Bystedt H, Norton MR. A histomorphometric evaluation of bone-to-implant contact on machine-prepared and roughened titanium dental implants. A pilot study in the dog. Clin Oral Impl Res 1994; 5: 202-206.

7. Ivanoff C-J, Hallgren C, Widmark G, Sennerby L, Wennerberg A. Histologic evaluation of the bone integration of TiO_2 blasted and turned titanium microimplants in humans. Clin Oral Impl Res 2001; 12: 128-134.

8. Rasmusson L, Roos J, Bystedt H. A 10-year follow-up study of titanium dioxide-blasted implants. Clin Impl Dent Rel Res 2005; 7(1): 36-42.

9. van Steenberghe D, De Mars G, Quirynen M, Jacobs R. A prospective split-mouth comparative study of two screw-shaped self-tapping pure titanium implant systems. Clin Oral Impl Res 2000; 11: 202-209.

10. Palmer RM, Howe LC, Palmer PJ. A prospective 3-year study of fixed bridges linking Astra Tech ST implants to natural teeth. Clin Oral Impl Res 2005; 16: 302-307.

11. Engquist B, Åstrand P, Dahlgren S, Engquist E, Feldmann H, Gröndahl K. Marginal bone reaction to oral implants: A prospective comparative study of Astra Tech and Brånemark system implants. Clin Oral Impl Res 2002; 13: 30-37.

12. Gotfredsen K, Karlsson U. A prospective 5-year study of fixed partial prostheses supported by implants with machined and TiO_2-blasted surface. J Prosthodont 2001; 10(1): 2-7.

13. Karlsson U, Gotfredsen K, Olsson C. A 2-year report on maxillary and mandibular fixed partial dentures supported by Astra Tech dental implants. Clin Oral Impl Res 1998; 9: 235-242.

14. Warren P, Chaffee N, Felton DA, Cooper LF. A retrospective radiographic analysis of bone loss following placement of TiO_2 grit-blasted implants in the posterior maxilla and mandible. Int J Oral Maxillofac Implants 2002; 17(3): 399-404.

15. Puchades-Roman L, Palmer RM, Palmer PJ, Howe LC, Wilson RF. A clinical, radiographic, and microbiologic comparison of Astra Tech and Brånemark single tooth implants. Clin Impl Dent Rel Res 2000；2（2）：78-84.

16. Karlsson U, Gotfredsen K, Olsson C. Single-tooth replacement by osseointegrated Astra Tech dental implants: A 2-year report. Int J Prosthodontics 1997；10(4)：318-324.

17. Kemppainen P, Eskola S, Ylipaavalniemi P. A comparative prospective clinical study of two single-tooth implants: A preliminary report of 102 implants. J Prosthet Dent 1997；77(4)：382-387.

18. Norton MR. A short-term clinical evaluation of immediately restored maxillary TiOblast single-tooth implants. Int J Oral Maxillofac Implants 2004；19(2)：274-281.

19. Cooper L, Rhaman A, Moriarty J, Chaffee N, Sacco D. Immediate mandibular rehabilitation with endosseous implants: Simultaneous extraction, implant placement, and loading. Int J Oral Maxillofac Implants 2002；17(4)：517-525.

20. Norton MR, Wilson J. Dental implants placed in extraction sites implanted with bioactive glass: Human histology and clinical outcome. Int J Oral Maxillofac Implants 2002；17(2)：249-257.

21. Hallman M, Mordenfeld A, Strandkvist T. A retrospective 5-year follow-up study of two different titanium implant surfaces used after interpositional bone grafting for reconstruction of the atrophic edentulous maxilla. Clin Impl Dent Rel Res 2005；7（3）：121-126.

22. Thor A, Wannfors K, Sennerby L, Rasmusson L. Reconstruction of the severely resorbed maxilla with autogenous bone, platelet-rich plasma, and implants: 1-year result of a controlled prospective 5-year study. Clin Impl Dent Rel Res 2005；7（4）：209-220.

23. Ellegaard B, Kolsen-Petersen J, Baelum V. Implant therapy involving maxillary sinus lift in periodontally compromised patients. Clin Oral Impl Res 1997；8：305-315.

24. Weibrich G, Buch R, Wegener J, Wagner W. Five-year prospective follow-up report of the Astra Tech standard dental implant in clinical treatment. Int J Oral Maxillofac Implants 2001；16(4)：557-562.

25. Albrektsson T, Wennerberg A. Oral implant surfaces: Part 2 — Review focusing on clinical knowledge of different surfaces. Int J Prosthodont 2004；17(2)：544-564.

OsseoSpeed™

1. Ellingsen JE. On the properties of surface-modified titanium. In: Davies JE, editor. Bone engineering. Toronto: em squared inc, 2000, p183-188.

2. Ellingsen JE, Johansson CB, Wennerberg A, Holmen A. Improved retention and bone-to implant contact with fluoride-modified titanium implants. Int J Oral Maxillofac Implants 2004；19(5)：659-666.

3. Isa ZM, Schnieder GB, Zaharias R, Seabold DB, Stanford CM. Effects of fluoride-modified titanium surfaces on osteoblast proliferation and gene expression. Int J Oral Maxillofac Implants 2006；21：203-211.

4. Wennerberg A, Albrektsson T. Implant surfaces beyond micron roughness. Experimental and clinical knowledge of surface topography and surface chemistry. Applied Osseointegration Research 2006；5：40-44.

5. Thor A, Hong J, Zellin G, Sennerby L, Rasmusson L. Correlation of platelet growth factor release in jawbone defect repair-a study in the dog mandible. Submitted 2006: Paper V in Thesis"On platelet-rich plasma in reconstructive dental implant surgery"ISBN-10：91-628-7021-1.

6. Ellingsen JE. Surface configurations of dental implants. Periodontology 2000 1998；17：36-46.

7. Ellingsen JE. Pre-treatment of titanium implants with flouride improves their retention in bone. J Mater Sci: Mater Med 1995；6：749-753.

8. Ellingsen JE, Lyngstadaas SP. Increasing biocompatibility by chemical modification of titanium surfaces. In: Ellingsen JE, Lyngstadaas PS, editors. Bio-implant interface; Improving biomaterials and tissue reactions. Florida: CRC Press LLC, 2003, p323-340.

9. Ellingsen JE, Thomsen P, Lyngstadaas PS. Advances in dental implant materials and tissue regeneration. Periodontology 2000 2006；41：136-156.

10. Cooper LF, Zhou Y, Takebe J, Guo J, Abron A, Holmen A, et al. Fluoride modification effects on osteoblast behavior and bone formation at TiO_2 grit-blasted c.p. titanium endosseous implants. Biomaterials 2006；27(6)：926-936.

11. Berglundh T, Abrahamsson I, Albouy J-P, Lindhe J. Bone healing at implants with a fluoride-modified surface: an experimental study in dogs. Clin Oral Impl Res 2007 ; 18 : 147-152.

12. Abrahamsson I, Albouy J-P, Berglundh T. Healing at fluoride-modified implants placed in wide marginal defects. An experimental study in dogs. Clin Oral Impl Res ; accepted 2007.

13. Ellingsen JE. The development of a bone regeneration promoting implant surface. Applied Osseointegration Research 2006 ; 5 : 18-23.

14. Masaki C, Schneider GB, Zaharias R, Seabold D, Stanford C. Effects of implant surface microtopography on osteoblast gene expression. Clin Oral Impl Res 2005 ; 16(6) : 650-656.

15. Stanford C, Schneider GB, Masaki C, Zaharias R, Seabold D, Eckdahl J, et al. Effects of fluoride-modified titanium dioxide grit blasted implant surfaces on platelet activation and osteoblast differention. Applied Osseointegration Research 2006 ; 5 : 24-30.

16. Thor A, Rasmusson L, Wennerberg A, Thomsen P, Hirsch J-M, Nilsson B, et al. The role for whole blood in thrombin generation in contact with various titanium surfaces. Biomaterials 2007 ; 28(6) : 966-974.

17. Carlsson LV, Albrektsson T, Jacobsson MC, Macdonald W. Osseointegration of a surface engineered orthopaedic implant. Applied Osseointegration Research 2006 ; 5 : 45-49.

18. Schliephake H, Hüls A, Müller M. Early loading of surface modified titanium implants in the posterior mandible — Preliminary results. Applied Osseointegration Research 2006 ; 5 : 56-58.

19. Oxby G, Lindqvist J, Nilsson P. Early loading of Astra Tech OsseoSpeed implants placed in thin alveolar ridges and fresh extraction sockets. Applied Osseointegration Research 2006 ; 5 : 68-72.

20. Stanford C, Johnson G, Fakhry A, Gartton D, Mellonig J, Wagner W. Outcomes of a fluoride modified implant one year after loading in the posterior-maxilla when placed with the osteotome surgical technique. Applied Osseointegration Research 2006 ; 5 : 50-55.

21. Barewal RM, Stanford C. A randomized prospective clinical trial of the effect of three dental loading protocols on stability — an interim report. Applied Osseointegration Research 2006 ; 5 : 62-67.

Marginal bone maintenance and Astra Tech implant system

1. Ellegaard B, Baelum V, Kolsen-Petersen J. Non-grafted sinus implants in periodontally compromised patients: a time-to-event analysis. Clin Oral Impl Res 2006 ; 17(2) : 156-164.

2. Rasmusson L, Roos J, Bystedt H. A 10-year follow-up study of titanium dioxide - blasted implants. Clin Impl Dent Rel Res 2005 ; 7(1) : 36-42.

3. Gotfredsen K, Karlsson U. A prospective 5-year study of fixed partial prostheses supported by implants with machined and TiO$_2$-blasted surface. J Prosthodont 2001 ; 10(1) : 2 - 7.

4. Arvidson K, Bystedt H, Frykholm A, von Konow L, Lothigius E. Five-year prospective follow-up report of the Astra Tech dental implant system in the treatment of edentulous mandibles. Clin Oral Impl Res 1998 ; 9 : 225-234.

5. Gotfredsen K. A 5-year prospective study of single-tooth replacements supported by the Astra Tech implant: A pilot study. Clin Impl Dent Rel Res 2004 ; 6(1) : 1 - 8.

6. Makkonen T, Holmberg S, Niemi L, Olsson C, Tammisalo T, Peltola J. A 5-year prospective clinical study of Astra Tech dental implants supporting fixed bridges or overdentures in the edentulous mandible. Clin Oral Impl Res 1997 ; 8 : 469-475.

7. Wennström JL, Ekestubbe A, Gröndahl K, Karlsson S, Lindhe J. Oral rehabilitation with implant-supported fixed partial dentures in periodontitis-susceptible subjects. A 5-year prospective study. J Clin Periodontol 2004 ; 31 : 713-724.

8. Wennström JL, Ekestubbe A, Gröndahl K, Karlsson S, Lindhe J. Implant-supported single-tooth restorations: A 5-year prospective study. J Clin Periodontol 2005 ; 32 : 567-574.

9. Kahnberg K-E, Vannas-Löfqvist L. Maxillary osteotomy with an interpositional bone graft and implants for reconstruction of the severely resorbed maxilla: A clinical report. Int J Oral Maxillofac Implants 2005 ; 20(6) : 938-945.

10. von Wowern N, Gotfredsen K. Implant-supported overdentures, a prevention of bone loss in edentulous mandibles ? A 5-year follow-up study. Clin Oral Impl Res 2001 ; 12 : 19-25.

11. Åstrand P, Engquist B, Dahlgren S, Gröndahl K, Engquist E, Feldmann H. Astra Tech and Brånemark system implants: a 5-year prospective study of marginal bone reactions. Clin Oral Impl Res 2004 ; 15 : 413-420.

12. Palmer RM, Palmer PJ, Smith BJ. A 5-year prospective study of Astra single tooth implants. Clin Oral Impl Res 2000 ; 11 : 179-182.

13. Steveling H, Roos J, Rasmusson L. Maxillary implants loaded at 3 months after insertion: Result with Astra Tech implants after up to 5 years. Clin Impl Dent Rel Res 2001 ; 3（3）: 120-124.

14. Weibrich G, Buch R, Wegener J, Wagner W. Five-year prospective follow-up report of the Astra Tech standard dental implant in clinical treatment. Int J Oral Maxillofac Implants 2001 ; 16(4) : 557-562.

15. Engquist B, Åstrand P, Dahlgren S, Engquist E, Feldmann H, Gröndahl K. Marginal bone reaction to oral implants: A prospective comparative study of Astra Tech and Brånemark system implants. Clin Oral Impl Res 2002 ; 13 : 30-37.

16. Yi S-W, Ericsson I, Kim C-K, Carlsson GE, Nilner K. Implant-supported fixed prostheses for the rehabilitation of periodontally compromised dentitions: A 3-year prospective clinical study. Clin Impl Dent Rel Res 2001 ; 3（3）: 125-134.

17. Palmer RM, Howe LC, Palmer PJ. A prospective 3-year study of fixed bridges linking Astra Tech ST implants to natural teeth. Clin Oral Impl Res 2005 ; 16 : 302-307.

18. Norton MR, Wilson J. Dental implants placed in extraction sites implanted with bioactive glass: Human histology and clinical outcome. Int J Oral Maxillofac Implants 2002 ; 17(2) : 249-257.

19. Karlsson U, Gotfredsen K, Olsson C. A 2-year report on maxillary and mandibular fixed partial dentures supported by Astra Tech dental implants. Clin Oral Impl Res 1998 ; 9 : 235-242.

20. Collaert B, De Bruyn H. Early loading of four or five Astra Tech fixtures with a fixed cross-arch restoration in the mandible. Clin Impl Dent Rel Res 2002 ; 4（3）: 133-135.

21. Cooper L, Felton DA, Kugelberg CF, Ellner S, Chaffee N, Molina AL, et al. A multicenter 12-month evaluation of single-tooth implants restored 3 weeks after 1-stage surgery. Int J Oral Maxillofac Implants 2001 ; 16(2) : 182-192.

22. Kemppainen P, Eskola S, Ylipaavalniemi P. A comparative prospective clinical study of two single-tooth implants: A preliminary report of 102 implants. J Prosthet Dent 1997 ; 77(4) : 382-387.

23. Thor A, Sennerby L, Hirsch J-M, Rasmusson L. Bone formation at the maxillary sinus floor following simultaneous elevation of the mucosal lining and implant installation without graft material. — An evaluation of 20 patients treated with 44 Astra Tech implants. J Oral Maxillofac Surgery ; accepted 2006.

24. Thor A, Wannfors K, Sennerby L, Rasmusson L. Reconstruction of the severely resorbed maxilla with autogenous bone, platelet-rich plasma, and implants: 1-year result of a controlled prospective 5-year study. Clin Impl Dent Rel Res 2005 ; 7（4）: 209-220.

25. Norton MR. Multiple single-tooth implant restorations in the posterior jaws: Maintenance of marginal bone levels with reference to the implant-abutment microgap. Int J Oral Maxillofac Implants 2006 ; 21(5) : 777-784.

26. Hallman M, Mordenfeld A, Strandkvist T. A retrospective 5-year follow-up study of two different titanium implant surfaces used after interpositional bone grafting for reconstruction of the atrophic edentulous maxilla. Clin Impl Dent Rel Res 2005 ; 7（3）: 121-126.

27. Wennström JL, Zurdo J, Karlsson S, Ekestubbe A, Gröndahl K, Lindhe J. Bone level change at implant-supported fixed partial dentures with and without cantilever extension after 5 years in function. J Clin Periodontol 2004 ; 31 : 1077-1083.

28. Norton MR. Biologic and mechanical stability of single-tooth implants : 4-to 7-year follow-up. Clin Impl Dent Rel Res 2001 ; 3（4）: 214-220.

29. Puchades-Roman L, Palmer RM, Palmer PJ, Howe LC, Wilson RF. A clinical, radiographic, and microbiologic comparison of Astra Tech and Brånemark single tooth implants. Clin Impl Dent Rel Res 2000 ; 2（2）: 78-84.

30. De Kok IJ, Chang SS, Moriarty JD, Cooper LF. A retrospective analysis of peri-implant tissue responses at immediate load/provisionalized microthreaded implants. Int J Oral Maxillofac Implants 2006 ; 21(3) : 405-412.

31. Warren P, Chaffee N, Felton DA, Cooper LF. A retrospective radiographic analysis of bone loss following placement of TiO_2 grit-blasted implants in the posterior maxilla and mandible. Int J Oral Maxillofac Implants 2002 ; 17(3) : 399-404.

Long-term clinical documentation of the Astra Tech implant system

1. Albrektsson T, Wennerberg A. Oral implant surfaces: Part 2 — Review focusing on clinical knowledge of different surfaces. Int J Prosthodont 2004; 17(2): 544-564.
2. Rasmusson L, Roos J, Bystedt H. A 10-year follow-up study of titanium dioxide-blasted implants. Clin Impl Dent Rel Res 2005; 7(1): 36-42.
3. Norton MR. Biologic and mechanical stability of single-tooth implants: 4-to 7-year follow-up. Clin Impl Dent Rel Res 2001; 3(4): 214-220.
4. Gotfredsen K. A 5-year prospective study of single-tooth replacements supported by the Astra Tech implant: A pilot study. Clin Impl Dent Rel Res 2004; 6(1): 1-8.
5. Palmer RM, Palmer PJ, Smith BJ. A 5-year prospective study of Astra single tooth implants. Clin Oral Impl Res 2000; 11: 179-182.
6. Wennström JL, Ekestubbe A, Gröndahl K, Karlsson S, Lindhe J. Implant-supported single-tooth restorations: A 5-year prospective study. J Clin Periodontol 2005; 32: 567-574.
7. Steveling H, Roos J, Rasmusson L. Maxillary implants loaded at 3 months after insertion: Result with Astra Tech implants after up to 5 years. Clin Impl Dent Rel Res 2001; 3(3): 120-124.
8. Makkonen T, Holmberg S, Niemi L, Olsson C, Tammisalo T, Peltola J. A 5-year prospective clinical study of Astra Tech dental implants supporting fixed bridges or overdentures in the edentulous mandible. Clin Oral Impl Res 1997; 8: 469-475.
9. Arvidson K, Bystedt H, Frykholm A, von Konow L, Lothigius E. Five-year prospective follow-up report of the Astra Tech dental implant system in the treatment of edentulous mandibles. Clin Oral Impl Res 1998; 9: 225-234.
10. Bakke M, Holm B, Gotfredsen K. Masticatory function and patient satisfaction with implant-supported mandibular overdentures: A prospective 5-year study. Int J Prosthodont 2002; 15(6): 575-581.
11. Gotfredsen K, Holm B. Implant-supported mandibular overdentures retained with ball or bar attachments: A randomized prospective 5-year study. Int J Prosthodontics 2000; 13: 125-130.
12. von Woven N, Gotfredsen K. Implant-supported overdentures, A prevention of bone loss in edentulous mandibles? A 5-year follow-up study. Clin Oral Impl Res 2001; 12: 19-25.
13. Murphy WM, Absi EG, Gregory MC, Williams KR. A prospective 5-year study of two cast framework alloys for fixed implant-supported mandibular prostheses. Int J Prosthodont 2002; 15(2): 133-138.
14. Gotfredsen K, Karlsson U. A prospective 5-year study of fixed partial prostheses supported by implants with machined and TiO_2-blasted surface. J Prosthodont 2001; 10(1): 2-7.
15. Wennström JL, Ekestubbe A, Gröndahl K, Karlsson S, Lindhe J. Oral rehabilitation with implant-supported fixed partial dentures in periodontitis-susceptible subjects. A 5-year prospective study. J Clin Periodontol 2004; 31: 713-724.
16. Kahnberg K-E, Vannas-Löfqvist L. Maxillary osteotomy with an interpositional bone graft and implants for reconstruction of the severely resorbed maxilla: A clinical report. Int J Oral Maxillofac Implants 2005; 20(6): 938-945.
17. Wennström JL, Zurdo J, Karlsson S, Ekestubbe A, Gröndahl K, Lindhe J. Bone level change at implant-supported fixed partial dentures with and without cantilever extension after 5 years in function. J Clin Periodontol 2004; 31: 1077-1083.
18. Hallman M, Mordenfeld A, Strandkvist T. A retrospective 5-year follow-up study of two different titanium implant surfaces used after interpositional bone grafting for reconstruction of the atrophic edentulous maxilla. Clin Impl Dent Rel Res 2005; 7(3): 121-126.

コンポーネンツ索引

あ

アバットメントアダプター··· 119
アバットメントデプスゲージ·· 59, 95, 113, 121, 125, 132
アバットメントレプリカ··· 115, 116, 122, 123, 130
アングルドアバットメント··· 110, 111, 112, 114, 115
アングルドアバットメントピックアップ··· 115

い

インターナルコネクション·· 26, 27, 28
インプラントドライバー··· 57
インプラントトランスファーコーピング··· 129
インプラントピックアップコーピング·· 129, 131

え

エキスターナルコネクション··· 26, 27, 28

か

ガイドドリル··· 53, 61, 62
ガイドピン·· 116, 131
カバースクリュー··· 52, 58, 90, 91, 92, 93, 96, 98, 99, 100, 102, 104, 105, 161

こ

コーティカルドリル··· 56
コーティカルドリル5.0··· 57, 61, 62

コーティカルドリル4.5 ……………………………………………………………………… 56, 62
コーティカルドリル4.0 ……………………………………………………………………… 56, 61
コニカルドリル……………………………………………………………………………… 56, 65
コニカルドリル5.0 ……………………………………………………………………………… 56
コニカルドリル4.5 ……………………………………………………………………………… 56

さ

3.7ツイストドリル ……………………………………………………………………………… 56
3.7用パイロットドリル ………………………………………………………………………… 56
3.2ツイストドリル ……………………………………………………………………………… 54

し

初期固定………………………………………………………………………………………… 34
シングルペイシェントドリル(SPドリル) ………………………………………………… 55, 61

す

スクエアーレンチ……………………………………………………………………………… 119

せ

セミバーンナウトシリンダー………………………………………………………………… 117

た

ダイレクトアバットメント………………………………… 59, 92, 110, 120, 121, 123, 132

つ

ツイストドリル3.35……………………………………………………………… 54, 61, 65, 67
ツイストドリル3.7 ……………………………………………………………… 56, 61, 62, 67

ツイストドリル3.85 ……………………………………………………………………56, 61, 62, 65, 67
ツイストドリル4.7 ………………………………………………………………………… 57, 61
ツイストドリル4.2 ………………………………………………………………………… 57, 61
ツイストドリル4.85 ……………………………………………………………………… 57, 61, 65

て

デプスゲージ……………………………………………………………… 54, 55, 59, 95, 113
テンポラリーシリンダー ……………………………………………………………………… 116

と

トライインアバットメント ……………………………………………………………………… 132
トランスファー印象用コーピング ……………………………………………………………… 115
ドリルエキステンション………………………………………………………………………54

に

二次固定………………………………………………………………………………………34
20°ユニアバットメントピックアップ ………………………………………………………… 115
20°/45°ユニアバットメントトランスファー ………………………………………………… 115
2.0/3.2パイロットドリル ……………………………………………………………………54
2.0ツイストドリル ……………………………………………………………………………54

は

バーアタッチメント ……………………………………………………………………… 135, 136

ひ

ピックアップ印象用コーピング ……………………………………………………………… 115, 116
ヒーリングアバットメント ………… 29, 52, 53, 58, 59, 90, 92, 93, 94, 95, 100, 102, 104, 105, 149, 161, 162

ヒーリングアバットメントユニ ……………………………………………………… 52, 58, 59, 92, 95, 96, 97, 112, 113

ふ

ブリッジスクリュー ………………………………………………………………………………… 117, 118
プロヒールキャップ ……………………………………………………………………… 112, 113, 114, 116

ほ

方向指示棒（ディレクションインディケーター） ……………………………………………………… 54
ポリッシングプロテクター ………………………………………………………………………………… 112
ボールアタッチメント ………………………………………………………………………… 135, 136, 138

ま

マルチユースドリル（タイガードリル） ………………………………………………………………… 55

ゆ

ユニアバットメント ………………………………………………… 95, 110, 111, 112, 113, 115, 118, 119
ユニアバットメント20° ………………………………………………………………… 111, 112, 114, 115
ユニアバットメント45° ………………………………………………………………… 111, 112, 114, 115

よ

45°ユニアバットメントピックアップ ……………………………………………………………………… 115

ら

ラチェットレンチ ……………………………………………………………………………… 57, 118, 119
ラボアバットメントスクリュー …………………………………………………………………………… 118
ラボブリッジスクリュー …………………………………………………………………………………… 118

り

リムーバブルツール……………………………………………………………………………………… 118, 119
リムーバブルツール M1.4 ……………………………………………………………………………… 118

A

Astra Tech Bio-Management Complex™ ………………………………………………… 15, 90, 106, 107

C

CastDesign™……………………………………………………………………… 120, 127, 128, 129, 133
Conical Seal Design™ ………………………………………………… 13, 24, 25, 52, 90, 97, 111, 112
Connective Contour™ ……………………………………………………………… 13, 25, 90, 106, 107

D

DA メタルキャリアー ……………………………………………………………………………………… 121
Direct Abutment API™ キット …………………………………………………………………………… 120

M

MicroThread™ ……………………………………………………………… 13, 15, 23, 24, 25, 47, 66, 90, 164

O

OsseoSpeed™ ………… 13, 14, 17, 18, 19, 20, 21, 32, 34, 38, 45, 46, 53, 57, 65, 144, 159, 160, 161, 166, 170
OsseoSpeed™5.0S ……………………………………………………………………… 45, 57, 61, 65, 66
OssoSpeed™3.5S ………………………………………………………………………… 45, 46, 61, 65, 66
OsseoSpeed™4.5 ……………………………………………………………………… 45, 46, 62, 65, 66, 67
OsseoSpeed™4.0S ……………………………………………………………… 38, 45, 46, 47, 61, 63, 64, 65, 67
OsseoSpeed™4.0S ― 6 mm ………………………………………………………………………… 61, 63, 64

OsseoSpeed™ TX Profile ·········· 125, 127, 145

OsseoSpeed™ TX3.0S ·········· 62

T

TiDesign™ アバットメント ·········· 92, 110, 120, 124, 125, 129, 132

TiOblast™ ·········· 14, 15, 17, 18, 19, 20, 21, 22, 34, 46, 160, 167

Z

ZirDesign™ アバットメント ·········· 110, 124

クインテッセンス出版の書籍・雑誌は，歯学書専用通販サイト『歯学書.COM』にてご購入いただけます．

PCからのアクセスは…
歯学書 検索

携帯電話からのアクセスは…
QRコードからモバイルサイトへ

アストラテックインプラントのすべて

2012年4月10日　第1版第1刷発行

編　　者　O.S.I.(OSSEO SKARP INSTITUTE)

発 行 人　佐々木　一高

発 行 所　クインテッセンス出版株式会社
　　　　　東京都文京区本郷3丁目2番6号　〒113-0033
　　　　　クイントハウスビル　電話 (03)5842-2270(代表)
　　　　　　　　　　　　　　　　　(03)5842-2272(営業部)
　　　　　　　　　　　　　　　　　(03)5842-2275(編集部)
　　　　　web page address　http://www.quint-j.co.jp/

印刷・製本　サン美術印刷株式会社

Ⓒ2012　クインテッセンス出版株式会社　　禁無断転載・複写
Printed in Japan　　　落丁本・乱丁本はお取り替えします
　　　　　　　　　　ISBN978-4-7812-0230-3　C3047

定価はカバーに表示してあります